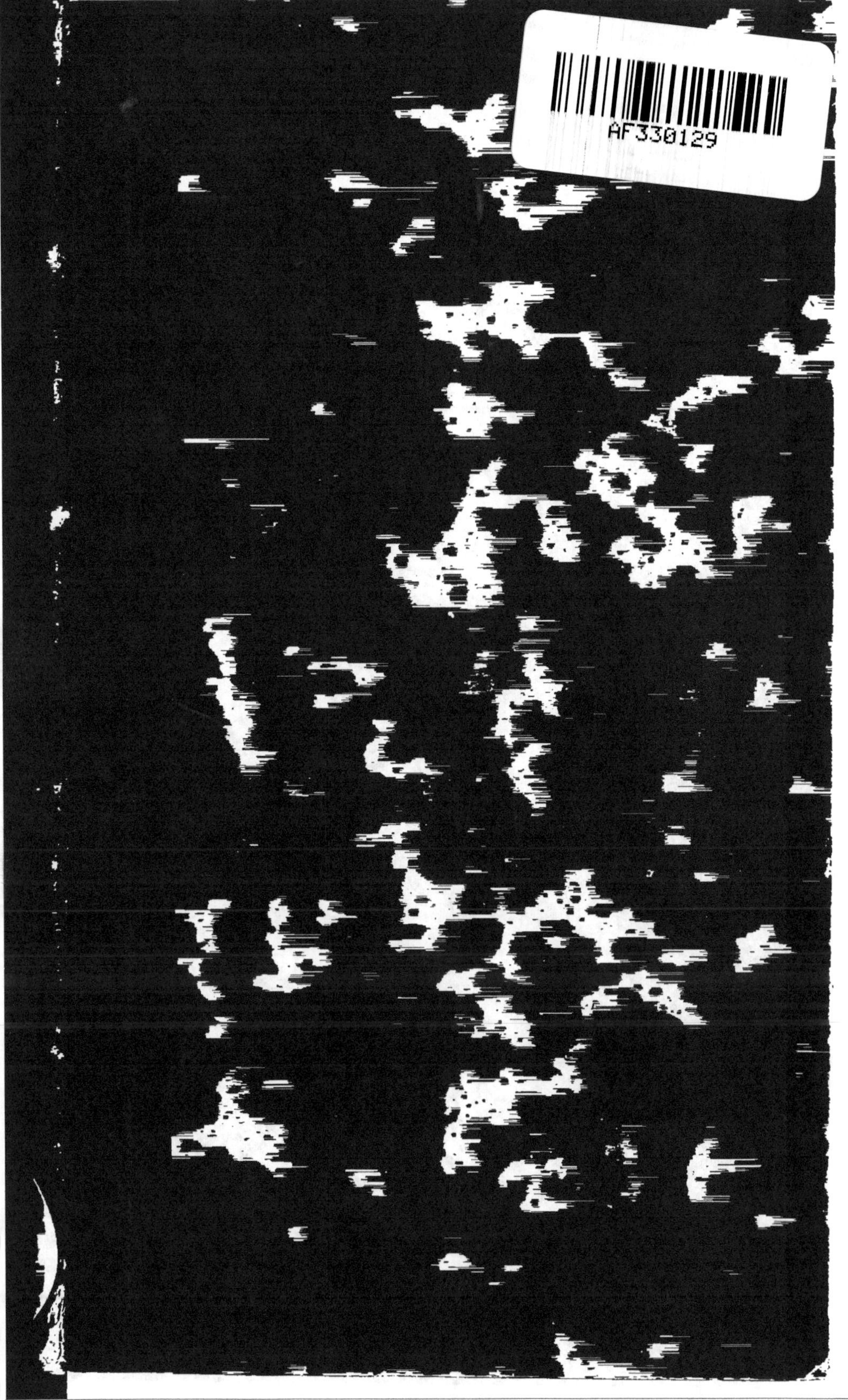
AF330129

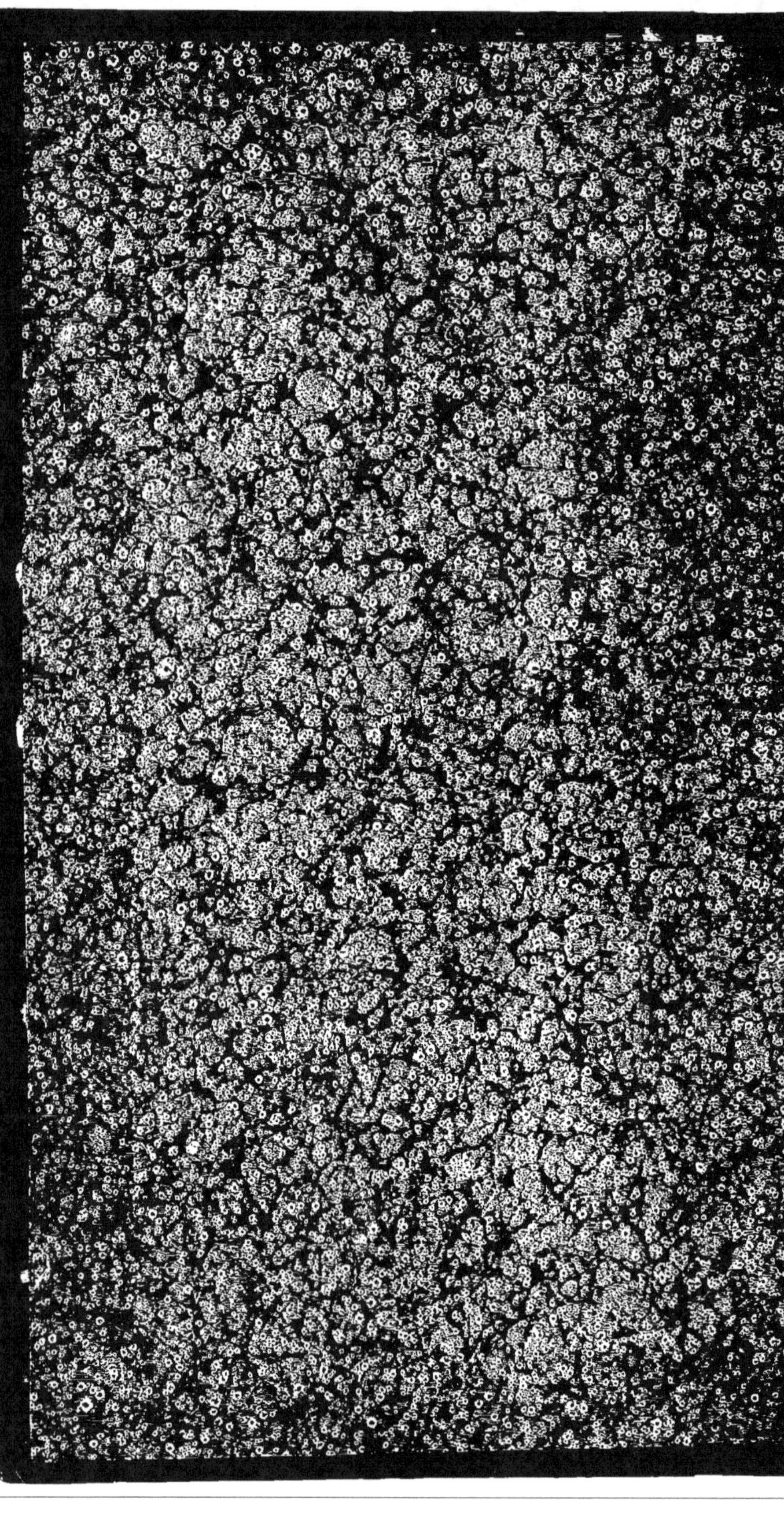

RECHERCHES

ET

CONSIDÉRATIONS CRITIQUES

SUR LE

MAGNÉTISME ANIMAL.

Se trouve aussi :

A BESANÇON,

CHEZ VICTOR CABUCHET, IMPRIMEUR.

DEIS, LIBRAIRE, GRANDE-RUE N° 40.

IMPRIMERIE DE CABUCHET, A BESANÇON.

RECHERCHES

ET

CONSIDÉRATIONS CRITIQUES

SUR LE

MAGNÉTISME ANIMAL,

Avec un programme relatif au somnambulisme artificiel
ou magnétique, traduit du latin du docteur Metzger,
accompagné de notes, et suivi de réflexions morales
ou pensées détachées, applicables au sujet;

PAR M. ROBERT,

Docteur en médecine, chevalier de l'ordre royal de la légion d'honneur,
ancien conseiller et médecin ordinaire du roi, médecin en chef des hôpitaux de Langres, membre du jury médical du département de la
Haute-Marne, médecin des épidémies, membre associé de la société médicale de Marseille, de celle de Bordeaux, de la société d'agriculture,
sciences et arts du département de la Haute-Marne, membre associé
correspondant du cercle médical de l'arrondissement de Wassy, etc.

> Divini vestri viderunt mendacium, et
> somniatores locuti sunt frustrà.
> Prophet. Zach. c. 10, v. 2.

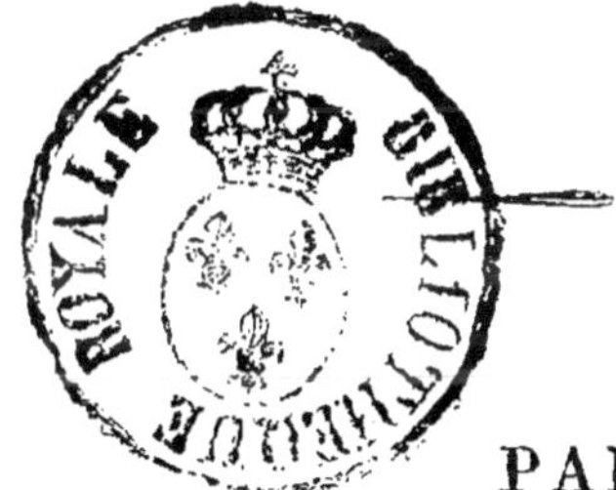

PARIS,

BAILLÈRE, LIBRAIRE, RUE DE L'ÉCOLE DE MÉDECINE Nº 14.

DENTU, IMPRIMEUR-LIBRAIRE, PALAIS ROYAL,
GALERIE DE BOIS Nᵒˢ 265 ET 266.

M DCCC XXIV.

PRÉFACE.

Lorsque Dieu a créé les cervelles humaines,
il ne s'est point obligé à la garantie.

MONTESQUIEU.

LES jongleries mesmériennes, après avoir été
reconnues, furent reléguées à juste titre chez
les visionnaires, chez les thaumaturges et autres
gens de même étoffe; de sorte que les corporations savantes, et en général les médecins un
peu sensés auraient cru s'abaisser à des choses
indignes de la raison, en s'occupant du magnétisme animal. J'avoue donc que m'étant peu
familiarisé avec les ouvrages qui traitent de cette
chimère, je n'en aurais jamais parlé, si un programme latin sur le somnambulisme magnétique, publié par le professeur Metzger, il y a
plus de trente-quatre ans, ne me fût tombé
entre les mains tout récemment. Les réflexions
de ce savant m'ont paru trop judicieuses, eu
égard surtout au temps où elles ont paru, pour

ij

ne pas être traduites en français, à une époque
où l'on cherche à nous replonger dans l'océan
des illusions, à nous ramener aux prédictions
des sibylles, et à faire reparaître à nos yeux ces
palais enchantés, où les esprits fascinés jouissaient de toutes les bizarreries, de toutes les
extravagances que pouvait enfanter l'imagination la plus déréglée (1).

____

(1) Je pourrais alléguer nombre de faits en faveur de mes
assertions ; mais pour prouver que je ne dis rien de trop, et
que mes expressions ne sont nullement hyperboliques, il me
suffira de rapporter le passage suivant, extrait d'un ouvrage
publié depuis peu. « Souvent, dit l'auteur de cet écrit, la volonté imprimée dans le somnambulisme paraît avoir de l'action jusque dans l'état de veille. Ainsi, j'ai vu un magnétiseur
dire à ses somnambules, quand elles étaient endormies : Je veux
que vous ne voyiez en vous éveillant aucun des objets qui se
trouvent dans la chambre, mais que vous croyiez voir tel ou
tel personnage, qu'il désignait et qui souvent n'était pas présent. Or, la malade ouvrait les yeux, et sans paraître distinguer aucun des individus dont elle était entourée, elle adres-
sait la parole à celui qu'elle se figurait apercevoir. Quelquefois on faisait voir à la somnambule des personnes absentes
ou mortes depuis long-temps : ainsi, quand elle ouvrait les
yeux, trouvant devant elle un spectre ou fantôme, elle éprouvait une émotion très vive, et il en résultait par fois des scènes qui auraient pu altérer sa santé. Il serait dangereux, pour-

Du reste, n'ayant pas jugé à propos de pousser trop loin mes recherches sur un sujet aussi frivole; n'ayant pas voulu sacrifier à de pures bagatelles un temps qui pouvait être employé beaucoup plus utilement, je vais probablement me trouver en butte à l'animadversion des partisans de cette science occulte : ils me reprocheront sans doute de ne pas être à la hauteur des connaissances magnétiques actuelles : mais je leur ferai observer qu'il suffit d'être imbu des élémens auxquels ce système informe doit son existence, pour être en état de le combattre, et d'en faire voir tous les vices.

Le but que je me suis proposé en écrivant sur le magnétisme animal, a été de signaler un genre de charlatanisme qui, malgré la destruction des bases sur lesquelles il avait été appuyé, ne laisse pas d'influencer encore la multi-

---

suit naïvement l'écrivain, de répéter souvent de pareilles expériences, et j'avertis les magnétiseurs qui voudraient en faire de semblables, qu'il peut en résulter de graves inconvéniens pour le malade. » (*Traité du somnambulisme.*)

iv

tude, et qui, en dépit des connaissances acquises, tient toujours une vaste place sur le théâtre de la vie humaine (1).

Mesmer ne cessait de dire que sa découverte et sa doctrine procureraient enfin les plus grands avantages. « Il n'aura pas tort à tous égards, observa alors un médecin digne de ce nom. Que le magnétisme animal soit sorti de la cervelle d'un frénétique, ou de celle d'un imposteur, il n'en opérera pas moins une révolution salutaire. Il a excité une sensation si générale, si forte et si soutenue, qu'il ne peut manquer, au moins pour un temps, de disposer les esprits à se mettre en garde contre des gens qui font trafic de secrets, soit en dogmes, soit en rubriques, en singeries, pantalonnades et galimatias. »

La médecine est une science d'autant plus favorable à l'empirisme, qu'à raison de ses rapports avec la métaphysique, et surtout avec la

____

(1) *Et tenebræ factæ sunt super universam terram.*

psychologie, elle est plus difficile à approfondir, et que l'homme le plus éclairé peut devenir, quand il est malade, l'esclave des plus absurdes préventions, et condescendre par pusillanimité aux caprices du premier saltimbanque qui saura dorer la pilule, et promettra la santé. L'art médical est un champ qui dans tous les temps fournira une ample moisson aux charlatans; et la société ne peut trop se mettre en garde contre les embûches que lui dressent de toute part des vampires qui, soit pour satisfaire un sordide intérêt, soit pour assouvir une honteuse passion, ne rougissent pas de trafiquer de la santé des hommes : mais revenons à notre sujet.

Or, avant de discuter une matière qui est à peu près l'idole du jour, je commence par entrer dans quelques détails sur le mesmérisme proprement dit; et après en avoir fait connaître la futilité et la décadence, après avoir démontré la ridiculité d'une pareille doctrine, je passe en revue les principaux personnages qui, antérieurement à Mesmer et autres coryphées du magnétisme, ont profané par leur ignorance le temple qui a immortalisé l'ancienne Épidaure. J'ai cru devoir faire mention des hommes qui par un esprit d'enthousiasme, d'astuce, et de mysticisme, se sont acquis une sorte de célébrité dans le monde médical. J'ai tâché de caractériser les cerveaux hétéroclytes, dont les maximes captieuses et erronées en ont imposé au commun des hommes, en se jouant impudemment de leur bonne foi. *Universus mundus exercet histrioniam.*

« Ces scènes scandaleuses, diront certains docteurs, ont eu lieu dans des siècles d'ignorance, de fanatisme et de superstition ; mais le nôtre, qui est enfin parvenu à un degré éminent de lustre, de sagesse et de perfection, ne peut que gémir sur ces sottises. » Pour être convaincu de la faiblesse de ce raisonnement, il suffira de recourir aux époques dont on parle, et de jeter en même temps un simple coup d'œil sur ce qui se passe autour de nous. On verra que les temps auxquels on attribue le triomphe des bateleurs, n'en ont pas moins été illustrés par des êtres qui, profondément indignés des forfanteries dont ils étaient témoins, se sont efforcés de les confondre, et de dissiper les ténèbres par le flambeau de la raison : on verra que le siècle de prédilection, celui que nous estimons le plus parfait, est, à l'*instar* de ceux qui l'ont précédé, en proie aux artifices et aux préjugés : on apercevra d'un côté une grande quantité de tréteaux où se pavanent des *prestigiateurs*, des charlatans de toute espèce ; et de l'autre, on remarquera une foule immense savourant, la bouche béante, le doux parfum de l'illusion. *Nemo mortalium omnibus horis sapit.*

Malgré que l'histoire de la médecine démasque une grande partie des systèmes erronés, le vulgaire conserve toujours un penchant irrésistible pour tout ce qui lui paraît merveilleux, et les attraits de la magie exercent sur son imagination une si grande influence, qu'il est bien difficile de le désabuser.

Le sort des charlatans serait bien triste, si la sottise du peuple n'alimentait leur artifice. La multitude est aujourd'hui ce qu'elle a été dans les temps les plus reculés; je crois même que nous sommes encore mieux disposés en faveur du charlatanisme, que ne le furent jamais les anciens. Les ouvrages d'Hippocrate, les écrits de Pline, etc, sont propres à nous confirmer cette vérité; et la fable de l'affranchi d'Auguste, relative au cordonnier médecin, mérite bien d'être invoquée à ce sujet. Ainsi, un misérable artisan qui, au moyen du jargon ordinaire aux empiriques, s'était fait une certaine réputation en exerçant la médecine dans un pays où il n'était pas connu (*ignoto loco*), fut forcé par la crainte de la mort, d'avouer son impéritie et sa turpitude, en déclarant que s'il passait pour habile homme, il ne devait cet avantage qu'à la stupidité du vulgaire.

*Timore mortis ille tùm confessus est
Non artis ullâ medicum se prudentiâ,
Verùm stupore vulgi factum nobilem.*

D'après cet aveu, le gouverneur de la ville où demeurait ce filou, fit assembler les habitans, et les réprimanda avec sévérité, en leur reprochant leur aveuglement et leur sotte crédulité. Quant à nous autres modernes, nous savons fort bien que parmi les individus auxquels nous ne craignons pas de confier nos jours (*Quibus capita nostra non dubitamus credere*), il y a des aventuriers, des savetiers, des ci-devant domestiques, des infirmiers, etc. Nous savons tout cela, et cependant nous les consultons, nous les payons. Les autorités locales connaissent ces trafics honteux, et elles gardent le silence, grâce aux progrès de la raison.

L'esprit de l'homme est un arbuste trop faible pour pouvoir résister aux torrens des préjugés et de la prévention ; il est donc bon de lui exposer de temps à autre un tableau des erreurs dont on l'amuse. Nous savons bien que vouloir les déraciner, c'est *laterem crudum lavare.* Il est toutefois de notre devoir de chercher à détruire le prestige, et à faire triompher la vérité. « C'est à la vérité fondée sur l'expérience, disent les moralistes, qu'il appartient de juger les hommes, leurs institutions, leur conduite et leurs mœurs. L'ignorance et l'erreur sont les sources du mal moral : la vérité seule en éclairant les hommes sur la nature des choses, peut parvenir un jour à les rendre meilleurs et plus raisonnables. » *Veritas virum reddit dignitate dignum.* Mais il est temps de terminer cette digression.

Ainsi, après avoir parcouru assez rapidement les rangs des principaux mystificateurs qui nous ont précédés, je passe à l'espèce d'empirisme qui fait l'objet essentiel de mon travail. J'ai cru devoir entamer quelques discussions psychologiques sous le rapport de l'influence que les magnétiseurs peuvent exercer sur les qualités mentales, et conformément au sentiment des personnes sensées , et dont l'esprit est incapable de s'égarer dans le vague des chimères, j'ai tâché de réfuter l'existence d'une vertu magnétique animale. J'ai voulu dévoiler le vide sur lequel on fonde la pratique du somnambulisme artificiel; et sans rejeter certains phénomènes qui peuvent être le résultat de la sensibilité et de l'imagination, j'expose à ce sujet des principes reconnus et admis par les métaphysiciens les plus distingués (1). Je m'arrête en passant à quelques considérations sur certains points d'idéologie, afin de faire connaître le parti que les endormeurs ou *somnambulistes* peuvent en tirer pour jouer leur comédie, p our fasciner les yeux des personnes simples et crédules. J'ai fait en sorte de décrire d'une manière succincte

---

(1) N'ayant en vue, en publiant cet opuscule, que les intérêts de la société, j'ai préféré la solidité du raisonnement à l'élégance du style, et j'ai mieux aimé pécher par quelques répétitions, que d'omettre des points essentiels. Je dirai donc avec Quintilien : *Curandum est ut quàm optimè dicamus : dicendum tamen pro facultate.* La tantologie n'est pas toujours un vice dans le discours.

xij

et exacte les divers procédés du magnétisme (1),
tant pour ne rien laisser à désirer aux amateurs, que pour mieux faire apprécier le mérite de ces tours de passe-passe.

Quant au mémoire de Metzger, dont j'ai
donné, je pense, une traduction exacte, on
peut le considérer comme une sanglante, mais
juste satire contre le mesmérisme en général,
et le somnambulisme artificiel en particulier.
Cette diatribe que l'illustre professeur allemand
avait composée en faveur de ses disciples, pour
leur servir d'antidote, et pour les préserver d'une
contagion dont on venait de ralentir les progrès, mais dont le levain n'ayant pas été détruit, semblait vouloir reprendre un degré d'é-
nergie plus considérable; ce petit mémoire, dis-
je, qui d'un bout à l'autre respire une saine
doctrine, attaque et renverse, avec les seules

---

(1) C'est dans une de mes notes sur le programme de
Metzger, que j'ai exposé ces procédés, tels qu'on les pratique aujourd'hui.

armes de la raison, le fantôme que l'on voudrait faire reparaître aujourd'hui.

J'ai ajouté à ce programme un assez bon nombre de notes critiques, propres à en fortifier les principes. J'ai terminé mon travail par quelques réflexions qui présentent une légère esquisse des bigarrures de l'esprit humain, et qui peuvent se rapporter au sujet. J'y donne un aperçu sur la fragilité de notre espèce, ainsi que sur les basses intrigues auxquelles les jongleurs sont obligés de recourir pour pouvoir subjuguer les gobe-mouches, et abuser de cette crédulité qui constitue un des principaux apanages de l'humanité. *Simia semper est simia.* La crédulité annonce la faiblesse des facultés mentales, tandis que l'incrédulité est le nerf de la prudence. Je ne parle pas de l'incrédulité révolutionnaire (1).

---

(1) « Ne pas croire, dit un écrivain de nos jours, voilà en dernier résultat ce dont s'enorgueillit l'esprit humain actuel. C'est un triste orgueil, que ne lui envieraient ni Pythagore, ni Platon, et dont Cicéron, Tacite, Bacon, Kepler, Newton,

xiv

Au surplus, cet opuscule, instructif et curieux
en même temps, peut être envisagé dans son
ensemble comme un petit, mais fidèle tableau
de plusieurs abus contre lesquels l'ordre social
réclame des lois répressives. On peut le considérer d'ailleurs comme un guide propre à nous
faire pénétrer à travers le labyrinthe et les sentiers tortueux de la fraude, et à nous garantir
conséquemment d'une partie des piéges qui nous
environnent. Si j'ai un peu multiplié les cita-
tions, c'est moins pour faire étalage d'une vaine
érudition, que pour cimenter mes propositions
sur des autorités respectables, et que pour mitiger la monotonie que les ouvrages de ce genre
affectent ordinairement (1). J'ai pensé d'ailleurs
qu'une variété de style, loin de déparer le sujet,
pourrait au contraire le rendre plus agréable;

Leibnitz, Pascal, Bossuet, etc., n'ont eu aucune idée. Van-
tez-vous de votre civilisation ! »

(1) C'est aussi pour éviter une ennuyeuse uniformité, que
j'ai cru pouvoir m'écarter un peu des règles qui doivent être
observées dans l'ordre des matières.

et c'est d'après ce motif que j'ai inséré dans l'ouvrage plusieurs morceaux de poésie, et entre autres une tirade en vers latins sur le magnétisme animal. C'est une espèce d'épigramme, dans laquelle j'attribue ironiquement au divin fluide un pouvoir extraordinaire, pour mieux faire sentir le ridicule des phénomènes surnaturels que l'on prétend observer chez les hypnobates ou somnambules. La petite pièce en vers français sur le même sujet est peut-être un peu prosaïque ; mais elle va au but, et c'est l'essentiel.

Mon travail quelque limité qu'il soit, n'a pas laissé de m'obliger à certaines recherches, et je n'ai rien négligé pour avoir des renseignemens positifs. Les principales sources où j'ai puisé les faits que j'allègue par rapport aux temps qui ont précédé le mesmérisme, sont les ouvrages de Haller, de Manget, de Van-Helmont, l'Histoire de la médecine, etc. Puisse cet essai atténuer l'ardeur des enthousiastes, désabuser les hommes séduits par des paralogismes, par des raisons captieuses, et détruire enfin le doute que certains esprits conservent encore sur le genre d'empirisme que l'on s'efforce de propager comme une vérité incontestable, comme une des découvertes les plus utiles aux mortels.

RECHERCHES

ET

CONSIDÉRATIONS CRITIQUES

SUR LE

MAGNÉTISME ANIMAL.

Constitit vafros homines cum simpli-
cium imaginatione ludere posse.

ANT. DE HAEN, *De miracul. cap.* 5.

~~~~~~~~~~~~~~~~~~~~~~~~~~~~~~~~~~~~~~~

SECTION PREMIÈRE.

Coup d'œil sur le mesmérisme.

Pour ne pas compromettre la dignité de la science médicale, il serait peut-être plus convenable de ne point parler du magnétisme animal, que de le soumettre à une critique quelconque. Effectivement, la futilité de cette doctrine est aujourd'hui tellement reconnue, qu'elle ne peut plus en imposer qu'à des esprits faibles, à des ignorans ou à des enthousiastes. Comment néanmoins concilier mon opinion avec celle de ces ardens prosélytes, qui prétendent

<div style="text-align:center">1</div>
~~~~~~~~~~~~~~~~~~~~~~~~~~~~~~~~~~~~~~~

que le magnétisme animal est actuellement généralement adopté (1).

« Il est dégoûtant, dit l'éditeur de l'ancien
Journal de médecine de Paris, il est nauséa-
bonde d'avoir à écrire sur une chimère, sur
le magnétisme animal; mais cette chimère doit
occuper une place dans l'histoire de la médecine. Ces deux mots *magnétisme animal* ont
servi à reproduire les convulsions, les frénésies,
les stupeurs, les ébranlemens, les extases, les
mêmes aventures, les mêmes phénomènes auxquels dans tous les siècles l'imagination, l'imitation et l'attouchement ont donné lieu mainte
et mainte fois. Nous avons encore à annoncer
plus de cent brochures que le mesmérisme a
fait éclore; c'est aux médecins et aux physiciens
à transmettre à la postérité les indices et les
monumens des superstitions que des charlatans en médecine et en physique renouvellent
et propagent. »

Tout le monde sait que le magnétisme ani-

---

(1) « Le magnétisme animal, dit un célèbre partisan de
ce système, cette action de l'homme sur ses semblables, après
avoir été nié avec passion, combattu avec mauvaise foi, et
repoussé par ceux qui devaient naturellement s'en occuper,
est enfin généralement admis. » (*Élémens du magnétisme
animal.*)

mal établi par Mesmer (1), et dont Deslon (2), docteur régent de la faculté, était un des principaux partisans, fut réduit à sa juste valeur, il y a plus de 40 ans, par les rapports des commissaires que le roi avait délégués pour en faire l'examen (3). Ainsi, en 1784, deux commissions furent nommées à ce sujet. L'une fut choisie parmi les membres de la société royale de médecine, l'autre parmi ceux de l'académie des sciences, et de la faculté de médecine. Les

(1) On sait que ce charlatan titré avait imprimé plusieurs fois qu'il n'existait pas encore de langue par le moyen de laquelle il pût donner une idée exacte du magnétisme animal, et pourtant ce rusé thaumaturge ne laissait pas, en attendant, de faire compter cent bons louis par chacun des adeptes à qui il révélait son secret, c'est-à-dire à qui il ne révélait rien; mais l'argent n'est que de la boue quand il s'agit d'acquérir de la science sans peine et sans travail.

(2) Il y avait alors à Paris une caricature où l'on représentait le docteur Deslon avec une tête d'âne et une queue de singe.

(3) Les bases sur lesquelles la doctrine mesmérienne était appuyée, consistaient à recevoir l'impression des corps célestes et l'action réciproque des corps terrestres ambians; à pouvoir propager cette action, et la communiquer à d'autres corps animés ou inanimés. Mais cette action ne pouvait s'exercer qu'au moyen d'un certain fluide répandu partout, et susceptible de tous les mouvemens; et c'était dans l'action de ce fluide que consistait proprement celle des corps.

commissaires de la société royale étaient : Caille, Poissonnier-Desperrières, Mauduyt, Andry et Jussieu. Ceux de l'académie des sciences furent Franklin, Leroi, Bailly, de Bory et Lavoisier. Ceux enfin de la faculté étaient Majault, Sallin, Bovie, d'Arcet et Guillotin. Or, il est facile de concevoir que ces savans ne négligèrent rien pour remplir convenablement une mission honorable, mais délicate, eu égard aux circonstances. *Ægrè quidem, sed faciamus tamen.*

Ces commissaires ayant donc pris toutes les précautions et tous les renseignemens exigibles en pareil cas, n'ayant d'ailleurs omis aucun procédé propre à les éclairer, reconnurent évidemment et unanimement que l'existence d'un élément magnétique, supposée par Mesmer et autres, devait être considérée comme nulle; que la théorie d'une pareille doctrine ne pouvait être que la production d'un esprit ardent et fallacieux, et qu'elle était totalement dépourvue de réalité; que les phénomènes dont ils avaient été témoins, ne dépendant nullement de l'influence du magnétisme, ne devaient être attribués qu'aux effets de l'imagination mise en action (1); que les crises magnétiques étaient

---

(1) Une des preuves les plus convaincantes de cette asser-

toujours suspectes, et pourraient même être quelquefois dangereuses ; que le spectacle de ces crises pourrait également devenir nuisible, à cause de cette imitation dont la nature semble nous avoir fait une loi..

« Le magnétisme, ont dit, à la fin de leur rapport, les académiciens désignés par le roi pour l'examen de ce système, le magnétisme n'aura pas été tout-à-fait inutile à la philosophie qui le condamne ; c'est un fait de plus à consigner dans l'histoire des erreurs de l'esprit humain, et une grande expérience sur le pouvoir de l'imagination. »

La société royale de médecine, instruite des recherches et observations que les membres pris dans son sein avaient faites, a dit : « La compagnie convaincue par ces différentes considérations, que le prétendu magnétisme animal est un système dénué de fondement ; que l'existence de l'agent auquel on en attribue les effets, n'est établie sur aucune preuve, et que les suites de la pression, des frictions ou attouchemens exercés

---

tion, c'est que des sujets qui n'étaient nullement magnétisés, qui cependant croyaient l'être, parce qu'on le leur avait fait croire, présentèrent aux membres de l'académie des résultats parfaitement semblables à ceux qui étaient produits par le magnétisme.

sur des organes sensibles, et le trouble que l'on excite dans l'imagination par ces divers procédés, peuvent exposer à de grands dangers, a adopté dans leur entier les conclusions du rapport fait par ceux de ses membres que le roi a chargés de procéder à l'examen du magnétisme animal; de plus elle a arrêté que cette délibération serait adressée à tous les corps des médecins, et à tous ses associés et correspondans. » Et ont signé les officiers de la société royale de médecine.

Or, les mesméristes foudroyés par des arrêts aussi solennels, voulurent les atténuer au moyen de quelques réponses; mais ces réfutations isolées ne purent porter la moindre atteinte aux décisions de trois corps respectables et savans. Les uns prétendaient que les commissaires n'avaient pas été réellement instruits des vrais principes du magnétisme, et que si cette doctrine eût été mieux développée, mieux approfondie, on aurait pris de plus grandes précautions (1),

----

(1) La société royale de médecine, dans sa séance du 12 mars 1784, avait chargé M. Thouret, un de ses membres, de recueillir dans les auteurs tant anciens que modernes, tout ce qui a été écrit sur le magnétisme animal : or, il est bon d'observer que ces recherches, à peu près complètes et conformes aux désirs de la compagnie, furent jugées dignes de l'honneur de l'impression.

et tiré des corollaires différens. D'autres accusaient cette réunion de savans de s'être livrés à de vaines hypothèses, et à des contradictions frappantes. Ils prétendaient que parmi les faits cités, plusieurs étaient faux et mal observés, etc. Mais toutes ces réflexions étaient si frivoles et si vétilleuses, que l'on ne daigna pas s'en occuper sérieusement. Il eût été inconvenant d'ailleurs d'entrer en lice avec de pareils adversaires.

Parmi les nombreux écrits publiés contre le magnétisme, voici ce qu'on lit dans l'ancien Journal de médecine de Paris, où l'on n'insérait que les réflexions des médecins les plus connus par leurs talens.

« Nous n'avons que très-rarement fait mention du magnétisme animal, et ce n'a été qu'en le présentant avec le ridicule et le mépris que la doctrine et la pratique de M. Mesmer doivent nécessairement inspirer à quiconque y réfléchit sans prévention : ces articles, tout laconiques qu'ils sont, doivent suffire à ceux qui savent à quels signes on reconnaît la jonglerie, et qui ne confondront jamais les prestiges avec les opérations de la nature. Quant aux personnes qui, par défaut de principes et de moyens d'en faire l'application, ou par une malheureuse tournure d'esprit, sont forcées à aimer le merveilleux et à s'identifier avec lui, ç'aurait été peine perdue que de chercher à les détromper, avant que le voile de l'imposture fût entièrement déchiré. Pour que l'Angleterre cessât de croire à Greatrakes, surnommé le *prophète irlandais*, il fallait enfin que l'enchantement fût détruit par la superstition même.

» Quoi qu'il en soit, rien ne doit nous empêcher de consigner dans le journal de médecine le précis historique de tout ce qui est relatif à la chimère magnético-animale : ce précis servira au recueil général des mystifications. Le répertoire de ces sottises nous manque, et ce n'est assurément point faute de matière. On ne doit pas absolument désespérer que la tradition historique des impostures et des folies ne garantisse nos neveux de quelques superstitions du même genre. »

Au reste, d'après le jugement sans appel qui venait d'être prononcé par les sociétés savantes, par les hommes les plus capables en un mot, le magnétisme animal ne devait plus offrir qu'un objet de plaisanterie et de pure curiosité : en effet, on ne le considérait plus que comme une farce indigne d'occuper davantage l'esprit des hommes un peu sensés. Ainsi, cette facétie ayant été exposée sur la scène, et livrée à la risée du public, fut entièrement démasquée, et reconnue pour une vraie jonglerie.

Ce fut le 16 novembre 1784, que le mesmérisme ou magnétisme animal fut joué à la Comédie italienne. Cette pièce intitulée : *les Docteurs modernes*, était une comédie-parade en un acte en vaudevilles. Or, M. Cassandre promet de donner quelques leçons de magnétisme à son valet Pierrot (1).

Air : *Du haut en bas.*

Autant que moi,
Tu seras célèbre peut-être,
Autant que moi :
Chacun aura recours à toi :
Ici tu te feras connaître.

PIERROT.

Quoi ! je serai savant, mon maître ?

CASSANDRE.

Autant que moi.

Air : *Des portraits à la mode.*

Saigner et purger dans tous événemens,
Employer en vain de noirs médicamens,

---

(1) Si cette bluette dramatique n'était pas assez piquante pour se maintenir bien long-temps sur le théâtre, elle prouvait du moins le peu de cas que l'on faisait du mesmérisme : elle désabusait le public, en arrachant le masque à un genre de charlatanisme dont on avait été la dupe et la victime.

Et sans les guérir rebuter tous les gens,
    Des autres voilà la méthode.
Suppléer à cela par un tact vainqueur;
Flatter et les sens, et l'esprit, et le cœur;
Tel est, mon ami, le remède enchanteur
    Que je prétends mettre à la mode.

PIERROT.

Air : *De tous les capucins du monde.*

Que diront messieurs vos confrères,
Et nos savans apothicaires?

CASSANDRE.

Mon enfant, conçois mon dessein;
Peu m'importe que l'on m'affiche
Partout pour pauvre médecin,
Si je deviens médecin riche.

Je termine ce qui concerne ce vaudeville par le couplet suivant que Cassandre chante sur l'air : *Non je ne ferai pas.*

L'art de magnétiser n'est pas ce que l'on pense :
Il vous éblouira; mais malgré l'apparence,
Quand vous le connaîtrez, messieurs, en vérité,
Vous serez étonnés de sa simplicité.

La pièce ayant fortement déplu à la secte ainsi qu'à ses partisans, on accusa ceux qui l'avaient composée d'avoir voulu jouer Mesmer et Deslon; mais les auteurs de cette pasquinade publièrent dans le Journal de Paris une lettre pour se disculper. Ainsi, après avoir déduit des raisons plausibles , ils terminèrent comme il suit (1) :

« Un rapport public, fait au nom du gouvernement par les savans les plus éclairés de la nation , a déclaré que la doctrine du magnétisme était illusoire, et que *sa pratique était dangereuse :* nous avons cru qu'il était permis de rire un peu d'une illusion, et utile d'attaquer une nouveauté regardée comme dangereuse : nous n'avons employé le ridicule que lorsque les plus savans hommes de l'Europe avaient employé contre le même objet les lumières de la plus saine physique.

Nous avons l'honneur d'être, etc.

Les auteurs des Docteurs modernes.

LETTRE DE M. HEYRAUD,

Docteur en médecine, à l'éditeur du Journal de médecine, au sujet du magnétisme animal.

« Permettez, monsieur, qu'un médecin isolé dans une campagne, éloigné des sociétés sa-

---

(1) Malgré que ces particularités aient été mentionnées en temps et lieu, j'ai cru devoir les rappeler, afin de mettre au fait les personnes qui ne se sont jamais assez occupées du mesmérisme, pour avoir été instruites de toutes les circonstances dont il s'agit. Je ne dois rien négliger d'ailleurs pour désabuser les gens de bonne foi, et rendre mon travail susceptible de quelque utilité.

vantes, presque entièrement occupé des soins qu'il donne à des laboureurs, s'adresse à vous pour vous demander votre sentiment sur le magnétisme animal. Depuis le mois de janvier 1783, le Journal de médecine n'a plus rien annoncé de relatif à cette merveille. Tout retentit du magnétisme animal dans notre province. Un prédicateur l'a préconisé dans Bordeaux, et il l'a presque prêché en chaire (1) : on ne parle que de ses cures. Des médecins sont allés à Paris, ont porté cent louis à M. Mesmer, et mettent en usage sa prétendue découverte qu'ils cachent avec soin. Le public annonce qu'ils guérissent : j'avoue que je n'ai encore été témoin d'aucune de ces cures. J'ai soutenu jusqu'à présent l'impossibilité de cette manière de guérir; mais que répondre à une multitude qui dit : J'ai vu? Maintenant je suspends mon jugement, et j'attends votre réponse avec impatience. Je vous prie donc de me marquer si cette découverte est

---

(1) Ce prédicateur était le père Hervier : il descendit de chaire pour magnétiser une femme qui se trouvait mal, et qui avait des convulsions. Cet apôtre zélé, après avoir terminé son opération, remonta en chaire pour continuer son sermon, en reprenant son texte de l'exemple de Jésus-Christ guérissant les malades. Il fut interdit par l'archevêque de Paris.

réelle, ou si ce n'est que du charlatanisme ; si c'est un secret ou une science, et si l'on peut l'acquérir chez soi, ou si c'est le cas de porter à Paris cent louis (1) pour être initié. »

RÉPONSE

De l'éditeur du Journal de médecine (2).

« A Paris, monsieur, comme à Bordeaux, on dit : J'ai vu. Que ne voit-on pas ? Que n'a-t-on pas vu ? des revenans, des sorciers, des loups-garoux, le diable, ses cornes, sa queue, le sabbat en gros et en détail. N'a-t-on pas vu des statues et des images verser des larmes, du sang, tourner les yeux et même la tête ? Un trépassé a long-temps convulsionné les bons Parisiens, et pourquoi un baquet aurait-il sur eux moins de prise qu'un cercueil ? Ils se souviennent d'avoir été arrachés du tombeau du diacre Pâris, et ils se font lier à la cuve du docteur Mesmer.

______

(1) Bertholet, docteur en médecine, et membre de l'académie des sciences, avait eu la faiblesse de donner ses cent louis à Mesmer ; mais bien vivement frappé de toutes les niaiseries qu'il voyait, il exhala son indignation, et fit une sortie violente contre cet étranger et sa risible doctrine.

(2) Cette réponse, où l'on manie assez bien la plaisanterie, démontre évidemment la frivolité du système de Mesmer.

Si vous y croyez, monsieur, venez compter vos cent louis; vous suivrez des leçons sur la physique transcendante, et vous écouterez le débit d'un sublime commentaire sur une vingtaine de fariboles. M. Mesmer les a empruntées, et il se les approprie comme un héritage auquel son génie l'appelle incontestablement. Oui, monsieur, moyennant la modique somme de cent louis, vous aurez part à cette belle succession; vous aurez le droit de la faire prospérer à votre profit; vous obtiendrez la prérogative de faire du galimatias double; vous ferez aussi serment de garder le secret; mais vous aurez à dire hautement, j'ai vu, et surtout qu'il n'y a pas à raisonner contre des faits, c'est-à-dire contre un *j'ai vu.*

» Si cependant le sang de l'immortel Poinsinet ne coule pas dans vos veines; si vous ne pouvez pas croire au magnétisme animal, je vous propose d'envoyer poliment les mesméristes, les mesmériseurs et les mesmérisés, qui vous lâchent un *j'ai vu,* à Voltaire, qui leur répond : Je ne crois pas même les témoins oculaires, quand ils me disent des choses que le bon sens désavoue. »

Un médecin du Dauphiné, après avoir lu le rapport des commissaires nommés par le roi pour l'examen de cette vieille rêverie renouvelée, fit sur-le-champ une épigramme qui n'est pas indigne de figurer ici, malgré qu'elle présente une espèce de *rebus* ou jeu de mots.

> Le magnétisme est aux abois;
> La faculté, l'académie
> L'ont condamné tout d'une voix,
> Et l'ont couvert d'ignominie.
> Après ce jugement bien sage et bien légal,
> Si quelque esprit original
> Persiste encor dans son délire,
> Il sera permis de lui dire :
> Crois au magnétisme...... animal.

« Au moyen de la société de l'harmonie, disaient les enthousiastes, on verra disparaître de la surface de la terre les médecins, ainsi que les apothicaires. » Or, on ne pouvait que leur répondre en chorus : Ainsi soit-il.

Dans un vaudeville assez long, air : *Changez-moi cette tête*, se rencontre un couplet relatif au magnétisme : il est assez piquant pour trouver place ici.

> Un tudesque empirique (1),
> Au bout d'un doigt magique
> Fait naître la colique,
> Ou la chasse à l'instant.

---

(1) Mesmer.

Son Don Quichotte (1) assure
Que la mort en murmure,
Et cite mainte cure
Dont il est seul garant.
Changez-moi ces deux têtes,
Ces magnétiques têtes :
Changez-moi ces deux têtes,
Têtes de charlatans.

En 1784, il y avait dans la faculté de médecine de Paris un schisme à l'occasion du mesmérisme, entre les jeunes docteurs initiés à cette cabale, et les vieux, ennemis de pareilles nouveautés. Dans le nombre de ceux-ci, on distinguait le docteur Millin de la Courvault, un des plus ardens ennemis de Mesmer. Il est bon de savoir qu'il avait une très-jolie femme, fortement soupçonnée d'infidélité. On fit à cette occasion un impromptu virulent, attribué à M. Lepreux, sur le compte duquel on mettait toutes les méchancetés qui s'enfantaient au sein de la faculté.

Du novateur Mesmer les sectateurs ardens
De l'art s'imaginant avoir franchi les bornes,
En faculté montraient les dents :
Ils ont été bien sots ces docteurs impudens,
Quand Millin enhardi leur a montré les cornes.

___

(1) Deslon, auteur de quelques ouvrages très-médiocres sur le magnétisme animal.

Mesmer enfin mécontent des Parisiens, dirigea ses pas vers Grenoble pour propager sa doctrine. Là, il trouva de véritables adeptes (1) : il fut admis dans la société de l'harmonie au bruit d'une brillante musique. On lui adressa un discours : son buste que l'on avait fait venir de Paris, fut couronné, et un médecin philosophe attacha au bas ces vers :

> Franklin n'a dérobé que le feu du tonnerre ;
> Mesmer, par un effort bien plus audacieux,
> Pénétra seul jusqu'au séjour des dieux,
> Sut leur secret et l'apprit à la terre.

Bonum est laudari, sed præstantius est esse laudabilem.

On peut encore dire ici à bien juste titre :

> *Bulla tota, tota fumus, omnis ostentatio est :*
> *Mentis index est pusillæ haud arduæ arrogantia.*

Au reste, tels furent les sarcasmes lancés contre le magnétisme et contre les partisans de cette frivolité : telles furent les plaisanteries dont retentirent alors les ouvrages périodiques ; mais comme ces singularités étaient tombées, malgré leur publicité, dans une espèce d'oubli, je n'ai

---

(1) Le sieur Bergasse, Lyonnais, a été, pendant un certain temps, un des plus ardens défenseurs du docteur Mesmer.

pas cru pouvoir me dispenser d'en rafraîchir la mémoire. J'aurais pu m'étendre davantage sur cet article, en rassemblant plusieurs autres gaîtés, plusieurs autres turlupinades analogues à celles qui viennent d'être exposées; mais ce que j'ai dit est bien suffisant, je crois, pour donner une idée de la décadence du magnétisme animal, pour démontrer le néant des abstractions de la vie humaine. Tout le monde sait d'ailleurs que les principes de Mesmer ne sont qu'un triste réchauffé de la doctrine de Maxwel, qui lui-même avait puisé ses idées dans les rêveries des anciens philosophes, ainsi que dans les systèmes informes et fantastiques qui en sont sortis. Or, ce fut de ces misérables sources que découlèrent enfin les sociétés de l'harmonie, la pitoyable théorie du somnambulisme, et cette risible clairvoyance dont on nous berce encore impunément : mais n'anticipons pas sur des détails dans lesquels je dois entrer, et retournons à notre affaire.

Le mesmérisme donc confondu par la force du raisonnement, et atterré par les armes du ridicule, ne pouvait plus exercer aucun empire sur les esprits sensés : on ne le regardait que comme un être imaginaire, indigne de fixer plus long-temps l'attention des médecins et des

(19)

physiciens. « Mais, dira-t-on, comment se peut-
il faire qu'une pure chimère ait repris aujour-
d'hui un si grand ascendant sur nous? Comment est-il possible que dans un siècle où l'on
se vante d'avoir anéanti tous les préjugés, et
d'avoir porté les sciences, ainsi que les arts,
au plus haut degré de perfection, le magnétisme animal élève toujours une tête altière?
Quoi! ajoutera-t-on, malgré le retour aux saines
doctrines, en dépit même de notre régénération,
nonobstant les inappréciables et incontestables
avantages de l'enseignement lancastérien, ce système démasqué et traîné dans la fange fascine
encore les yeux de la multitude, et fait journellement des prosélytes! Comment résoudre ce
problème? » Assurément la chose ne sera pas
difficile, si surtout on considère que cette pa-
rade dont on avait fait justice, reparut bientôt sous un nouveau masque, et reprit insensiblement un certain degré de force, dans un
temps où une coalition d'illuminateurs et de
charlatans est parvenue, *per fas et nefas*, à
subjuguer la raison; dans un temps, dis-je, où
les universités, les facultés et les corporations
savantes venaient d'être détruites en France par
le vandalisme révolutionnaire.

La science bannie du territoire français, se

trouvait donc dans le plus grand degré de dénû-
ment et d'avilissement, lorsque de nouveaux lé-
gislateurs crurent pouvoir régénérer l'esprit public, et réformer par des lois répressives les abus
que leurs prédécesseurs venaient d'introduire, et
qui se commettaient ouvertement dans l'exercice de la médecine. Or, il parut à ce sujet des
décrets, des arrêtés, des réglemens, etc.; mais
des nuages d'erreurs planaient encore sur nos
têtes, et l'on fut bien éloigné d'atteindre le vrai
but, et de détruire le vice radical. Au contraire,
on trouve dans la loi du 10 mars 1803 des
articles qui favorisent singulièrement l'empirisme, en permettant l'exercice de la médecine
à des hommes dépourvus de titres relatifs a cet
objet (1). Mais dans un autre ouvrage, j'aurai
occasion de revenir amplement sur cette matière, et de la développer d'une manière plus
circonstanciée.

Tous ces temps de misère favorisaient donc

-----

(1) Les empiriques proprement dits, et les charlatans titrés dont les armées étaient inondées, et dont les départemens fourmillent encore aujourd'hui, furent particulièrement
protégés et favorisés par un gouvernement absolu qui, foulant
aux pieds les droits de la justice et de l'équité, cherchait à
fortifier son ambition démesurée par la ruine et la dévasta-
tion des empires.

le charlatanisme le plus grossier ; et les hommes instruits, assimilés aux vils esclaves d'un honteux despotisme, étaient forcés de croupir dans l'ordure, et de gémir en silence sur les turpitudes dont ils étaient les tristes témoins. *Gloriamur in tribulationibus, scientes quòd tribulatio patientiam operatur (Epist. Paul. ad Rom. cap. 5, v. 3).* Ne soyons donc pas surpris si l'hydre dont toutes les têtes n'avaient pas été abattues, parut renaître avec plus de vigueur que jamais (1) ; si le magnétisme animal, qu'un célèbre chef avait régénéré, fut favorisé par les cerveaux exaltés de notre révolution, et si les esprits séduits par les attraits d'une vaine fantasmagorie, dont pourtant on avait dévoilé les illusions, adoptèrent avec enthousiasme une opinion qui n'avait pour appui que les désordres de l'imagination. *Tolle ab homine rationem, erit tanquàm navis in medio œquoris absque gubernaculo ac directore.* C'est-à-dire : Otez à l'homme sa raison, et il sera comme un navire flottant en pleine mer sans gouvernail et sans conducteur.

---

(1) Nous verrons dans la suite sur quels motifs on s'est basé pour se croire autorisé à ressusciter une doctrine qui eût dû être ensevelie dans un éternel oubli.

« En général, dit Thouret, voulez-vous faire des hommes ce que vous voudrez, venez à bout de les persuader. Pour y parvenir, servez-vous de leur penchant pour le merveilleux : ajoutez-y la séduction de l'intérêt; et les esprits que vous aurez frappés par de grandes vues, et gagnés par de grandes promesses, seront entièrement à votre disposition. » (*Recherches et doutes sur le magnétisme animal.*)

Il est certain que, dans tous les temps, les esprits ont été généralement disposés à adopter les théories les plus illusoires. L'homme, quelque instruit qu'il puisse être, sera toujours susceptible de séduction, surtout quand il sera malade. Affaibli par le mal, il ne manquera jamais de souscrire à tout ce que lui dira le premier imposteur qui lui promettra la santé. Ce qu'il y a de plus déplorable, c'est que certains médecins ne rougissent pas d'imiter les histrions et les femmelettes qui dégradent la science; tant il est vrai que l'avidité du gain est bien propre à nous plonger dans un abîme de turpitudes. *Mundus decipi gaudet* (dit Forest), *et ideò dolendum quòd etiam quidam ex nostris medicis usque ad imposturas procedant.*

Ce que je dis regarde plus particulièrement les possesseurs d'arcanes ou remèdes secrets, qui, par des intrigues plus ou moins basses, par de douces amorces, se font autoriser à vendre bien cher des substances communes et sans vertu. Ces sycophantes, à l'aide d'un pompeux étalage de titres qu'ils avilissent, font circuler partout des annonces en faveur du bien public. Ainsi, on vante un sirop, des bols, des dragées, comme de vrais spécifiques dans les affections siphilitiques. On fait l'éloge d'une poudre dont la vertu est héroïque dans les hydropisies. L'un préconise un élixir tendant à prolonger la vie, et à combattre les maladies les plus désespérées : un autre distribue des pilules pour l'épilepsie, des topiques contre la goutte, des tablettes pour la poitrine, une eau merveilleuse contre le mal de dents. On débite en un mot des essences, des sachets, des panacées, etc.; et, pour surcroît d'infamie, nous permettons ces vols authentiques; que dis-je! nous en faisons l'apologie. Mais passons à d'autres articles.

SECTION DEUXIÈME.

*Énumération des principaux sectateurs mé-
dico-fanatiques qui ont précédé le magnétisme animal.*

A côté du bon sens, on voit avec surprise
Figurer gravement l'erreur et la sottise;
On voit, dis-je, la fraude et la crédulité
Se liguer tour à tour contre l'humanité.
Jacques rit de Simon, Paul admire Grégoire :
L'un court après l'argent, et l'autre après la gloire.
Anne aime la fleurette; elle fait les yeux doux;
Elle pleure, elle chante, elle veut un époux;
Pour adoucir un peu son douloureux martyre,
Après son cher amant sans cesse elle soupire.
D'un vrai caméléon Lise empruntant les traits,
Aux caprices du goût conforme ses attraits.
On fait du mariage un objet de commerce :
On marchande une belle; on la flatte, on la berce;
Et lorsque sur l'emplette on est enfin d'accord,
Très-souvent, mais trop tard, on reconnaît son tort.
Or, les temps reculés nous présentent les hommes
Tels que nous les voyons dans le siècle où nous sommes.
Les honteux préjugés, les contes, les abus
Sont des vices réels dont nous sommes imbus.
Sur les bancs du savoir préside l'ignorance :
Tout n'est donc ici-bas que folie et jactance.

JE ne puis trop répéter qu'il est bien humiliant
pour notre siècle, d'avoir ressuscité des principes

professés dans des temps de ténèbres et de barbarie ; d'avoir enfanté des systèmes pour le
moins aussi informes que ceux qui ont été re-
prochés aux nations les plus grossières, les plus
ignorantes. En effet, en parcourant l'histoire de
la médecine, on rencontre par-ci, par-là des
temps de fanatisme et d'ignorance; mais il faut
aller jusqu'au commencement du seizième siècle
avant de trouver des sottises aussi grandes et
aussi répandues que celles dont je veux parler.

Par un contraste singulier, ces temps offrirent un mélange bizarre de superstitions, d'erreurs, de préjugés, de lumières et de perfection. Ainsi, pendant que les écoles retentissaient
de principes théosophiques et cabalistiques,
quelques savans s'efforçaient de faire revivre la
doctrine d'Hippocrate ; et parmi ceux qui contribuèrent le plus à illustrer le seizième siècle
sous ce rapport, on doit placer Gonthier, Cor-
narius ou Hagenbut, Jean de Gorris, Houlier,
Foes, Manard, Duret, Zwinger, Mercuriale,
Fernel, Forest, Riolan, Nicolas Lepois, Lomm,
Plater, Van Heurn, Settala, et plusieurs autres,
qui sans contredit reculèrent les bornes de la
clinique.

L'anatomie fit alors aussi des progrès sensibles,
et les découvertes importantes qui eurent lieu

à ce sujet, occupent une place mémorable dans les fastes de la médecine. Je crois donc devoir, pour l'honneur de la science, mentionner ici Lacuna, médecin espagnol, Bérenger de Carpi, que le savant Haller qualifie de *magnus incisor, magnus pariter clinicus;* Jacques Dubois, né au village de Louvilly, *magnus Græcorum imitator;* André Vésale, Bartholomée Eustache, Fallope, Ingrassias, Varole, Fabrice d'Aquapendente, Michel Servet, assassiné par les ordres de l'hypocrite Calvin, Gabriel Zerbi, Nicolas Massa, etc.

Tels sont les personnages qui illustrèrent le seizième siècle par leur génie. Mais malheureusement ces rayons de lumière étaient presque totalement absorbés et éclipsés par de profondes ténèbres : une nuit obscure laissait à peine entrevoir quelques faibles scintillations. Ainsi, avant l'empire du magnétisme animal, Jean Reuchlin, Jean Pic de la Mirandole (1), François Giorgio, Jean Trithème, Henri-Corneille-Agrippa de Nittesheim (2), etc., adoptèrent

---

(1) *Magia* (dit cet auteur) *quæ naturæ limites excedit non est damnanda.* (*De prac. lib.* 9, *cap.* 2.)

(2) Agrippa avait puisé ses idées mystiques dans les manuscrits de Picatrix, qui vivait en Espagne vers le treizième siècle.

avec enthousiasme les erreurs répandues dans la philosophie de Platon, et, en débitant des préceptes de mysticisme, appliquèrent la théosophie, le spiritualisme, la chiromancie et la cabale à la médecine; de sorte que, comme l'observe Sprengel, il n'y eut peut-être jamais plus de sorciers et de possédés que dans le seizième siècle. La plupart des médecins et des juristes furent, ô honte! partisans de ces folies. Entre les premiers, on doit ranger Georges Pictorius, Guillaume – Adolphe Scribonius, et Thomas Éraste, dont le vrai nom était Lieber. Ce Scribonius cependant s'était prononcé contre les uromantes, et il avait composé à ce sujet un ouvrage dont Haller faisait assez de cas quand il a dit : *Princeps libellus est contra uromantes, cum curâ et studio scriptus.*

On lit dans la philosophie occulte d'Agrippa, que les âmes des personnes mortes subitement, sans avoir pu expier leurs péchés, et sans avoir pu en obtenir la rémission par les prières de leurs parens ou de leurs amis, sont, de même que les démons, continuellement environnées de vapeurs humides qui permettent aux magiciens de les évoquer et de les rendre visibles. *Miseremini meí, miseremini meí, saltem vos amici mei, quia manus Domini tetigit me.*

Quant à Éraste, il était un des plus grands adversaires de la secte de Paracelse dont je vais bientôt dire un mot; et néanmoins plusieurs de ses ouvrages sont remplis de principes mystiques et superstitieux. Or, ces fléaux de l'humanité ne contribuèrent pas peu à faire brûler comme sorciers, des cerveaux exaltés, des crisiaques, des personnes sujettes à des hallucinations, atteintes de mélancolie, d'hystérie, de manie ou autre affection vésanique. *Non omnes malæ cogitationes nostræ* (dit saint Augustin) *semper à diabolo incitantur, aliquoties ex nostris arbitriis emergunt.* (*De doctrin. Christ., cap.* 49.)

Dans la classe des personnages qui admettaient l'influence des démons et la réalité des ensorcellemens, on doit encore mettre Jérôme Cardan (1), Levinus Lemnius (2), Jean Bo-

---

(1) *Dæmones esse ac vagari* (dit ce savant et superstitieux professeur) *argumentis ab historiâ sumptis ostenditur.* (*De dæmonib., lib.* 19.)

(2) Ce Lemnius a composé une espèce de rapsodie intitulée : *De miraculis occultis naturæ, lib. quatuor.* Anvers, 1561. « C'est, dit Haller, un volumineux fatras de raisonnemens, d'hypothèses, d'histoires : *Multiplex farrago ratiociniorum, hypothesium, historiarum.* » Cet auteur pourtant n'est pas encore aussi superstitieux qu'on voudrait le faire

din, etc. Les erreurs de ce dernier sont d'autant plus surprenantes et condamnables, qu'il a été un des hommes les plus instruits de son siècle. Il avait été député aux états-généraux en 1576, et il s'y comporta, disent les nouveaux biographes, en bon citoyen, en combattant les opinions de ceux qui voulaient faire révoquer les édits de pacification, et livrer de nouveau la France aux horreurs de la guerre civile. Pour Cardan, un historien très-sensé a dit de lui que quelquefois il paraissait être au-dessus de l'homme par son intelligence, et souvent au-dessous d'un enfant. *Cardanus in quibusdam plùs homine, in pluribus minùs pueris intelligere visus.* (*Thuan. hist.*, lib. 62.)

Richard Argentinus fut aussi un de ceux qui admettaient l'évocation des ombres, qui soutenaient la réalité des revenans, qui, en un mot, regardaient la nécromancie comme une science digne d'occuper l'esprit humain. Il est fâcheux

---

croire, car il observe que c'est mal à propos que l'on qualifie de démoniaques plusieurs mélancoliques, ceux même qui parlent des langues étrangères. *Multi melancholici, etiam qui alienis linguis loquuntur, malè pro dæmoniacis habentur.* Il parle aussi des somnambules; observons toutefois que ce Lemnius croyait que le cadavre d'un homme assassiné saignait à l'approche du meurtrier.

de voir encore figurer ici quelques autres personnages recommandables d'ailleurs sous différens rapports : ainsi, Ambroise Paré, Jean Lange, etc., n'ont pas été exempts de préjugés relativement à l'empire que les démons peuvent exercer sur les maladies (1).

Gaspard Peucer, professeur de médecine à Wirtemberg, et gendre de Mélancthon, dont je dirai bientôt un mot, était considéré comme un véritable apologiste de la nécromancie. Son ouvrage sur les principaux genres de divination prouve combien son esprit se complaisait dans l'interprétation des songes, dans les histoires de lycanthropes, de sorciers, d'enchanteurs, etc.

Jean-Matthieu Durastante admettait l'existence des démons; mais il ne leur attribuait pas le pouvoir d'engendrer des maladies. Voici ce que dit Haller à ce sujet : *Dari dæmones, et per libros magicos cogi ut se sistant, per nescio*

____

(1) L'espèce de vésanie connue sous le nom de démonomanie, n'a jamais attaqué que des esprits faibles, et n'a généralement guère pu en imposer qu'à l'ignorance et à la crédulité. On a cependant vu quelquefois des hommes instruits adopter de pareilles rêveries. Dans le nombre des prétendus possédés que j'ai eu occasion de voir, il s'est trouvé une jeune fille d'une ferme des environs de Langres : elle

*quas historias ostendit Durastante ; cæterùm
non esse morborum causas.*

Un des plus fameux chiromanciens et physiognomonistes du seizième siècle, est Coclès
della Rocca, qui s'était caché sous le nom d'André Corvo. Il composa un ouvrage intitulé : *Phy-
sionomiæ ac chiromantiæ anastasis.* Ce grand
partisan des sciences occultes fut assassiné par
les ordres du seigneur Hermès, auquel il avait
osé prédire qu'il périrait en exil.

Del Rio, non moins célèbre que Coclès, peut
encore être cité comme un de ces génies extraordinaires, dont les contrastes ou plutôt les
travers prouvent d'une manière assez palpable
la fragilité de notre nature. Cet homme qui, malgré ses rares connaissances, se faisait remarquer
par un esprit de crédulité inconcevable, doit

---

avoit été si bien endoctrinée, qu'elle jouait parfaitement son
rôle, et qu'elle trompait certains personnages que l'on ne
devait pas croire superstitieux. Le but était d'attirer des dupes, dont on cherchait à exciter la commisération. Cette comédie ne laissa pas de durer plusieurs mois. Ce qu'il y a de
singulier, c'est que parmi plusieurs dames et autres personnes que j'accompagnai un jour dans leur voyage à cette
ferme, il se trouvait un savant professeur d'humanités, qui,
après avoir donné amplement dans le panneau, fut le plus
difficile à désabuser, lors même que la supercherie fut reconnue, et que le corybantisme fut avéré.

en grande partie sa célébrité à un ouvrage concernant la magie. On peut donc dire ici : *Quid
hæc vita, quam eripi lugemus? Ludibriorum
scena, miseriarum mare.*

Cependant à travers ces actes de démence et
de monstruosités, il se trouve toujours, nonobstant la pauvreté des temps, quelques hommes
assez clairvoyans pour se mettre au-dessus des
préventions de la multitude, et pour démasquer
les fourbes, ainsi que les enthousiastes qui en
imposent à la bonne foi; pour combattre par de
solides raisonnemens les erreurs populaires; pour
anéantir enfin des systèmes cimentés par le mensonge et la perfidie. Au nombre des personnages de cette trempe, qui, à l'époque dont il s'a-
git, se rendirent recommandables envers la société, on doit placer Jean Wyer, Paul Zacchias (1) et J. B. Porta. Celui-ci toutefois n'était
pas entièrement exempt de préjugés. Quant à
Wyer, il fit sur les prestiges des démons un ouvrage dans lequel il signala et foudroya toutes
les fourberies, les absurdités et les histoires de
possédés, de loups-garoux, de farfadets, les principes de nécromancie, et toutes les autres inep-

---

(1) *Dæmoniaci et fanatici,* dit Zacchias, *inter insanos sunt
adnumerandi.*

ties du temps. Haller dit à la louange de ce médecin : *Vir ingenii supra sæculi sui modulum erecti, sagarum et fabulosorum dæmoniacorum strenuus detector.*

Une autre impertinence qui, dans les temps dont je parle, était encore en vigueur, particulièrement en Allemagne, est l'astrologie. Il parut alors un grand nombre d'écrits sur cette pitoyable doctrine, et l'on ne parlait que de prédictions par les astres, par les songes, etc. *Nihil, inquit Æcius poeta, credo auguribus, qui aures verbis divitant, suas ut auro locupletent domos.* (*A. Gellius, lib.* 14, *caput* 1.) Combien de gens vivent encore aujourd'hui aux dépens de ceux qui les écoutent !

Mundus stultorum cavea, errorumque taberna.

Parmi les principaux partisans de la science puérile dont il s'agit, on distingue Philippe Mélancthon, Jacques Milich, professeur de médecine à Wittemberg ; Kolner et de Schyllander, Nostradamus, dont il sera encore question, Antoine Mizauld, Jean Carvin, Jérôme Cardan déjà cité, etc. Haller dit au sujet de Carvin : *Scripsit de sanguine dialogos septem : in quinto astrologiæ in arte medicâ utilitatem defendit.*

Astrologus caveat quicquam prœdicere prœceps :
Nam cadet impostor dùm super astra volat.

3

Schyllander est auteur d'un ouvrage de médecine intitulé : *Medicina astrologica omnibus medicinæ studiosis longè utilissima.*

Il y a de quoi gémir sur l'espèce humaine, quand on voit un homme aussi célèbre que Mélancthon admettre de pareilles bévues; quand on voit, dis-je, un des hommes qui ont le plus coopéré aux progrès des lettres dans l'Europe moderne, ajouter foi aux préjugés les plus vulgaires, aux songes, aux prédictions, etc. « Il se consolait, dit M. Weiss (1), de la lenteur des conférences d'Ausbourg, parce que vers l'automne, les astres devaient être plus propices aux disputes ecclésiastiques. »

Plusieurs médecins et autres savans néanmoins reconnurent le vide de l'astrologie, et Euricius Cordus, dont le vrai nom était Henricus Urbanus, fit un poème dans lequel il dépeignit cette science comme un art mensonger. Parmi les auteurs dont l'opinion fut aussi prononcée que celle d'Euricius Cordus, on peut citer Éraste, dont j'ai déjà dit un mot, François Valleriola, Aloysius Mundella, etc. Ce dernier relevait non-

---

(1) Je crois devoir observer en passant, que M. Weiss, savant bibliographe, bibliothécaire de Besançon, etc., est un des plus féconds collaborateurs de la Biographie universelle.

seulement les erreurs de ses contemporains et de ceux qui l'avaient précédé ; mais il professait en outre une doctrine médicale totalement conforme aux vrais principes. *Cum naturá quidem ipsá vix consuevit* (dit Haller au sujet de ce médecin), *laudari tamen meretur, quòd ab Arabibus ad Græcos legendos suos cætaneos revocaverit.*

A toutes les fallaces ou fourberies précitées, se joignait encore l'alchimie (1). Cette science frivole, qui d'ailleurs a rendu sous certains rapports d'assez grands services à l'humanité, était déjà prônée avant Paracelse par divers auteurs, tels que Basile Valentin, Quirinius Apollinaris,

____

(1) Bonaventure Desperiers, dans son *Cymbalum mundi*, tourne en ridicule les opérations alchimiques. Ainsi, Mercure dit à Rhetulus : « Avec la pierre philosophale, vous pourriez faire devenir tous les pauvres riches, ou au moins, vous leur feriez avoir tout ce qui leur est nécessaire sans truander. Quand il y aurait quelques malades, on vous manderait ; vous ne feriez que mettre une petite pièce d'icelle pierre sur le patient, et il serait gary incontinent. Et de quoi serviraient les médecins et apothicaires, répond Rhetulus, de quoi serviraient leurs beaux livres de Galien, Avicenne, Hippocrate, Egineta, et autres qui leur coustent tant ? Et puis, par ce moyen, tout le monde voudrait toujours guérir de toutes maladies, et jamais nul ne voudrait mourir, laquelle chose serait trop déraisonnable. » (*Dialogue second. La pierre philosophale ou plutôt la vérité.*)

Jean Hollandus, Nicolas Barnaud, Théobald de Hogheland, Jean Aurèle Augurello de Rimini, et Michel Sindigovius : mais la théorie de toutes les branches de la théosophie fut développée par Jérôme Cardan, qui, comme je l'ai remarqué, fut, malgré ses vastes connaissances, un écrivain très superstitieux. Pour avoir une idée plus approfondie des alchimistes de ce temps, il faut recourir à la Bibliothèque chimique et curieuse de Manget.

Augurello a composé un poème latin, qui roule sur la manière de faire de l'or, poème auquel il a donné le nom de Chrysopée. Il l'avait dédié au pape Léon X, qui, pour toute réponse, lui envoya, dit-on, une bourse vide (1). Cet ouvrage, composé de 2056 vers hexamètres, consiste en trois livres et une espèce de préface à la fin de laquelle on lit les vers suivans :

Intereà certis hominum vis nulla ne possit
Indiciis aurum facere, et mutare metalla
Percipias primùm : dehinc quæ secreta laboret
Ars id perficere, et naturam æquare potenti
Ingenio inspicias : demùm quis ritè sequatur

------

(1) Ennius plaisantait certains devins de son temps, qui demandaient une drachme pour indiquer des trésors cachés : « Je vous la donnerai volontiers, leur disait-il, à prendre sur ce que votre art vous fera découvrir. »

Hinc modus assiduis doctisque laboribus artem
Pervideas, et quò tandem experientia ducat.

Ici doit trouver place un insigne empirique, un partisan des sciences occultes, le prototype des charlatans, selon Cabanis, bref un chef de secte, qui, malgré sa profonde ignorance, n'a pas laissé de jouer un grand rôle dans l'art médical. Je m'abstiendrai de crayonner le tableau de toutes les extravagances sur lesquelles il cimentait ses principes, sa théorie et sa pratique. Je me bornerai à dire que Paracelse (1) avait réuni en un seul corps de doctrine toutes les folies théosophiques que les fanatiques de l'antiquité avaient pu imaginer. Le chancelier Bacon

____

(1) *Philippus-Aureolus-Theophrastus Paracelsus Bombast ab Hohenheim magnificum nomen est* (dit Haller), *quod sibi chemicæ sectæ princeps imposuit.* Cet audacieux et orgueilleux chimiâtre ne quittait les cabarets de Bâle que pour monter sur des tréteaux, du haut desquels il s'escrimait en véritable énergumène. Entouré d'une foule de disciples ignorans et grossiers, il invectivait contre les noms les plus respectables : il foulait aux pieds les ouvrages d'Hippocrate, de Galien, d'Avicenne, et généralement de tous les célèbres médecins, tant anciens que modernes; ce qui a fait dire à Manget, en parlant de ce médicastre : *In multis modestiæ limites usque adeò transiliit, ut in reliquos omnes medicos dirissima convitia atque contumelias evomuerit.*

a vivement censuré le système monstrueux et paradoxal de ce jongleur.

Tout ce qui est créé émane, selon Paracelse, d'un même principe qu'il désigne sous le nom de grand mystère. Or, il existe un rapport évident entre le macrocosme et le microcosme, entre les principales parties du corps humain et les planètes, entre celles-ci par conséquent et les maladies (1). Tous les corps, poursuit le risible Bombast, contiennent trois principes, le sel, le soufre et le mercure; et de ces trois principes résultent des affections morbides de divers caractères. « Il y a, disait cet enthousiaste, dans le corps humain, une force attractive semblable à celle de l'aimant, et cette vertu magnétique, chez les personnes bien portantes, attire l'aimant dépravé de celles qui sont atteintes de maladie. » Du reste, on trouve dans les écrits paramiriques de Paracelse des préceptes pathologiques et autres d'une obscurité inconcevable: on y admet des nymphes, des sylphes, des pygmées, des lunatiques, des incubes, des succubes, des sorciers, etc. « Paracelse, fou et bouffi d'or-

____

(1) Il est bien évident que c'est particulièrement dans Paracelse que Mesmer a puisé la plupart de ses idées concernant le magnétisme animal.

gueil, dit Tourtelle, appelait ses ouvrages l'é-
vangile de la raison. » Il est vrai que parmi les
chimères dont fourmillent les livres de ce forcené, on trouve des choses utiles, et propres à
combattre certains préjugés médicaux; mais ce
sont des parcelles d'or dispersées dans un énorme
tas de boue; ce sont quelques perles qu'il faut
aller chercher dans un océan d'absurdités. « Il
n'y a rien, dit Le Vayer, de plus superbe que
l'esprit humain enflé de quelque opinion de
science, ni rien tout ensemble de plus imbécile
et de plus ridicule. »

Le paracelsisme, que l'on peut qualifier de
grossier mysticisme, trouva cependant un grand
nombre de prosélytes, surtout en Allemagne.
Ainsi, parmi les plus zélés partisans de ce système informe, on doit, sans contredit, ranger
Leonhard-Thurneysser-Zum-Thurn, qui publia
des calendriers astrologiques, et qui vendait des
talismans pour prévenir les grands malheurs.
Gaspard Hoffmann, professeur à Francfort, avait
publié un traité dans lequel il cherchait à faire
connaître le charlatanisme de cet impertinent
uromante et alchimiste.

Aux ardens sectateurs de Paracelse, on doit
joindre Adam Bodenstein, Valentin Atraprassus,
Siloranus, Gerard Dorn, qui regardait la ca-

bale comme le principe de toutes les connaissances humaines, et qui faisait sortir la chimie
des premiers chapitres du premier livre de
Moïse, dont il expliquait les mots par une
tournure alchimique. Mais Pierre Séverin, chanoine de Rosckilde, médecin de Frédéric, roi
de Danemarck, Pierre Séverin, qui, dit-on,
occupait dès l'âge de vingt ans une chaire de
poésie à Copenhague, était un des plus outrés
partisans de Paracelse, dont il a disséminé les
principes dans un ouvrage intitulé : *Idea medicinæ philosophicæ fundamenta, etc.* Cet écrit,
où Haller dit avoir rencontré beaucoup de choses
inintelligibles (*multa non valui intelligere*),
est un répertoire d'hypothèses et d'idées aussi
vaines que ridicules. La médecine, selon le fanatique Séverin, consiste dans l'harmonie générale de l'univers. L'origine des affections morbides est astrale, et nous pouvons la reconnaître
par la comparaison du grand monde (*macrocosme*), et du petit monde (*microcosme*).
Mais laissons ce lunatique se livrer à ses lubies,
et disons avec saint Augustin : *Melior est fidelis
ignorantia, quam temeraria scientia.*

On doit encore considérer comme admirateurs des enthousiastes dont je parle, Gonthier
d'Andernach (célèbre humaniste d'ailleurs et

bon hippocratiste), Donzellini, André Ellinger, Phèdre de Rodach, Benoît Arétius, Conrad Gesner, Barthelemi Carrichter, insigne empirique, alchimiste, astrologue et audacieux arcaniste; Martin Ruland, Georges Amwald (1) et les Rose-Croix en général, parmi lesquels figuraient Oswal Croll, Jules Sperber, Henri Kunrath, Jean Gramann, etc. Ce dernier, qui dans ses ouvrages traite Galien d'impie, fait un pompeux éloge des remèdes de Paracelse. La médecine universelle était le grand secret des Rose-Croix, et l'ignorance la plus crasse était l'apanage des membres qui formaient la compagnie.

Sprengel place encore au nombre de ces enthousiastes Egide Gutmann, alchimiste et mystagogue forcené; mais il n'en est fait mention ni dans Manget ni dans Haller.

Ces jongleries, ou plutôt ces aberrations mentales ne trouvaient pas, dans la plupart des contrées de l'Europe, autant d'amateurs qu'en Allemagne. L'Angleterre néanmoins vit naître Robert Fludd, célèbre membre de la société

---

(1) Ce jeune juriste allemand se rendit célèbre par un opuscule sur la manière d'employer la panacée amwaldine, remède unique dans la lèpre, la siphilis et les ensorcellemens ; in-4°, Francfort, 1592.

secrète des Rose-Croix. A côté de ce charlatan, doivent être mis Jean Hoster, chirurgien de Londres, et Michel d'Anvers.

Quant à l'Italie, elle fut peu fertile en bateleurs de cette espèce : on peut toutefois signaler ici Isabelle Cortèse, J. B. Zapata, Fioraventi et Thomas Bovius. J. B. Zapata, chimiste et charlatan, apologiste de ses propres arcanes, a été jusqu'à présent, dit Haller, plus honnête homme que les autres empiriques, en ce qu'il a fait connaître ses secrets. *J. B. Zapata, chemicus et agyrta, arcanorum suorum laudator, hactenùs aliis honestior agyrtis, quòd sua arcana aperuit.*

Bovius prétendait que l'univers était gouverné par des anges et des archanges. « Il désapprouve fortement, dit Haller, la saignée qui se fait contre le gré des astres. *Venæ sectionem vehementer improbat quæ astris fiat invitis.*

En France on pouvait assimiler aux personnages dont je viens de faire mention, J. Gohory, professeur de mathématiques à Paris, Guillaume Arragos de Toulouse, Roch le Baillif de la Rivière, natif de Falaise, Claude Dariot, ardent paracelsiste, né à Pomar près de Beaune, Claude Aubry de Trécourt, Joseph Duchêne, Pierre Paulmier, Paul Rénéaulme, médecin à Blois, etc.

Selon Haller, Paul Rénéaulme fut le premier, parmi les modernes, qui se soit permis l'usage interne de la ciguë dans le squirrhe des viscères. *Renealmus primus inter nuperos cicutæ internum usum sibi permisit, in scirrhis viscerum.*

Cependant il se rencontra quelques hommes *verè cordati*, qui combattirent vigoureusement les erreurs du paracelsisme; et dans le nombre de ces antagonistes, on distinguait Bernard Dessénius, Cronemburgius et Henri Smetius. Malgré ces adversaires, les idées erronées ne furent pas entièrement éclipsées, et l'on vit encore paraître sur la fin du seizième siècle quelques cervelles électrisées, et entre autres un certain Thomas Campanella, fameux spiritualiste, qui attribuait les crises des maladies aux phases de la lune. Il était dominicain, et il a été appelé par Sorbière, *Monachus ineptissimus et indoctissimus Cardani simia.* On ne doit pourtant pas le regarder comme un ignorant: il avait au contraire une assez grande étendue de connaissances; mais il était esclave des préjugés de son temps, et il professait les systèmes les plus extravagans. Il a composé un grand nombre d'ouvrages plus curieux qu'importans. Celui qui est intitulé : *De sensu rerum et ma-*

già, etc., présente un mélange de riche conception et d'idées les plus bizarres. Campanella, accusé de magie, fut plongé dans les prisons, où il resta vingt-sept ans, durant lesquels il subit trois fois la question. Ses écrits, dont le frontispice est décoré d'une clochette, sont fort rares.

Dans tous les temps, les préjugés, le charlatanisme et la crédulité ont paru se coaliser pour asservir la raison ; et les cerveaux les mieux organisés n'ont jamais su entièrement triompher des turpitudes qui ternissent l'éclat de la vie humaine. Quelle idée peut-on se faire de l'esprit de l'homme, quand on le voit adopter les doctrines les plus erronées, à une époque où l'on s'efforçait de détruire l'ignorance, et de faire revivre les lettres ; quand on le voit, dis-je, ramper servilement sous les étendards des bateleurs, dans un siècle illustré par un souverain justement reconnu pour le restaurateur des arts et des sciences ? En effet, on croupissait encore dans la fange de la superstition, lorsque depuis long-temps déjà on cultivait en France, sous les heureux auspices de François Ier, la physique, l'histoire naturelle et toutes les autres connaissances qui peuvent rendre un état recommandable. Mais ces misérables discordances prouvent bien la fragilité de l'homme; car les temps les plus éloignés nous offrent, comme nous aurons plusieurs fois occasion de le voir, de pareilles bigarrures.

Ainsi le siècle d'Auguste, qui, sous le rapport de la littérature, fut encore plus célèbre que celui de François Ier; le siècle de la belle latinité, dis-je, nous présente un mélange bizarre de lumières et de ténèbres. D'un côté, la science étale toutes les merveilles dont l'entendement est susceptible; de l'autre, on remarque tout ce que l'imbécile ignorance peut suggérer de plus fantasque et de plus absurde. Étayons ces vérités par quelque exemple. Or, voici comment s'exprime un des plus élégans poètes latins sur les préjugés de son temps; voici, disons-nous, une petite description diabolique, faite par main de maître.

Sagam ego de cœlo ducentem sidera vidi :
Fluminis hœc rapidi carmine vertit iter.
Hœc cantu finditque solum, manesque sepulcris
Elicit, et tepido devocat ossa rogo.
Jam ciet infernas magico stridore catervas;
Jam jubet adspersas lacte referre pedem.
Cùm libet, hœc tristi depellit nubila cœlo;
Cùm libet, æstivas convocat ore nives.
Sola tenere malas Medeæ dicitur herbas;
Sola feros Hecatæ perdomuisse canes.
TIB. *Eleg.* 2, *lib.* 1.

C'est-à-dire : « J'ai vu une magicienne faire descendre les astres du ciel : elle détourne par ses charmes le cours d'un fleuve rapide. A sa voix, la terre s'entr'ouvre; les morts sortent de leurs tombeaux, et les ossemens que le bûcher a dévorés reprennent leur forme. Tantôt, par des cris magiques elle évoque les cohortes infernales, tantôt après les avoir aspergées de lait, elle les fait reculer. Elle dissipe à son gré les nuages qui obscurcissent l'air; et d'un mot, quand il lui plaît, elle fait tomber de la neige pendant les plus grandes chaleurs. Elle seule connaît, dit-on, les funestes secrets de Médée; elle seule a pu dompter les chiens sécoces d'Hécate. »

Il est certain qu'aucun âge n'a jamais fait autant d'honneur à l'esprit humain que le siècle d'Auguste : il suffira, pour prouver cette assertion, de citer Virgile, Ovide, Horace, Lucrèce, Properce, Tibulle, Cicéron, etc. Cependant les talismans et les philtres jouissaient dans ces temps éclairés d'un crédit inconcevable. Mais n'avons-nous pas encore aujourd'hui nos amulettes, nos démonographes, nos uromantes, nos francs-maçons et nos spiritualistes? n'avons-nous pas nos théophilantropes ou partisans des platitudes de la Réveillière, nos physiognomonistes, nos onéiromantes, nos somnambulistes et autres charlatans de même farine, qui, sans être supérieurs aux magiciens de l'antiquité, n'en sont pas moins sur le pinacle?

SECTION TROISIÈME.

Suite de l'examen des sectes cabalistico-mystiques qui ont précédé celle des magnétistes (1).

Les idées fantastiques qui s'étaient un peu émoussées à la fin du seizième siècle, reprirent au dix-septième un certain degré de force, et l'on vit alors les sectes fanatico-mystiques, dont j'ai déjà parlé, se multiplier singulièrement, et généralement triompher de la crédulité et de l'ignorance de la multitude. Je pourrais exposer ici un grand nombre de portraits bien propres à dévoiler une partie des misères humaines; mais quelques exemples suffiront pour démontrer que tout, sur la terre, n'est que fumée et poussière.

---

(1) Ou trouve dans le programme latin de Metzger, dont j'ai donné la traduction, le mot *magnetista*, que j'ai rendu par magnétiste, et j'emploie quelquefois ce terme pour celui de magnétiseur.

L'homme, qui se croit au-dessus de tous les êtres animés, est bien petit quand il est forcé de ramper aux pieds de certains caméléons qui n'ont pour principal mérite que l'ambition, la cupidité, l'orgueil et le mensonge.

Depuis qu'une légitime et glorieuse monarchie a délivré la France d'un honteux esclavage, le public s'est enfin aperçu qu'il était entouré de fourbes qui, par leurs promesses, leurs discours et leurs actions, cherchaient à l'égarer et à surprendre sa bonne foi : mais ces intervalles lucides qui détrompent le vulgaire, ne brillent qu'un instant pour disparaître ensuite comme une vapeur subtile. L'ami de l'humanité doit donc travailler sans cesse à prémunir les esprits contre la séduction. Il est triste de voir encore aujourd'hui l'incapacité et la dépravation présider à des emplois qui exigent de l'étude, des mœurs et des talens : or, que peut-il résulter de ces désordres, sinon la perversité de la morale, l'incurabilité des vices du corps et de l'esprit, l'impunité des coupables, et la perte de l'innocent ? Mais trève de rigorisme ; tirons le rideau sur de pareils tableaux, et passons à notre sujet. *Mente credulá ut nihil est inconsultius, ità res docet nihil esse infelicius.*

Au dix-septième siècle, il se forma en France,

dit Sprengel, une société secrète désignée sous le nom de collége Rosien, société que l'on ne doit point confondre avec l'ordre des Rose-Croix. Le mouvement perpétuel, la médecine universelle et la transmutation des métaux constituent les trois principaux secrets de la secte des Rosiens. Au reste, dans ces temps de pitié, la pathologie ne renfermait que des préceptes extravagans. Les diables, les sorciers, les sylphes, les gnomes, les ondins, le sabbat, les horoscopes et autres frivolités de ce genre, formaient des points essentiels d'étiologie, et les maladies étaient soumises à l'influence des planètes, où résident les mauvais génies. Mais ne nous complaisons pas trop dans les espaces imaginaires, et pour atteindre plus promptement notre but, hâtons-nous de parcourir ces lieux enchantés, où la raison était forcée de fléchir sous les lois capricieuses de l'imagination.

Un des plus zélés disciples des opinions magico-théosophiques, était ce Robert Fludd dont il a été fait mention : sa pathologie avait pour base le pouvoir des démons : il pensait que l'on pouvait prévoir les crises par le moyen de l'astrologie. *Ex astrologiâ, magiâ, aliisque superstitiosis disciplinis medicina falsa triplex,*

4

sophistica nempè, empirica et superstitiosa emanavit. (Bagliv. prax. med., lib. 2.)

André Tenzel, paracelsiste très prononcé, publia en 1629 un ouvrage sur le magnétisme, intitulé : *Medicina diastatica loco commentarii in tractatum de tempore Paracelsi.*

Ici doivent figurer Kenelm Digby, chambellan du roi d'Angleterre, Valentin Greatrakes, soldat irlandais (1), et Guillaume Maxwel, Écossais, auteur d'un ouvrage intitulé : *De mediciná magneticá.* J'aurai occasion de revenir sur ces deux derniers. Il me suffira de dire actuellement que ce Maxwel s'était acquis une certaine célébrité par des cures sympathiques, et qu'il s'était déclaré l'ardent protecteur du magnétisme animal.

Digby avançait, comme un fait incontestable, que les rayons de la lune réfléchis par un miroir, sont froids et humides; qu'il suffit de mettre ses mains dans un bassin de métal vide, mais réfléchissant les rayons lunaires, pour qu'elles

---

(1) *Valentike Greatrakes* (dit Haller) *circà hæc tempora magnam apud homines famam acquisivit. Miles bonæ notæ fuerat, qui intimè persuadebatur eâ se virtute donatum esse, ut solá manús impositione morbos frigidos, catarrhos, defluxiones et strumas de parte in partem propulsare, et demùm de corpore exturbare nosset.*

deviennent humides; que c'est même un moyen fort simple pour faire disparaître les verrues. Le chevalier Digby prononça dans une assemblée publique à Montpellier, en 1651, un discours sur la poudre de sympathie, dont les effets relativement aux blessures, étaient les mêmes que ceux de l'onguent armaire. Boyle, Salmath, Borel, Panarola, etc., sont encore des personnages qui, comme Digby, se sont rendus esclaves des préjugés les plus populaires, en attribuant aux excrétions, qui n'affectent plus aucune espèce de relation avec nos organes, une réaction énergique sur l'économie animale : de là le danger de cracher au feu, d'y jeter des linges imprégnés de quelques déjections, etc.

Sébastien Wirdig fit un ouvrage dans lequel le système des spiritualistes est bien exposé. Haller qualifie cet écrivain d'auteur hypothétique et babillard. *Hypotheticus et loquax auctor. Universa natura magnetica est* (dit Wirdig) *: est enim raptus similium, est et fuga dissimilium. Totus mundus constat et positus est in magnetismo : omnes sublunarium vicissitudines fiunt per magnetismum. Vita conservatur magnetismo : interitus omnium rerum fit magnetismo.*

(52)

Ce passage est trop simple et trop facile à entendre pour que j'en donne la traduction.

Pro corpore tenui et subtilissimo sumitur spiritus (dit Wirdig dans sa *Medicina spirituum*). *Cum corpore conjungitur anima; non mediate, sed mediantibus spiritibus, corpusculis minutissimis, mediam naturam inter animam et corpus habentibus. Magnetismus est consensus spirituum; per sensum intelligimus formaliter consensum, hoc est eumdem sensum, eamdem sensationem, sive ille idem gratus sit et amicabilis, et tùm oritur sympathia, etc.; sive ingratus qui dissensus dicitur antipathia. Et isti sensus interdùm exquisiti satis sunt, interdùm minùs.* « On va loin avec de pareils principes, » dit Van-Swinden.

André Rudiger, Emmanuel Swedenborg, et les deux Garmann étaient encore des empiriques de cette catégorie. Ceux-ci sont auteurs de dissertations pleines d'idées fantastiques, de platitudes, d'absurdités inimaginables. Christian-Frédéric Garmann, qui n'était que simple licencié en médecine, avait toutefois beaucoup d'érudition : il fut membre de l'académie des curieux d'Allemagne, à laquelle il communiqua un bon nombre d'observations. Son ouvrage *De miraculis mortuorum*, est rempli d'idées extatiques :

il y est question de sorciers, de démons, de vampires, de cadavres qui mangent, et autres gentillesses de ce genre. Les principes de chiromancie, d'onéiromancie, et de nécromancie dont on était infatué dans ces temps déplorables, offrent une preuve bien évidente de la faiblesse humaine. *Quid est homo? sicut lucerna in vento posita.* (Epict.)

Quoi qu'il en soit, André Libavius, dont les ouvrages d'ailleurs fourmillent d'erreurs, s'éleva énergiquement contre ces doctrines vicieuses : il terrassa le fanatisme, et contribua singulièrement à rétablir une secte d'éclectiques sur les débris de ceux qui cherchaient la pierre philosophale. *Chimiæ fuit deditus* (dit Haller, en parlant de cet auteur), *neque tamen fanaticus aut paracelsista.* Ce Libavius, qui devint recteur du gymnase de Cobourg, où il mourut, est, dit-on, le premier qui ait parlé de la transfusion du sang, pitoyable découverte dont les funestes effets suscitèrent un arrêt du parlement pour en interdire la pratique (1). Rien ne contribua

____

(1) Quelques expériences faites tout récemment prouvent que la transfusion peut être utile dans les cas désespérés d'hémorrhagie; mais pour réussir, le sang injecté doit être d'un animal de la même espèce.

plus à rétablir la réputation du médecin saxon dont je parle, que ses ouvrages de chimie, dans lesquels il réfute vigoureusement les folies de Paracelse et de ses sectateurs.

Sennert, Verner Rolfink et plusieurs autres peuvent encore être regardés comme des conciliateurs du dix-septième siècle. Ce Verner Rolfink était un des écrivains les plus infatigables. On trouve sous son nom plus de cent trente dissertations, dont une est intitulée : *De inundatione microcosmi*, 1652, in-4°.

Mais un chef remarquable, un illuminé ou visionnaire de nouvelle trempe, était destiné à combiner les idées vésaniques les plus obscures, avec des découvertes réellement utiles. Van-Helmont parut donc sur la scène, et l'archée de Paracelse fut sa pierre d'achoppement. Les principaux points de sa théorie roulent sur ce principe.

L'archée, dit Van-Helmont, est l'auteur des maladies : *archeus morborum auctor*. Il pousse à la surface toutes les impuretés : *omnia impura ad cutem propellit*. Il est le logis de l'âme sensitive : *animæ sensitivæ diversorium*. L'archée reçoit le premier la vie et la perd le dernier : *primum vivens et ultimum moriens*. Il fuit la mort et la putréfaction : *mortem fugit et putre-*

dines. Sentit mortem quam phantasia ignorat.

Personne, avant cet original, n'avait eu, sur la cause prochaine de l'inflammation, des idées aussi exactes que les siennes. Il a fait connaître l'influence des forces épigastriques, ainsi que les fluides aériformes, qui ont conservé le nom de gaz. Son livre sur le traitement magnétique des plaies n'a peut-être pas peu contribué à développer la doctrine du magnétisme animal. Selon ce spiritualiste, il y a dans l'homme un aimant auquel doit être attribuée l'attraction des miasmes pestilentiels, et leur introduction dans les organes ; voici comme il s'explique là-dessus : *Est suus quoque homini magnes, quæ tempore pestis, per insensibilem transpiratum à contaminatis venenum forinsecùs haurit. Natura etenim, quæ solet alias benignum succum duntaxat admittere, eumque ab excrementis solerter secernere, hoc suo nunc magneti succumbens, nocuam auram allicit, mortemque intrò vocat.*

« Le magnétisme, dit Van-Helmont, est une qualité céleste, très analogue à l'influence des astres : ce n'est point une nouvelle découverte (1).

---

(1) « Je ne vous rapporterai point, dit de la Mothe le Vayer, ce qu'un médecin espagnol attribue aux sorcières ou *mo-*

Est magnetismus quoque ; qualitas cœlestis est astralibus influentiis persimilis. Magnetismus non est novum inventum. Le magnétisme suit la direction de la volonté, ou du moins il marche sur la route que lui indique la science innée et infaillible des esprits, d'après la fin qu'on se propose. » *Mittitur magnetismus eò quò voluntas ipsum dirigit, vel saltem quò innata spirituum scientia infaillibilis juxtà scopos rerum agendarum eum mittit.* Au surplus, je ne m'arrêterai pas plus long-temps sur les principes du savant et fanatique Van-Helmont : ses ouvrages, où l'on voit figurer la magie, les miracles, les amulettes, les diables, les sorciers, les arcanes et autres sottises de pareil genre (1), démontrent, d'une manière assez évi-

---

teras de son pays, qui guérissent par le seul attouchement, pour vous faire observer que tout cela est fondé sur une fausse maxime, dont Pomponace s'est servi après Avicenne, que l'homme peut, comme microcosme, posséder toutes les vertus des pierres et de tous les corps de la nature, quand l'influence des cieux lui est assez favorable pour cela. »

(1) *Satan, solo nutu, corpora loco movet. Præstigia, oculorum effascinationes ex solo sunt Satanâ, ejusque solius sunt actus proprii.*

Postremò sensi quoque amuleta, pariapta, et appensa, agere vi influentiæ. (J. B. *Van-Helm. opera.*)

dente, jusqu'à quel point peuvent s'égarer les esprits les plus pénétrans, lorsqu'ils sortent des limites que leur prescrit la saine raison. *Magni errores non nisi ex magnis ingeniis.*

Après Van-Helmont, parurent des hommes dont le génie illustra la science; et dans le rang des écrivains qui, par leurs lumières, firent la plus vive impression, on doit mettre Sydenham, Frédéric Hoffmann, abstraction faite de quelques idées hétéroclites; Stalh Boerhaave, Baglivi, Haller, etc. Quelques hippocratistes jouèrent à cette époque un assez beau rôle dans la carrière médicale, en se conduisant conformément aux vrais principes, et en marchant sur les traces des hommes qui ont reconnu que la véritable médecine était fondée sur une réunion d'observations constatées de tout temps chez toutes les nations, eu égard toutefois à ce qui peut se rencontrer de particulier au climat, à l'habitude, aux constitutions, etc.

Mais, malheureusement, les siècles les plus éclairés peuvent, de même que la plus brillante atmosphère, être quelquefois obscurcis par des nuages, et n'opposent souvent qu'une faible digue au charlatanisme. Le médecin qui charme le peuple, n'est pas toujours celui qui est en harmonie avec des vérités palpables. *Fallax vulgi judicium.* L'esprit du vulgaire ne se plaît que parmi les larves, les lémures, les ténébrions et les farfadets; il aime à se repaître de préjugés, et tout ce qui est naturel lui paraît insipide : bref, il lui faut des choses mystérieuses, des espèces de miracles. Or, il se trouve toujours dans la société des finets qui, connaissant le faible du cœur humain, et mettant à profit certaines circonstances, s'érigent bientôt en maîtres absolus, pour subjuguer le commun des hommes, pour exercer sur les esprits la plus grande influence, en dépit de la propagation des lumières et des connaissances. *Plebs suâ naturâ semper rerum novarum cupida, cùm facilè variis erroribus et falsis persuasionibus repleatur, et ad concitantis arbitrium ut maris fluctus ac ventis impellitur.*

Ne soyons donc pas surpris, d'après cela, si les idées fantastiques reprirent de la vigueur au dix-huitième siècle, et si alors on s'entretint d'esprits follets, de vampires, de revenans, de spectres, de fantômes errans, de charmes, d'enchantemens, de lycanthropes, de démoniaques (1), d'exorcismes et autres fariboles de

----

(1) De Sauvages compte neuf espèces de démonomanie : la démonomanie provenant d'un sortilége, le vampirisme

ce genre. Pour surcroît de misère, les partisans de ces puérilités pouvaient invoquer en leur faveur des noms fort recommandables d'ailleurs; ils pouvaient, dis-je, citer à ce sujet Frédéric Hoffmann, et Georges Wolfang Wedel, sous lequel le célèbre et immortel Stalh avait étudié la médecine. Mais ce qui, dans cette circonstance, doit bien nous paraître extraordinaire, c'est qu'un professeur de Tubinge, dont Haller avait suivi les leçons, ait adopté des maximes aussi extravagantes. Ainsi, Élie Camerarius s'étant laissé éblouir par les prestiges de la magie, croyait bonnement que certaines maladies étaient soumises à l'influence des démons. Haller dit, en parlant de ce médecin : *Vir acutus, septicus, ad difficultates movendas idoneus, hypothesium et novarum opinionum osor, doctus potiùs quàm clinicus. Passìm morbos rariores attigit : à magicis nonnullis incipit, quos credit verè magicos esse, etc.*

---

ou la démonomanie vampirique, le corybantisme ou la démonomanie simulée, la démonomanie vermineuse, la démonomanie fanatique, la démonomanie hystérique, la démonomanie indienne, la démonomanie polonaise ou trichomateuse, la démonomanie causée par le cardiogme.

Ce serait peut-être ici le cas de dire un mot sur les religionnaires des Cévennes; mais tout le monde connaît l'histoire de ces fanatiques, de ces ridicules prophètes.

Plusieurs autres médecins d'ailleurs admettaient les mêmes futilités, et à côté de Camerarius, nous pouvons placer Storch, Bærner, etc. Du reste, quelle doit encore être notre surprise, en voyant parmi les modernes un des plus illustres praticiens s'efforcer de prouver non-seulement la possibilité, mais même la réalité de pareilles sottises ? En effet qui aurait pu croire que de Haen, un des plus fameux professeurs de médecine pratique, et qui vivait encore en 1776, eût composé un ouvrage pour prouver que la magie existe, qu'il y a des sorciers, et que certaines maladies sont subordonnées au pouvoir des démons (1) ? Ce qui doit en outre produire un surcroît d'étonnement, et rendre le savant dont il est question moins excusable, c'est qu'avant cette époque, des théologiens éclairés avaient fait voir par des preuves tirées de l'écriture sainte, que l'existence des magiciens était purement imaginaire. *Divinatio erroris, et auguria mendacia, et somnia malefacientium vanitas est. (Eccles. cap.* 34, *v.* 5.)

Tout dans ce bas monde est donc imparfait,

____

(1) La célébrité dont jouissaient ces divers personnages, ne pouvait guère manquer de donner un certain relief à la pathologie démoniaque.

et les objets qui dans leur ensemble affectent la symétrie la plus régulière, présentent souvent de grands vices, lorsqu'on se donne la peine de les soumettre à un examen rigoureux. La fleur qui charme la vue par l'éclat de ses couleurs répugne quelquefois à l'odorat.

On rencontrait donc partout des fanatiques opérant des cures miraculeuses. Gassner, sur lequel je reviendrai, et dont de Haen s'est beaucoup occupé, Gassner faisait parler le diable par la bouche des possédés. Obereit et Lavater lui-même ne furent pas inaccessibles à ces folies. Ce fut dans ce temps que de nombreux miracles illustraient la tombe du diacre Pâris. Là, on voyait un troupeau d'illuminés et de convulsionnaires débiter avec emphase les prédictions les plus insensées. Le roi cependant, ayant chargé la faculté de médecine d'examiner ces prétendus prodiges, et d'en faire un rapport, il fut reconnu que ces simagrées étaient l'effet de l'imagination, et que tout se passait sous les auspices d'une impudente jonglerie. De là, émana une ordonnance, en date du 21 janvier 1732, en vertu de laquelle le cimetière de St.-Médard fut fermé, et l'approche du tombeau précité interdite. Il est bon d'observer toutefois que ces turpitudes se faisaient remarquer dans un temps où l'on se félicitait d'a-

voir secoué le joug des préjugés ; à une époque
où des esprits forts gémissaient sur l'aveuglement des hommes qui les avaient précédés ; et
pendant que l'on se glorifiait d'avoir fait disparaître toutes les inepties qui avaient dégradé l'espèce humaine, l'illuminisme triomphait, et l'on
voyait des énergumènes se rendre en certaines
villes pour être exorcisés en qualité de possédés :
à toutes ces misères on peut joindre plusieurs
ouvrages ascétiques dont on voudra bien me dispenser de parler.

Somnia, terrores magicos, miracula, sagas,
Nocturnos lemures, portentaque Thessala rides ?
HORAT. *Epist.* 2, *lib.* 2.

Tandis que je suis encore sur l'article des démoniaques et des farfadets, on me permettra
d'observer qu'il est bien humiliant pour nous
d'être au-dessous de ces époques reculées que
nous nommons siècles de barbarie. Ainsi, par
exemple, un auteur qui vivait il y a environ
dix-sept cents ans, tourne tellement en ridicule
toutes ces fadaises, que ses réflexions devraient
nous couvrir de confusion. Mais malheureusement, nous sommes si aveuglés par la présomption, que de pareils exemples ne peuvent faire
sur nous la plus légère impression. *Radix ma-*
lorum est omnium superbia. Or, pour revenir

à ce que nous disions, voici comment l'écrivain de Samosate dont je veux parler, s'exprime après avoir débité ironiquement un fatras de contes et d'absurdités.

Ridiculè facis, inquit Ion, qui nihil credis. Ego te libenter ergo rogaverim quid de his respondeas, qui dæmoniacos liberant terroribus, adeò manifestè spectra illa carminibus elicientes. Atque hæc me dicere non opus est, verum omnes noverunt, Syrus ille ex Palæstinâ, qui harum rerum artifex est, quàm multos mortales suscipiat qui ad lunam concidant, oculosque distorqueant, spumáque os oppleant: quos tamen erigit, ac sanos remittit, magnâ acceptâ mercede diris eos malis liberans. Etenim quùm jacentibus instet, rogaveritque undè sint in corpus ingressi, ægrotus quidem ipse tacet : at dæmon verò respondet, aut linguâ græcâ loquens, aut barbaricâ, aut undecunquè fuerit ipse : et quomodò et undè intravit in hominem. Ille verò adjurans eum, ac ni paruerit, minitans etiam, expellit abigitque dæmonem. Quin ego quoque dæmonem quendam exeuntem vidi, nigrum certè, et colore fumidum. (Lucian. philopseud.)

Comme ce passage est un peu long et embrouillé, en voici la traduction en faveur des personnes qui sont sans lettres (1).

« Vous vous montrez ridicule, dit Ion, en vous obstinant à ne rien croire. Vous me permettrez de vous demander ce que vous pensez de ceux qui délivrent les démoniaques de leurs terreurs, en évoquant publiquement ces spectres par des enchantemens. Or, je n'ai pas besoin de rapporter ces faits, tout le monde sait combien ce Syrien de la Palestine, expert en ce genre, rencontre d'individus qui, à certaines époques de la lune, tombent en tournant les yeux, avec la bouche pleine d'écume : il les relève toutefois, et leur rend, moyennant une grande récompense, la santé, en les délivrant de leurs cruels tourmens. Effectivement, quand il se trouve près de ceux qui sont étendus sur la terre, et qu'il leur a demandé comment le diable est entré dans leur corps, le patient se tait; mais le démon répond, soit en grec, soit en un langage barbare, et dit qui il est, d'où il sort, et de quelle manière il est entré dans le sujet. Le Syrien pour lors conjure le diable, il le menace même dans le cas où il n'obéirait pas : il le fait sortir du corps, et le met

______

(1) Dans ces sortes de versions, je pense que le sens littéral doit toujours être préféré à l'élégance.

en fuite. Moi-même d'ailleurs, j'en ai vu sortir un tout noir et tout enfumé. »

Le cauchemar ou éphialte, que l'on doit ranger parmi les névroses, et que l'on peut rapporter aux vésanies (1), était encore attribué dans les temps de superstition, à certains génies malfaisans, et à quelque démon ou quelque fantôme comprimant la poitrine, ce qui pourrait avoir donné lieu à cette strophe.

> *Procul recedant somnia*
> *Et noctium phantasmata,*
> *Hostemque nostrum comprime,*
> *Ne polluantur corpora.*

L'éphialte, qui dérive du mot grec ἐφάλλομαι, je saute dessus, a été signalé par les plus anciens médecins. Thémison, au rapport de Cœlius Aurelianus lui a donné le nom de πνιγαλίων, à raison de la suffocation dont il est accompagné. *Themison, secundo epistolarum libro, pnigaliona vocavit incubonem, si quidem præfocat ægrotantes.* Quelques autres Grecs ont connu l'éphialte sous la dénomination de ἐπιβολὴ, je pousse dessus, parce que ceux qui en sont atteints croient avoir sur eux un poids qui les étouffe. C'est par la même raison que les Français l'appellent in-

----

(1) Cette affection est l'onéirodynie gravative de Cullen.

cube, asthme nocturne, cauchemar, etc. Sagar
en décrit six espèces; le cauchemar pléthorique,
le cauchemar stomachique, le cauchemar hydro-
céphalique, le cauchemar vermineux, le cauchemar tiercenaire, et enfin le cauchemar pa-
thématique : mais comme cette division est basée
en partie sur les causes de ce spasme, et en partie sur ses symptômes, je la regarde comme re-
dondante.

On sait généralement que l'incube ou cauchemar est un rève fatigant, compliqué d'oppression, d'anxiétés, d'assoupissemens spasmodiques, et de perceptions fantastiques; on sait,
dis-je, que c'est un songe morbide, pendant lequel le patient s'imagine avoir sur le corps un
objet qui lui coupe la voix et la respiration. Les
uns voient des spectres sur leurs lits, les autres se
sentent emporter sans pouvoir résister. Quelques-
uns croient avoir à leur côté une personne libi-
dineuse qui les excite à la luxure : l'imagination
en un mot rampe sous l'empire des plus grandes
extravagances. On s'éveille enfin, et les phénomènes précités disparaissent comme une ombre.

Willis, qui place la cause prochaine du cauchemar dans le cervelet, rapporte cette indisposition aux affections comateuses ; mais comme
cette étiologie roule sur la théorie des esprits

animaux, elle ne me paraît pas admissible. Il est d'ailleurs bien étonnant que le savant médecin dont il s'agit, ait penché pour l'opinion de ceux qui attribuent l'incube à l'influence des démons. Au surplus, le cauchemar en attaquant principalement les personnes qui digèrent mal et qui dorment sur le dos, fournit des preuves évidentes de l'action immédiate de l'estomac sur le cerveau. La dyspnée, l'oppression et l'espèce de suffocation qui caractérisent la maladie, dépendent moins de l'altération de l'appareil respiratoire, que du trouble de l'imagination, comme le démontrent les hallucinations, la paraphrosynie, et autres désordres vésaniques qui accompagnent cette espèce d'affection.

« Souvent, dit Fabre, le cauchemar ne survient à ceux qui y sont sujets, que lorsqu'ayant l'estomac plein, ils dorment couchés sur le dos. Or, si l'on considère que le plexus solaire est situé derrière l'estomac, et que ce viscère le comprime quand on dort dans cette situation, il sera facile de voir que dans l'hypocondriacisme, qui prédispose à l'incube, l'impression que le poids du ventricule fait sur le centre du système sensible, est capable d'affecter d'une manière fâcheuse (*per consensum*) l'organe intuitif interne, et de produire les effets bizarres qui caractérisent le cauchemar. » La détermination d'ailleurs qui, dans ce cas, se fait vers le cerveau, en irrite une partie, pendant que l'autre affecte un état de collapsus, d'où peuvent résulter des songes de diverses espèces, l'onéirodynie gravative, etc.

Les cagots et les êtres pusillanimes qui souvent n'avaient pas assez de force pour résister à la fougue des passions dont ils s'étaient rendus esclaves, cherchaient à mitiger leurs fautes, en attribuant au démon la plupart de celles qu'ils avaient commises. C'est en vertu de pareils principes que des têtes écervelées de Loudun se disaient ensorcelées, et que le malheureux curé Grandier fut brûlé vif, à l'aide des exorcismes.

Sic velut in muros mures, in pectora dæmon
Invenit occultas, aut facit ipse vias.

Rien n'a jamais tant contribué à dégrader les nations, que l'ignorance et la barbarie. Ainsi, en 1634, la France fut déshonorée par le jugement prononcé contre Urbain Grandier, et en 1793, elle tomba dans le dernier degré d'avilissement, par l'assassinat prémédité et juridique d'un des rois les plus justes et les plus vertueux. Il existe par malheur dans nos fastes des actes d'infamie dont, depuis long-temps, on eût dû faire justice. Il faudrait pour l'honneur de la nation, protester d'une manière éclatante et authentique contre ces lois révolutionnaires qui ont souillé et souillent encore nos archives et l'empire des lys; il faudrait, dis-je, livrer à l'exécration publique ces décrets atroces et sanguinaires qui ont été enfantés dans les accès convulsifs d'une frénésie démagogique (1).

SECTION QUATRIÈME.

Considérations sur le magnétisme animal régénéré.

Les légers détails dans lesquels je viens d'entrer, sont bien suffisans pour faire voir jusqu'à quel point l'esprit de l'homme peut s'égarer lorsqu'il se laisse dominer par la fougue de son imagination, lorsque surtout il devient esclave de

---

(1) Force et justice, telles sont les conditions sans lesquelles la monarchie ne peut triompher de ses ennemis. Rien n'est plus opposé au bonheur des peuples que l'anarchie et la démagogie : il est donc indispensable de comprimer les factieux, de les faire rentrer dans la poussière, qui constitue leur élément, et d'anéantir le jacobinisme, dont l'audace effrénée affronterait le ciel même. *Et vos reges intelligite; erudimini qui judicatis terram!*

l'ignorance et des préjugés. Telles furent au reste les folies qui précédèrent le magnétisme animal; tels furent les hommes qui, par leurs idées disparates et fantastiques, purent inspirer à Mesmer et à ses adhérens les préceptes ténébreux dont on sut tirer un bon parti, et que l'on propagea, en dépit des sociétés savantes, dans une partie de l'Europe. J'ai fait connaître la futilité de cette découverte, et la décision des corporations savantes à ce sujet. Or, les coups portés au mesmérisme étaient bien propres à le terrasser de manière à ce qu'il ne pût jamais se relever; mais la crédulité et le charlatanisme sont des êtres invulnérables. Ce sont des caractères indélébiles que rien ne peut atteindre. Le charlatanisme est un roseau qui plie à tout vent, et qui par sa souplesse résiste à la violence des aquilons. Dans tous les temps les charlatans ont séduit les simples; ils les séduisent encore actuellement, et ils les séduiront toujours (1).

----

(1) J'aurais pu dire un mot sur Cagliostro; mais cet empirique n'ayant paru qu'un instant sur la scène, et n'ayant pas joué d'ailleurs un assez grand rôle pour pouvoir figurer dans l'histoire de la médecine, même en qualité de charlatan, je n'ai pas cru devoir m'en occuper sérieusement : je me bornerai donc à relater un quatrain qui, en 1785, fut composé pour être mis au bas de son portrait :

Stupor et mirabilia facta sunt in terrá. Prophetæ prophetabant mendacium, et sacerdotes applaudebant manibus suis; et populus meus dilexit talia. (Proph. Jerem. cap. 5, v. 3o et 31.)

Depuis que le monde existe, l'astuce a donc triomphé, la fraude a donc exercé un pouvoir absolu sur les mortels. Ainsi, *la première femme* se laisse captiver par un serpent; et celle-là a l'art de mystifier à son tour *le père du genre humain.* « Nous voyons, dit le secrétaire de la société magnétique, qu'il exista depuis la plus haute antiquité jusqu'à nos jours une série innombrable et non interrompue de thaumaturges. » Or, ici doivent être compris, je pense, les exorcistes, les diseurs de bonne aventure, les magnétistes, les onéiromantes, etc.

Le magnétisme animal auquel le foudre de la raison avait imprimé un état de torpeur, favo-

L'Homme dans chaque siècle a couru les prestiges;
Ce docteur que tu vois a profité du sien :
Il étudia l'homme, et, grand magicien,
Sur l'ignorance humaine il fonda ses prodiges.

Quoi qu'il en soit, certains enthousiastes ont considéré cet aventurier comme un personnage extraordinaire, comme un vrai thaumaturge, tandis que d'autres plus sensés n'ont vu en lui qu'un rusé prestigiateur.

risé par les circonstances dont j'ai parlé, s'est donc relevé avec plus d'audace que jamais. Le chef berné, sifflé, s'était retiré avec une ample moisson ; mais il restait des adeptes, des illuminés et des illuminateurs qui devaient encore renchérir sur leur maître : or, voyons ce qui s'est passé.

Di, quibus imperium est animarum, umbræque silentes,
Et chaos, et Phlegethon, loca nocte silentia latè,
Sit mihi fas audita loqui, sit numine vestro
Pandere res altâ terrâ et caligine mersas.

VIRG. *Æneid.*, *lib.* 6.

Pour reproduire le fantôme qui venait de disparaître, il fallait nécessairement attribuer sa chute à quelque défaut. Il était avantageux de le faire reparaître dépouillé de certains vices, et revêtu en outre d'un caractère de perfection. Telle est la marche que l'on a toujours suivie en pareil cas ; telle est la ligne dont les faiseurs ne doivent jamais s'écarter. Or, on institua de nouvelles sociétés de l'harmonie : on en établit une à Ostende, deux autres à Strasbourg, etc. ; et bientôt le magnétisme compta parmi ses plus ardens propagandistes le marquis de Puységur (1)

______

(1) Ce fut particulièrement M. le marquis de Puységur qui, comme nous allons le voir, tira le magnétisme animal de l'état d'inertie où il se trouvait depuis que Mesmer avait quitté Paris avec 400,000 fr. de revenant-bon.

et M. son frère, le docteur Ostertag, le chevalier Barbarin, le comte de Lutzelbourg, le baron de Klinglin, le professeur Erhmann, le docteur Richter, Tardy de Montravel, Jean-Gaspard Lavater, Bicker, Olbers, Wienholt, d'Inarre, Pichler, le comte de Chatelux, Tessard, officier aux gardes, etc. Du reste, un des principaux points de régénération et de perfection de ce tour de gibecière, consistait dans l'art d'exciter le somnambulisme ou quelques phénomènes extatiques analogues. C'est sur ces bases que repose encore aujourd'hui la solidité du magnétisme animal. Les trois quarts des opérateurs pourtant ne remarquent que rarement ces émotions instinctives qui caractérisent la nouvelle doctrine ; mais, malgré ce contre-temps, ils n'en prônent pas moins la validité et l'efficacité de leur méthode. Comment donc concilier ces idées ? *Totum negotium aliis permitto.*

« Le magnétisme animal tel que nous le connaissons, dit M. Deleuze, ne ressemble nullement au magnétisme de 1784. Le phénomène principal existait alors comme actuellement ; mais ce phénomène était masqué par maintes choses étrangères. » La nouveauté est réellement une chose admirable.

Est quoque cunctarum novitas gratissima rerum.

Tout ce que l'on peut répondre à cela, c'est que le magnétisme perfectionné, ou, si l'on veut, le magnétisme régénéré présente, n'en déplaise à MM. les innovatenrs, des phénomènes encore plus illusoires, et plus opposés à la saine raison que le système mesmérien. Les partisans de la doctrine du somnambulisme ont construit, à l'imitation de Mesmer, leur échafaudage sur un élément *sui generis*, c'est-à-dire, sur un être imaginaire. Certainement la clairvoyance, la faculté de voir à travers les corps opaques, ainsi que plusieurs autres prodiges et aberrations mentales de ce genre, sont des argumens trop dénués de bon sens pour que l'on soit autorisé à placer le somnambulisme artificiel au-dessus du magnétisme de Mesmer. D'ailleurs quelques célèbres magnétistes du jour ne rejettent pas la méthode de ce dernier. « Il existe, disent-ils, plusieurs moyens d'augmenter ou de transmettre l'élément magnétique : les principaux sont les baquets, les arbres magnétisés, les objets magnétisés que l'on désigne improprement sous le nom de talismans magnétiques. On pense, poursuivent-ils, que l'appareil du baquet donne beaucoup d'énergie à l'action magnétique : il procure au moins la facilité de magnétiser un grand nombre de personnes à la fois. »

Quoi qu'il en soit, la méthode mesmérienne revue et corrigée fut propagée à Soissons, à Bayonne et à Bordeaux, par le marquis de Puységur, seigneur de Buzancy, ainsi que par le comte de Puységur. Ces messieurs ne se servaient plus de baquets à l'instar de Mesmer. A Buzancy, par exemple, ils charmaient leurs malades sous un vieux arbre bien garni de feuilles. Là, l'oxigène qui se combinait avec l'essence magnétique devait la rendre bien plus énergique. *Sunt mobiles ad superstitionem perculsæ semel mentes, et humanarum mentium ludibrium superstitio.*

Voici ce que l'on trouve au sujet du puységurisme, dans un ouvrage périodique du temps, en date du 18 avril 1785. Ces renseignemens pourront offrir quelque intérêt sous le rapport de l'innovation.

« Le magnétisme, que l'on croyait proscrit, anéanti par le ridicule, devient plus à la mode que jamais : ses merveilles s'accroissent et se multiplient. Le docteur Mesmer se repose, dit-on, sur ses lauriers, et jouit de l'argent immense qu'il a ramassé : il ne fait plus que présider. On parle d'un marquis de Puységur qu'il convient plus habile que lui. Celui-ci endort les malades et les jette dans un somnambulisme parfait, les fait obéir à la baguette et à ses gesticulations, en sorte que leurs volontés correspondent absolument aux siennes. Il y a plus, cette situation est souvent telle que les somnambules acquièrent un sentiment de prescience, ont des révélations de l'avenir, et prophétisent (1).

» Cette famille de Puységur a une vocation pour cet apostolat. On a déjà dit qu'un de ses frères, nommé Chastenoy, qui est dans la marine, a été le premier à dérober le secret du docteur. Il exerce dans les ports et sur les vaisseaux avec tant de succès, qu'on l'y regarde comme un Dieu, et qu'on se met à genoux devant lui.

» Depuis les convulsions on n'avait pas vu de pareille extravagance. C'est le même délire, et un peu plus grand, puisque au moins les convulsionnaires attribuaient leurs prétendus prodiges à une force surnaturelle, et que les

______

(1) Autrefois, un prophète était un homme qui, en vertu d'une inspiration divine, prédisait l'avenir : *Et spiritus prophetarum prophetis subjectus est.* Mais aujourd'hui un charlatan peut, à l'aide de la baguette, et par quelques tours de main, imprimer l'esprit prophétique au plus simple manant.

mesméristes d'aujourd'hui se vantent de tout tirer de la nature. »

Les phénomènes qui caractérisaient les crises
magnétiques, et qui probablement les caractérisent encore actuellement, consistent dans une
susceptibilité extrême des facultés intellectuelles;
dans un état de clairvoyance manifeste, malgré
la condition soporative excitée par certains procédés; dans une perspicacité enfin, en vertu de
laquelle on pénètre non-seulement, dit-on, dans
sa propre organisation, mais encore dans celle
des assistans. A ces prodiges ajoutons le don
de prophétiser, en un mot la prescience (1).
Or, toutes ces merveilles s'opéraient et s'opèrent
encore à l'aide d'un sens intime, désigné sous
le nom d'instinct, dont le plexus solaire serait
le vrai siége. Voilà donc un sixième sens sur lequel roule une grande partie de la théorie du
somnambulisme. Tardy de Montravel, dont je
vais bientôt parler encore, part de ce principe

---

(1) « La prévision des somnambules, écrit un de nos plus
modernes magnétistes, est un phénomène tellement incon-
ciliable avec les lois du monde physique, que, dès l'instant
qu'on l'admet, il faut, pour être conséquent, reconnaître
que dans la nature tout n'est pas matière. » Voilà qui tranche
bien le nœud de la difficulté : et l'on peut dire après cela:
Dispute à présent qui voudra.

pour enfanter maintes hypothèses, propres à expliquer comment les somnambules parviennent à connaître l'état du corps des personnes qui les environnent.

L'ouvrage périodique dont je viens de faire mention, renferme encore certaines particularités relatives à M. le marquis. On y lit ce qui suit, en date du 26 avril 1785.

« C'est en effet M. le marquis de Puységur qui prétend avoir rencontré par hasard dans certains procédés de l'administration du magnétisme animal les effets merveilleux qu'il obtient aujourd'hui. Il appelle cela *mettre en rapport*. Il commence par faire entrer en crise une fille qui tombe ensuite en léthargie et devient somnambule. Il magnétise alors celui qui veut être en rapport avec celle-ci : elle ne peut plus le quitter ; elle exécute ses volontés et les devine sans qu'il parle. On assure toutefois que si elles étaient malhonnêtes, elle ne les exécuterait pas. Cette affection, cette servitude, cette espèce d'identification ne dure au surplus qu'autant que la léthargie. Quand la somnambule se réveille, elle n'est pas plus habile qu'auparavant, et recommence à méconnaître celui qu'on avait mis en rapport avec elle, comme si elle ne l'avait jamais vu.

» Quoique le marquis de Puységur, d'ailleurs homme froid, grave, sensé, rempli de connaissances physiques et chimiques, convienne ne pouvoir rendre raison lui-même de ce qu'il fait exécuter; il a composé et fait imprimer un petit ouvrage sur sa prétendue découverte; mais il ne l'a donné à personne, et ne le laisse lire qu'à ses parens ou amis très intimes.

» Plusieurs ministres, tels que MM. les maréchaux de Castries et de Ségur; plusieurs prélats, beaucoup de femmes de qualité ont voulu être témoins de ces prodiges; mais le concours devenant trop immense, il a pris le parti de mettre fin à ce spectacle, et d'aller à sa terre.

» Au reste, ce n'est pas dans son hôtel seul que M. le marquis de Puységur opère : il a donné une représentation chez madame la marquise de Saint-Fal, sa grand'mère, et rien n'a manqué. Un incrédule même, un nommé Gondran, charlatan qui se vante d'avoir un spécifique particulier contre la goutte, a été mis en rapport, et n'a pu se soustraire à la divination et aux tendresses de la somnambule. Il se donne au diable pour y comprendre quelque chose. »

Mais je reviens à Tardy de Montravel, capitaine d'artillerie, et j'observe que le point fondamental de sa théorie est l'existence d'un principe ou fluide qui pénètre et entoure tout; d'un élément qui, selon les uns, est une modification de l'aimant; selon les autres, un agent *sui generis*, etc. Ce fluide, ce corps impondérable passe avec une rapidité inconcevable d'un corps dans un autre, vivant ou inerte; il modifie ce corps, ou il est modifié par lui : or, quand il circule d'un corps à un autre par un mouvement identique, ces corps se trouvent en harmonie. Ce fluide est celui par lequel nos nerfs reçoivent les sensations. « Quant aux prévisions, dit le méditatif capitaine, elles émanent des combinaisons de l'intelligence, qui raisonne conformément aux impressions qu'elle reçoit, comme un astronome prévoit les différens mouvemens qui se feront dans le ciel. »

Il est bon d'observer ici que la plupart des sujets que Tardy de Montravel soumettait à ses expériences, prétendaient apercevoir distinctement le fluide impondérable dont ils croyaient ressentir les influences : ils comparaient cet élément imaginaire à des bluettes de feu très éblouissantes. Si de pareils récits nous touchent peu, admirons au moins le pouvoir de l'imagination.

On a encore prétendu que cette essence pouvait exercer son action à de grandes distances sans intermède (1); qu'elle pouvait être réfléchie par un miroir comme la lumière; qu'elle pouvait être augmentée, propagée, communiquée par le son, etc. « La connaissance que les somnambules acquièrent sur les objets éloignés, dit Tardy, vient de ce que le fluide qui leur transmet l'impression, traverse tous les corps, de même que la lumière traverse le verre. » Mais toutes ces propriétés, ainsi que celles dont on ne parle pas, n'ont jamais pu être démontrées. Les magnétistes eux-mêmes n'adoptent ce sentiment que comme une hypothèse vraisemblable, propre, disent-ils, à calmer l'inquiétude de leur esprit. Au surplus, ce simple exposé de la théorie de Tardy de Mont-ravel est bien suffisant, je pense, pour en démontrer le vide. Cependant cet ouvrage est, selon M. Deleuze, le meilleur que l'on ait sur le magnétisme animal. On peut juger, d'après cela, de la bonté des autres. Si l'on veut en savoir davantage relativement aux idées du capitaine Tardy, on doit recourir à son Essai sur la théorie du somnambulisme magnétique, novembre 1785.

Je ne puis m'empêcher de consigner ici l'o-

---

(1) « C'est par le moyen du magnétisme, dit Van-Helmont, que l'aigle est attiré vers les cadavres. » *Ad cadavera aquilæ alliciuntur et feruntur per magnetismum realiter et localiter.*

pinion de Pététin, professeur à Lyon, qui, tout
en avouant que la plupart des effets attribués au
magnétisme dépendent de l'imagination, en
rejette un grand nombre sur le fluide électrique,
partant du cerveau pour se déterminer par les
rameaux de la paire vague, vers l'estomac, et
y exercer son action. Mais toute cette théorie
que l'auteur a développée dans ses Mémoires
sur la découverte des phénomènes que présentent
la catalepsie et le somnambulisme, ne donne
aucun résultat satisfaisant.

Un autre système à peu près conforme à celui de Pététin, est celui d'Éberhard Gmélin. Ce
physiologiste regarde le magnétisme animal
comme une variété de l'électricité. David Rahn
et Jacques-Chrétien Scherb pensent que le
corps humain contient des émanations qui peuvent exciter les mouvemens de sympathie et
d'antipathie. Jean Heinecken, de même que les
auteurs dont je viens de faire mention, croit
apercevoir une grande analogie entre le magnétisme animal, le galvanisme et l'électricité : il
suppose que les nerfs sont les conducteurs
d'un principe très expansible, ayant la faculté
de stimuler la force vitale, de mitiger les irri-
tations, de les déterminer d'un organe vers un
autre, et de provoquer le somnambulisme ma-

gnétique. Voilà ce qui s'appelle un raisonnement solide.

Cependant revenons à notre objet principal. Or, il est bon de savoir que certains corps vivans sont contraires et entièrement opposés au magnétisme animal; il est bon de savoir, dis-je, que leur présence anéantirait les dons de la grâce, et mettrait un grand obstacle aux admirables effets de ce divin corps invisible. Il faut donc avoir soin d'éloigner les incrédules, les moqueurs et autres gens de pareille étoffe, pour ne pas travailler en vain : cette précaution est bien essentielle. *Omnis incredulus in incredulitate suâ morietur.* La présence des femmes et des jeunes gens, tout babillards qu'ils sont, n'est pas aussi dangereuse que celle de ces vieux renards qui, sous un air de bonhomie, cachent souvent un esprit pervers (1). *Senes increduli sunt, quia multis annis vixerunt, et in pluribus decepti fuerunt, et peccaverunt. (Arist.)*

____

(1) Les motifs de ces singularités ne sont pas difficiles à deviner : il ne faut pas être fort habile pour donner la solution d'une pareille difficulté. On redoute la présence des vieillards, parce qu'on sait qu'ils ont de l'expérience, de la ruse, et quelquefois de la méchanceté. « Demandez aux Italiens, dit Le Vayer, ce qui rend le diable si savant en toute sorte de méchancetés, ils vous répondront que c'est son grand âge. » *Il diavolo sà, perche è vecchio.*

Si le magnétisme reposait sur des bases solides, on n'éviterait pas si scrupuleusement la
compagnie de certaines personnes; et au lieu de
craindre les hommes éclairés, on serait curieux
de mériter leur approbation. Quel rapport peut-
il y avoir entre l'incrédulité et des expériences
scientifiques? Il est facile de voir que ces futiles et
ridicules précautions ne procèdent que d'un pur
charlatanisme. Le vrai physicien cherche à rendre
ses démonstrations claires et intelligibles, tandis
que l'escamoteur s'efforce de distraire les esprits
au moyen d'un subtil verbiage, afin de pouvoir
exécuter ses tours de souplesse avec plus de
facilité. *Odi profanum vulgus, et arceo.*

« Tous les sujets, dit un chef de la secte,
ne sont pas également propres à l'exercice du
magnétisme; c'est une faculté qui, comme toutes
les facultés, est plus ou moins développée chez
certains individus.

» La pratique du magnétisme est un ministère sacré : un cœur pur et droit, une charité
sans borne, et un dévoûment à toute épreuve,
telles sont les qualités dont on doit faire preuve
dans l'exercice de ces honorables fonctions. Alors
seulement on reconnaît l'origine divine de cette
action devant laquelle il n'existe plus de borne. »

On ne peut guère, il faut l'avouer, rendre

un plus grand hommage à l'art sublime dont il s'agit : mais comment concilier ce langage avec celui de M. le baron d'Hénin de Cuvillers, qui, comme secrétaire de la vénérable société magnétique, devrait avoir quelque considération pour les membres qui la composent? Comment faire accorder cet éloge pompeux du ministère des magnétiseurs, avec les reproches sanglans que leur fait le général, en les accusant de jonglerie, et en démasquant tous les procédés de mysticisme et d'astuce dont il a été témoin? Ces révélations ne sont certainement pas faites pour donner une haute idée de cet art sacré et divin, que certains enthousiastes portent aux nues.

> *Hœc se carminibus promittit solvere mentes*
> *Quas velit, ast aliis duras immittere curas;*
> *Sistere aquam fluviis, et vertere sidera retrò;*
> *Nocturnosque ciet manes. Mugire videbis*
> *Sub pedibus terram, et descendere montibus ornos.*
> VIRG. *Æneid., lib.* 4.

Après tout, il est évident que le principe dont on veut parler, que cette vertu dont les effets sont si merveilleux, n'est qu'un vrai fantôme. Si ce fluide, cette émanation ou cet élément, comme on voudra, existait réellement, aurait-on besoin d'une ferme volonté (1), d'une

----

(1) M. Bertrand allègue en faveur de cette volonté un de-

croyance sincère , etc. ? L'édifice d'un pareil raisonnement est donc construit sur des hypothèses gratuites. L'aimant animal est donc un être chimérique, une essence supposée.

Tout le monde sait qu'il y a dans la nature des principes élémentaires qui , sans pouvoir être saisis , n'en sont pas moins admis, tant à raison de leurs propriétés, qu'à cause des effets qui en émanent. Ainsi, le calorique, la lumière, le fluide électrique et l'essence magnétique minérale sont quatre corps impondérables, caractérisés par des qualités particulières, et produisant nécessairement des phénomènes que personne ne peut révoquer en doute. Le calorique présente des qualités trop connues et trop développées, pour que je sois obligé de les exposer. Ce que je dis du calorique peut

---

gré de somnambulisme dans lequel le *sensorium* affecte un état d'exaltation assez considérable pour que les malades ressentent, par une espèce de sympathie , les impressions qui existent dans le cerveau des personnes avec lesquelles ils sont en rapport. « Ce qu'il y a de positif contre les partisans de cette volonté externe, dit l'abbé Faria, c'est qu'il est démontré par l'expérience qu'on endort les époptes ou somnambules avec la volonté, sans la volonté, et même avec une volonté contraire. » Le pouvoir accordé à un principe supposé, est encore moins ridicule que l'influence qui est attribuée à la volonté , sur laquelle j'aurai occasion de revenir.

très bien s'appliquer à la lumière, sur laquelle
la physique et la chimie n'ont rien laissé à désirer. On est aujourd'hui tellement familiarisé
avec le fluide électrique, et ses résultats sont
si positifs, que l'on peut garder à ce sujet le
plus profond silence (1). Quant à l'aimant,
nous savons qu'il peut attirer le fer, le nickel,
le cobalt, auxquels il communique sa vertu ;
nous savons, dis-je, qu'il a six propriétés ;
celle de l'attraction, celle de la répulsion, celles
enfin de la direction, de la déclinaison, de
l'inclinaison et de la communication. Les agens
dont je parle ont donc des vertus sensibles et
incontestables ; ils suivent donc une marche de
laquelle ils ne peuvent dévier, et les phénomènes qu'ils produisent sont indubitables. *Omnis natura artificiosa est, et habet quasi vim
quandam et sectam, quam sequatur. (Cicer.*)

Mais le magnétisme animal peut-il, d'après
ce qui a été dit, être comparé aux élémens
dont je viens de faire mention ? non sans doute.
Ce système ridicule ne présente, je le répète,

____

(1) Ce serait peut-être ici le cas de parler des gymnotes,
de la torpille, etc.; mais les effets curieux, surprenans et
quelquefois terribles que ces poissons électriques produisent
sur les animaux en général, sont trop connus pour que je m'y
arrête.

qu'obscurité et incertitude. Pourquoi ce prétendu fluide, ou principe, si l'on veut, n'exerce-t-il aucune action sur une infinité d'individus ? parce qu'il n'est revêtu d'aucun caractère essentiel; parce que toutes les qualités qui lui sont données, ne dépendent que de la sensibilité, de l'imagination et de la force nerveuse. Ces propositions sont trop palpables, elles ont été trop bien développées par M. Virey, pour que je m'y appesantisse.

Les formes astucieuses dont on enveloppe ce genre de charlatanisme, prouvent sa futilité. « Je ne puis concevoir, dit l'abbé Faria, qui, dit-on, avait fait schisme avec la secte des magnétistes; je ne puis concevoir comment l'espèce humaine fut assez bizarre pour aller chercher la cause du somnambulisme dans un baquet, dans une volonté externe, dans un fluide magnétique animal, et dans maintes autres extravagances. »

Ces réflexions me paraissent justes : cependant il est facile de concevoir que l'homme penche avec plus de force vers les *ténébrosités* métaphysiques, vers le mensonge, que vers la vérité. « La vérité et le mensonge, dit Montaigne, ont leurs visages conformes; le port, le goust et les alleures pareilles; nous les regardons de mesme œil. Je treuve que nous ne sommes pas seulement lasches à nous défendre de la piperie ; mais que nous cherchons et courons à nous y enferrer. » Cette assertion a été reconnue de tout temps : il paraît même que les anciens en étaient plus profondément pénétrés que nous. *Majorem fidem* (dit Tacite) *homines adhibent iis quæ non intelligunt : cupedine humani ingenii libentiùs obscura creduntur.*

Cependant, je reviens à l'abbé Faria, qui, malgré ses déclamations contre le magnétisme animal, en a été un des plus zélés partisans. Or, je ne puis m'empêcher de consigner ici la consultation d'un somnambule, magnétisé par cet abbé en faveur d'un de mes malades qui, épris des charmes de cette doctrine, n'avait pu résister au désir d'implorer le secours des hommes qui la professent.

CONSULTATION

De M. Lemaire, aveugle clairvoyant, magnétisé par M. l'abbé Faria à Paris, le 27 septembre 1820.

« Vos organes sont considérablement affaiblis, et plusieurs d'entre eux sont affectés par une humeur âcre et séreuse. Cette humeur fort abondante surcharge les membranes , et altère les organes de la poitrine, les irrite et doit occasionner des oppressions assez fortes.

» Vous avez la respiration courte, l'organe de la voix affaibli, et vos poumons font difficilement leurs fonctions, vu la plénitude des humeurs qui les échauffe et obstrue la partie inférieure de son conduit alimentaire depuis long-temps.

» Ces humeurs existent en vous; elles vous ont déjà rendu bien malade : il s'en était échappé jusqu'à la région des intestins, et sur la rate, ainsi que sur la vessie, et dans tout votre intérieur.

» Vous avez dû éprouver un mal insupportable et de l'inflammation, d'après cette maladie qui n'a pas été bien traitée : vous n'avez pu être guéri, et vous êtes resté d'une faiblesse extrême; le physique très pâle , et avez beaucoup de dégoût , et sujet à ressentir des malaises plus forts dans des momens que dans d'autres.

» Votre sang est beaucoup altéré; son volume est chargé d'un peu d'eau âcre qui l'empêche de faire avec liberté toutes ses fonctions; en sorte que les parties nobles ne pouvant être vivifiées et alimentées par leur propre nourriture, en état de pureté , elles s'affaiblissent graduellement, vu qu'elles ne peuvent maîtriser , ni même se défendre contre les humeurs.

» Le cœur est affadi et sujet aux émotions; c'est un effet indispensable qu'occasionnent les humeurs.

» Vous avez fait usage de bien des drogues, et qui toutes n'étaient point d'accord en leurs effets : ce n'est pas étonnant ; on ne vous a point traité pour votre mal : on vous a pris pour poitrinaire, et ce n'est pas ça : oh non du tout ! mais bien le principe d'une poche d'humeurs qui se forme à la partie gauche de la poitrine qui nourrit des humeurs ; et comme elle est située en un endroit fort étroit, elle ne peut contenir les humeurs à fur et à mesure qu'elles se présentent pour y entrer : ces humeurs s'ouvrent un passage près des poumons, et se dispersent sur les organes avoisinant les poumons et le cœur.

» Cette poche d'humeurs est connue en médecine sous le nom de fausse vomique ; et il ne faut pas vous tourmenter de cette affection : elle est détruisable ; mais il faut que votre sang soit purifié, et pour ainsi dire renouvelé. Alors vos organes frappés par un nouveau sang bien pur, reprendraient degré par degré une nouvelle force, et pourraient combattre les humeurs qui les fatiguent, et votre physique redeviendra plus animé qu'il n'aura jamais été.

» Je vous annonce que votre état n'est aucunement mauvais ; mais il faut couper promptement les progrès du mal, et empêcher l'augmentation de la portion d'eau qui est dans le sang, et vous vous rétablirez. Vous êtes encore jeune, et tout en vous demande à revivre. Voulez-vous que je vous donne une ordonnance? — Très volontiers, monsieur.

» Il faut faire prendre ce qui suit, savoir : tous les matins à jeun, deux heures avant de déjeûner, vous prendrez une forte cuillerée de baume de Calabre, dans un demi-verre à bouche de tisanne, composée d'une demi-poignée de petite sauge, gros et long comme l'*index*, de la racine de petite aristoloche, un gros et demi de sel polychreste de seignette. Vous ferez bouillir dans trois verres d'eau, pendant vingt-deux minutes, ayant soin de couper, avant de faire bouillir, l'aristoloche par rouelles très minces, et passer la tisanne à travers un linge avant de la prendre.

» Vous prendrez une seconde cuillerée du même baume dans une même quantité de tisanne, deux heures après le déjeûner ; une troisième à semblable dose, avant de vous coucher. Le troisième jour au soir, de la tisanne (1).

____

(1) Cette phrase me paraît bien absurde.

» Vous appliquerez sur le creux de l'estomac un morceau de drap écarlate, que vous prendrez de la largeur de la main, que vous couvrirez de l'épaisseur d'un petit sou, de thériaque, et la saupoudrerez d'une pincée de roses sèches en poudre, et laisserez cette application jour et nuit, et ne l'ôterez que lorsqu'elle sera sèche, et en remettrez de suite une autre jusqu'au nombre de cinq. — C'est tout? — Oui, c'est tout. — Voulez-vous voir monsieur? — Oui. — Fixez le jour. — Le deux octobre. — Je vous verrai avant que les cinq applications ne soient faites. »

Telle est la consultation dont je donne une copie très exacte; telle est la triste rapsodie d'un clairvoyant qui, sans avoir le sens commun, ne laissait pas néanmoins de passer pour un oracle.

Cette faculté de reconnaître les maladies serait donc un don de la nature, un don du ciel ou du Saint-Esprit, si l'on veut (1). En admettant la communication sympathique des symptômes et des causes morbifiques, la science infuse ne doit

____

(1) « Autrefois, dit Primerose, les apôtres et les premiers chrétiens opéraient des guérisons par le seul attouchement, à la plus grande gloire de Dieu, et pour la propagation de la foi chrétienne; mais à présent Dieu ne permet pas qu'il se fasse témérairement des miracles au gré de tout le monde. » (Des erreurs vulg. de la méd. l. 4, ch. 52.)

plus être regardée comme un problème. Ainsi, il suffit qu'un malade soit mis en rapport, c'est-à-dire en contact médiat ou immédiat avec un somnambule, pour que celui-ci acquière le don de prophétie. Un pareil prodige démontre évidemment, dit-on, que le tact est le plus noble et le premier des sens. Ce qu'il y a de plus extraordinaire, c'est que le contact immédiat n'est pas indispensable pour établir la communication sympathique dont je viens de parler ; un rapport médiat suffit pour cela : mais j'aurai occasion de toucher cet article, et je reprends le fil de mon discours : *ad propositum redeo*.

Je disais donc que ce que l'on désigne sous le nom de fluide ou élément magnétique animal, ne pouvait être qu'un agent chimérique et supposé : or, conformément à ce principe, il n'existe point de magnétisme animal à proprement parler : ce terme est réellement controuvé ; il est on ne peut plus mal imaginé. L'aimant est une substance minérale, une espèce de pierre qui n'exerce aucune action sur l'organisme. Une pareille dénomination ne convient donc nullement à l'objet dont nous nous occupons : pour le désigner, pour en donner une idée juste, il faut nécessairement recourir à d'autres expressions. En effet, ce que l'on nomme magnétisme animal n'est au-

tre chose que l'art de faire mouvoir les ressorts
de l'imagination , de la sensibilité, et en général
de la force nerveuse (1), pour en tirer parti
comme moyen curatif dans certaines circonstances (2). Il est certain que si les passions exercent
quelque empire sur le corps humain, il se ren-
contrera des cas où ce moyen pourra être rangé
dans la catégorie des remèdes. Mais quelle est la
puissance capable de mettre en jeu l'imagination?
Hic labor, hoc opus. Faudra-t-il recourir à un

---

(1) On sait que de la sensibilité physique émanent les idées
et autres opérations cérébrales. Les psychologistes, et en général les métaphysiciens les plus célèbres sont assez d'accord
sur ce point de doctrine, qui, je crois, ne doit souffrir aucune
espèce de difficulté. « Les impressions reçues par les parties sensibles, dit le profond Cabanis, sont également la
source de toutes les idées et de tous les mouvemens vitaux. »
Quant à M. de Lausanne, il dit que le magnétisme animal
est l'action de l'intelligence sur les forces conservatrices de
la vie : or, *qui potest capere capiat.* « Magnétiser, poursuit
l'auteur, c'est porter sa pensée sur une personne malade,
avec la volonté constante de la soulager. »

(2) « On applique le magnétisme animal à toutes les maladies : il augmente, dit-on, la vertu des médicamens : il
excite des crises salutaires que l'on maîtrise à sa volonté. Par
le magnétisme, on connaît l'état de santé de chaque individu; on possède la pathologie de tous les maux. » La nature,
selon Mesmer, offre dans le magnétisme animal un moyen
universel de guérir et de préserver les hommes. (*Mémoires
de la découverte du magnétisme animal.*)

fluide particulier pour cela? faudra-t-il admettre un corps fantastique, et par conséquent totalement étranger aux résultats qu'on lui attribue gratuitement? non assurément. Ici la volonté est également digne de risée. Dès l'année 1788, le docteur Rahn, chanoine du Zurich, dont j'ai déjà parlé, avait démontré dans un opuscule, que la sympathie modifiée différemment par l'imagination et par l'organisation, était le principe des phénomènes que présente ce prétendu moyen thérapeutique.

Les principaux *stimulus* propres à mettre en mouvement les ressorts de l'imagination, à produire quelque exaltation nerveuse, sont la persuasion, un certain air de prépondérance, l'imitation, les gestes, la voix, la musique, les regards fixes et prolongés (1), les attouchemens, l'attention arrêtée sur un objet (2). « L'attention

---

(1) Les regards que les magnétiseurs lancent sur leurs malades, sont imposans et même impérieux. On peut les considérer comme une puissance attractive, comme un charme invincible, à l'influence duquel le patient ne peut guère se soustraire. Le somnambuliste est un vrai boiciningua dont la gueule béante engloutit impitoyablement le pauvre petit animal sur lequel il a fixé ses yeux étincelans.

Carmina vel cœlo possunt deducere lunam.

(2) *Imaginatio eò majorem producit effectum quò major eam concomitatur attentio.*

fixée sur un objet, dit l'auteur de l'Étude de l'esprit humain, distrait tellement des autres, lorsqu'elle est portée à un certain degré, qu'elle produit une sorte d'insensibilité. » Je reviendrai sur ces particularités en parlant du somnambulisme.

Aux moyens ci-dessus mentionnés, propres à donner le branle aux ressorts de l'imagination, nous devons ajouter l'idiosyncrasie du sujet; la grande mobilité et l'extrême susceptibilité des nerfs, etc. Chez les personnes excitables, les maniemens exercés sur le bas-ventre peuvent produire des crises d'autant plus fortes, que les régions abdominales correspondent à divers plexus, au moyen desquels les viscères où ils se distribuent jouissent d'un degré de sensibilité considérable. Ainsi, les impressions reçues dans ces centres nerveux, peuvent donner lieu à des irradiations sympathiques, et ébranler conséquemment toute la frêle machine, en se transmettant d'un organe à un autre.

Il est certain que les nerfs et le cerveau sont les ministres des sympathies; mais rien ne joue peut-être un rôle plus important dans l'économie animale, que le *consensus* du nerf grand sympathique et du centre épigastrique, dont Van-Helmont avait fort bien reconnu la grande susceptibilité, quand il y a placé le siége de

7

l'âme. L'influence des sympathies sur l'organisme étant peu connue (1) et immense, il peut en résulter des phénomènes physiologiques et pathologiques étonnans. La communication de l'épigastre avec toutes les parties du corps doit donner lieu à beaucoup de réflexions. Chaque organe est susceptible de relations sympathiques.

Si l'on voulait soustraire le magnétisme à l'empire des jongleries et des pasquinades, ce qui n'est pas très facile, il faudrait non-seulement lui faire changer de nom, mais encore l'affranchir d'une foule de préjugés, et bannir de son domaine toute espèce de mystagogie, tout genre d'appareil merveilleux et surnaturel. Le magnétisme ainsi épuré, ne formerait plus qu'un point de doctrine ayant pour base l'instinct, la sympathie, la force médicatrice qui en dérive, le pouvoir de l'imagination, en un

---

(1) « Nous ignorons encore la nature des sympathies, dit M. Richerand ; nous ne savons pas pourquoi l'irritation d'une partie peut se déterminer vers un organe fort éloigné. » Il y a, selon Bichat, comme tout le monde le sait, des sympathies de sensibilité et de contractilité animales, de sensibilité et de contractilité organiques. Barthez, M. Broussais et quelques autres célèbres médecins considèrent l'étude des sympathies comme un des principaux objets de la science médicale. Quelques auteurs ont donné le nom de synergies aux sympathies physiologiques.

mot, le mécanisme de la puissance nerveuse.
Voilà les principaux pivots sur lesquels roule
toute la sorcellerie magnético-somnambulique.
Mais, par malheur, il est difficile d'exciter la
force sensitive sans recourir au pouvoir de l'illusion (1). Le docteur Deslon, qui était fortement entiché des principes mesmériens, ne laissait pas de dire à ce sujet : « Si la médecine d'i-
magination était la meilleure, pourquoi ne ferions-
rions-nous pas la médecine d'imagination ? »

SECTION CINQUIÈME.

*De l'imagination et de quelques autres facultés
mentales.*

Mais qu'est-ce donc que l'imagination dont
on ne cesse de parler ? « Ce mot, dit Dumarsais, est un terme abstrait et métaphysique, qui
ne marque aucun objet réel existant hors de
notre esprit. » Ce mot, comme beaucoup d'autres,
a donc été inventé par imitation, pour expri-

---

(1) Comme le magnétisme, malgré les avantages précités, serait toujours cimenté sur une espèce de charlatanisme, on ne pourrait guère le pratiquer sans porter atteinte
à la dignité de la science médicale.

mer avec plus de facilité et de précision certaines propriétés instinctives et intellectuelles.
Ainsi la propriété de l'entendement, en vertu
de laquelle il reçoit la représentation des images, constitue l'imagination (1). Il est évident,
d'après cela, que cette faculté est inhérente
à l'animalité, qu'elle précède la raison, et
qu'elle naît avec les enfans, tandis que celle-ci,
qui est subordonnée au mode de notre organisation, ne se développe qu'avec le temps,
et croît avec le corps. Au surplus, voyons un
peu comment quelques philosophes et certains
psychologistes ont envisagé cet objet. Or, il est
bon de savoir que plusieurs métaphysiciens ont
considéré cet acte de l'esprit comme une faculté
au moyen de laquelle on conserve les souvenirs
sous forme de tableaux.

Les stoïciens admettaient deux espèces d'imagination ; une compréhensible, et l'autre incompréhensible. La première, à laquelle on rapporte
la connaissance des choses, est produite par
un objet existant, dont l'image s'imprime suivant
ce qu'il est réellement. La deuxième ne naît
pas d'un objet existant, ou s'il existe, l'âme n'en

____

(1) Ce mot signifie aussi la faculté d'inventer ; il a
d'ailleurs encore plusieurs autres acceptions.

reçoit pas une impression conforme à ce qu'il est effectivement.

L'imagination est, d'après Hobbes, une conception qui reste, et qui s'affaiblit insensiblement à la suite d'un acte des sens (1). Selon Sennert, cette faculté, la mémoire et la raison sont trois qualités inséparables. *Nulla ratio* (dit ce savant) *evidens urgere videtur cur memoria à phantasiâ, et per consequens etiam à ratiocinatione secludenda sit.* (*De sensib. int., lib.* 1, *cap.* 13.)

Verdier fait consister la faculté imaginative dans l'action des objets extérieurs, transmettant au centre ovale de Vieussens leurs propres images. Mais malheureusement le centre ovale effarouche certains esprits modernes, qui regardent cette portion cérébrale comme un objet purement fantastique.

Voltaire a admis, avec d'autres philosophes, deux sortes d'imagination ; une active et l'autre passive. Or, suivant ce système, la dernière, qui ne diffère pas beaucoup de la mémoire, est indépendante de la réflexion : elle est soumise à l'empire des facultés instinctives ; elle

---

(1) Pour bien saisir l'esprit de cette définition, il faut recourir à l'ouvrage où elle se trouve. Hobbes expose à ce sujet des développemens qui ne laissent rien à désirer. (Voyez le Traité de la nature humaine , chapitre 3.)

est commune aux hommes et aux animaux.
Quant à l'imagination active, comme elle suppose la réflexion et la combinaison réunies à
la mémoire, elle ne diffère guère du génie,
ce qui rend cette distinction inutile ou du moins
peu importante.

« L'imagination, qui dérive du mot latin
imago, consiste, dit Helvétius, dans une combinaison, un assemblage nouveau d'images, et
un rapport de convenances aperçues entre ces
images et le sentiment qu'on veut exciter. »
Dans ce cas, comme l'observe un auteur moderne, l'imagination n'est plus une faculté simple,
comme quand elle ne conserve que des images
simples ; mais elle combine ces images, et, à l'aide
de quelques autres facultés, elle constitue une
des opérations mentales les plus importantes.

« L'âme peut reproduire les idées des objets
sensibles absens, et en avoir les perceptions :
c'est cette faculté, dit Saverien, qu'on nomme
imagination, et l'on appelle image l'idée produite par l'imagination. »

Selon de la Mettrie, l'imagination est une
perception d'une idée produite par des causes
internes, et semblable à quelqu'une des idées
que les causes externes avaient coutume de faire
naître. « Elle est vraie ou fausse, dit le méde-

cin philosophe; elle est faible ou forte. Dans la première, les objets se présentent avec une condition naturelle, au lieu que si elle est fausse, on les voit autrement qu'ils ne sont réellement. » Quant à la faiblesse ou à la force de cette faculté, il est évident que ces modifications sont subordonnées aux différens degrés de mobilité, d'impression et d'affection. Je pense, avec Cabanis, que les organes de la génération sont ceux sur lesquels l'imagination exerce le plus grand empire. Les exemples de cette influence sont nombreux et frappans.

La mémoire et l'imagination, suivant Bonnet, ne constituent que la même fonction envisagée sous divers points de vue; et selon Condillac, cette dernière n'est autre chose que la faculté par laquelle on réunit en un seul objet les diverses qualités que l'on a distinguées séparément dans plusieurs, comme quand un poète se forme l'idée d'un personnage qui n'a jamais existé.

Le vrai caractère de la faculté imaginative, dit Pierre Prevost, consiste dans la manière dont agit le principe de liaison. On pourrait dire ici avec un philosophe péripatéticien : *Scire oportet imaginationem esse facultatem susceptricem sensilium formarum per medium sensum.*

Quoi qu'il en soit, cette opération mentale

me paraît exiger des détails d'autant plus cir-
constanciés, qu'elle forme une des principales
bases sur lesquelles est construite la doctrine
du magnétisme animal. J'ai donc cru devoir
me livrer encore à quelques recherches sur cette
matière.

La faculté par laquelle se renouvelle une perception, avec la persuasion que l'objet original est
présent, quoiqu'il ne le soit pas réellement,
constitue l'imagination, qui semble toujours dépendre de causes internes, c'est-à-dire de puissances dont l'action s'exerce sur le cerveau. Tel
est le sentiment de Cullen. Il est cependant bon
d'observer que si les psychologistes ont quelquefois varié de sentiment relativement au mot imagination, cette opposition ou différence de langage, ne doit être attribuée en grande partie qu'à
la difficulté de concevoir isolément les diverses
facultés intellectuelles, qui toutes affectent entre
elles une union intime. Les métaphysiciens alle-
mands sont généralement disposés à envisager ce
mot sous des rapports fort étendus, tandis qu'ils
restreignent singulièrement l'acception du terme
mémoire, que Wolf et Bilfinger soumettent à l'i-
magination. Reid ne regarde celle-ci que comme
une espèce de conception ; il ne la fait consister
que dans la faculté d'avoir présentes à l'esprit

les idées des objets visuels. « Du reste, dit l'auteur de l'Etude de l'esprit humain, la nécessité du langage force souvent Reid de sortir de cette enceinte, et de prendre le mot imagination dans une acception plus étendue. »

Dugald Stewart, qui rapporte la faculté de concevoir aux objets de la sensation, démontre que la puissance imaginative réside non-seulement dans la conception et l'association, mais encore dans la faculté d'abstraction, et dans plusieurs autres qui, au premier aspect, sembleraient dépendre d'un ordre différent. Cette dernière idée fortement saisie par Fergusson, lui fournit le moyen d'établir une définition de l'imagination, qu'il distingue toutefois de l'acte d'abstraire, sans la séparer de la conception. Ce célèbre Écossais la fait consister à se retracer les objets comme présens et revêtus de toutes les qualités et circonstances réelles ou factices. Dumas la regarde comme un acte de l'esprit, qui se crée lui-même des perceptions semblables à celles que les objets extérieurs y avaient précédemment occasionnées.

Ce qu'il y a de certain, c'est que l'imagination, qui est une puissance cérébrale, en vertu de laquelle se renouvelle une perception sans la présence de l'objet qui l'a produite, malgré qu'on le croie présent (1), doit être considérée comme une propriété composée de plusieurs autres : elle doit conséquemment se présenter sous diverses formes, selon que les facultés qui la constituent sont modifiées soit par l'habitude, soit par d'autres circonstances.

La force de l'imagination est d'autant plus grande que les impressions externes sont plus faibles. Ainsi, il est facile de voir, conformément à ce principe, pourquoi la faculté dont il s'agit exerce un pouvoir plus absolu pendant le sommeil que durant la veille. Dans ce dernier état, il est évident que les impressions externes, en modifiant les opérations cérébrales proprement dites, les débilitent nécessairement ; au lieu que durant le sommeil, tout est concentré dans l'intérieur, dans le foyer de réaction : les impressions internes y prédominent, et le règne des idées illusoires n'est troublé par aucun objet de distraction. *Eò quoque imaginatio vividior, quò rebus aliis minùs distrahitur homo ; hoc fit in*

____

(1) Lorsque, par exemple, l'image d'un objet se présente au cerveau sans que des rayons lumineux soient déterminés vers la rétine par quelque corps extérieur, cette opération encéphalique, que l'on peut qualifier d'hallucination, n'est que le résultat de l'imagination. Ce que je dis d'un sens peut s'appliquer aux autres.

somnambulo, qui aliis sensibus sopitis, nullis aliis rebus affectus, unicè in suum objectum omnem attentionem dirigit.

L'imagination, qui crée, anéantit et transgresse les lois de la nature, est plus ou moins vive, plus ou moins impétueuse : elle exerce un grand empire sur l'économie animale. La sensibilité est intimement liée à cette opération de l'esprit, qui s'exalte avec plus ou moins de force , selon le degré d'excitabilité de l'organisme en général , et du centre de la réaction en particulier. L'idiosyncrase , le tempérament , le sexe, l'âge, le climat, les désordres de l'estomac et du système utérin peuvent avoir une grande influence sur l'imagination , et cette vertu cérébrale doit son plus ou moins grand degré d'énergie à une sensibilité plus ou moins exquise (1). Ainsi il y a des êtres si apathiques , si peu sensibles à la présence des objets , que quand ils les ont perdus de vue , ils sont incapables de se les représenter, ou que s'ils se les retracent, l'image qui s'offre à leur esprit n'est qu'une ombre fugitive, disposée à disparaître au plus léger souffle. Ils peuvent

____

(1) Tout le monde sait que les impressions s'émoussent avec l'âge, et que l'imagination s'affaiblit à mesure qu'on approche de la vieillesse; mais ce vice est compensé par la perfection du jugement.

dire avec un ancien philosophe : *Sensu nec futura, nec præterita, cognoscimus, sed modò præsentia.*

Pour peu que l'on médite sur l'essence de la faculté dont je parle, on reconnaîtra sans peine qu'elle peut être la source d'une infinité de désordres intellectuels et autres, si, par une éducation soignée, on n'a pas soin de lui imposer un frein convenable. *Fortis imaginatio generat casum.* La lecture de certains ouvrages, par exemple, peut, en exaltant l'imagination des jeunes gens, avoir des suites fâcheuses. « L'esprit en s'habituant à des peintures exagérées, dit un auteur moderne, est moins affecté des maux réels qui se présentent dans le cours de la vie humaine, parce que la sensibilité s'émousse, ou qu'elle contracte un degré d'intensité condamnable. » Si cette sensibilité pourtant se maintenait dans des bornes raisonnables, il pourrait en résulter certains avantages. « Mais l'habitude de se repaître de fictions, dit M. Prevost, contribue à augmenter le dégoût qu'inspire l'apanage ordinaire de la misère et de la douleur. »

C'est souvent aux vices de l'imagination que l'on doit attribuer les passions désordonnées, la plupart des extravagances (1), le fanatisme, l'enthousiasme, la superstition, la mélancolie, et cette pusillanimité qui nous fait redouter la mort, qui nous inspire la crainte des revenans, des farfadets, des lycanthropes, des sorciers, du sabbat et des fantômes de toute espèce. « Ce qu'il y a de plus singulier dans la force de l'imagination, dit Malebranche, qui toutefois n'était pas lui-même exempt d'erreurs, c'est la crainte déréglée de l'apparition des esprits; c'est la peur des sortiléges, des charmes, et généralement de tout ce que l'on croit dépendre du pouvoir des démons. » L'imagination est la source de la plupart des prodiges que l'on attribue à la sympathie. Les émotions involontaires que nous éprouvons à la vue d'un objet qui nous rappelle certains souvenirs, prouvent cette vérité. En un mot, cette faculté exerce un empire étonnant non-seulement sur nos pensées, mais encore sur nos actions.

Les impressions qu'une éducation vicieuse peut faire sur l'imagination pendant l'enfance, affectent souvent un caractère indélébile, contre

---

(1) « C'est pourtant, dit Gueudeville, une grande folle que cette forgeronne d'extravagances, nommée *imagination*. Disons même hardiment qu'elle gâte le raisonnable; elle l'absorbe; elle le réduit presque à rien. »

lequel échouent les réflexions les plus judicieuses, les raisonnemens les plus sensés. Ainsi, j'ai appris de source certaine qu'un auteur moderne (1), recommandable par ses connaissances en littérarature, distingué et connu on ne peut plus avantageusement dans le monde littéraire, n'aurait jamais osé passer pendant la nuit sur un cimetière, malgré sa conviction de l'absurdité des contes de revenans et autres de ce genre. Or, on conçoit aisément combien la force du préjugé est au-dessus du pouvoir de la raison. Il serait bien à désirer que la vertu imaginative fût toujours soumise à la solidité du jugement.

C'est donc à une imagination mal dirigée que l'on doit rapporter les illusions, l'aveugle crédulité, et ce penchant flatteur qui nous fait croire aux apparitions ; c'est, dis-je, aux écarts de cette faculté que l'on doit attribuer cette simplicité dont savent tirer un si bon parti les charlatans de toute espèce ; c'est aux aberrations de l'imagination qu'est due cette foi du charbonnier, dont les magnétistes et autres savent si bien tirer avantage pour faire bouillir la marmite. « Il est vraisemblable, dit le sentencieux Montaigne, que le principal crédit des visions,

---

(1) Jean-Pierre Claris de Florian.

des enchantemens et tels effets extraordinaires, vienne de la puissance de l'imagination agissant principalement contre les âmes du vulgaire plus molles. »

Les Arabes ont tellement exalté l'énergie de la faculté imaginative, qu'ils l'ont regardée comme la source des miracles, des phénomènes dont ils ne pouvaient deviner la cause. La force de l'imagination peut donc entraîner les hommes, mais surtout les femmes, à toutes sortes de lubies et d'illusions. Je pense que c'est une des fonctions mentales qui jouent le plus grand rôle dans l'économie animale, et que son domaine embrasse une grande partie des phénomènes qui causent notre admiration.

On doit rapporter au despotisme de cette faculté les impressions fâcheuses que font sur nous certains objets. Ainsi, les choses qui nous déplaisent, soit par leur aspect, soit à raison de l'odeur qu'elles exhalent, peuvent produire sur l'estomac une action assez forte pour exciter le vomissement : elles peuvent, en attaquant le système de la sensibilité, donner lieu à diverses affections nerveuses, à des défaillances, à des spasmes, etc. Ces exemples sont si connus et si fréquens, que je puis m'abstenir de toute espèce de réflexion à ce sujet. *Ex firmiori imagina-*

tione non nullos purgare, vomere, sudare, salivare posse, identidem experientia confirmat. (Frid. Hoffm. De anim. ejusque cum corp. comm.)

Le pouvoir de l'imagination dans les maladies est admirable, soit en bien, soit en mal. Or, de tous les moyens curatifs, le plus efficace est, selon moi, l'espérance. On ne peut trop l'entretenir chez les malades : rien n'est plus propre à ranimer la force médicatrice, qui sans cela devient languissante, malgré tous les efforts de l'art. J'ai vu bien peu de malades résister au désespoir dans lequel on les avait plongés directement ou indirectement. L'exaltation de l'imagination peut exciter dans la machine une perturbation assez grande, assez violente pour occasionner une prompte mort. Les faits qui viennent à l'appui de cette assertion sont trop multipliés pour avoir besoin d'être exposés : on en trouve un exemple bien frappant dans les Essais de Montaigne.

Van-Helmont prétendait s'être aperçu que les idées fantastiques et autres bizarreries de l'imagination étaient plus favorables à la culture de son esprit, que les voies communes de la raison. *Cœpi contueri quòd meus intellectus plùs proficeret per figuras, imagines et visiones phantasiæ, quàm per rationis discursus.*

Il n'est personne qui ne sache de quelles aberrations mentales, de quelle ridiculité sont susceptibles les vaporeux, les hypocondriaques, les mélancoliques, les femmes hystériques, etc. Les auteurs, tant anciens que modernes, fourmillent de traits propres à nous démontrer les caprices de l'imagination. Galien fait mention d'un personnage qui, se croyant transformé en coq, cherchait à imiter le cri de cet oiseau en l'entendant chanter : il se frappait de ses bras comme les coqs se battent de leurs ailes. Alexandre de Tralles cite l'histoire d'un particulier qui, s'imaginant avoir été décapité à cause de ses tyrannies, déplorait son triste sort, lorsque le médecin Philodote parvint à le guérir en lui faisant mettre brusquement sur la tête un bonnet de plomb, afin qu'à raison du poids exercé sur cette partie, il crût l'avoir retrouvée, et que, par là, il se vît délivré de l'idée fantasque qui le tourmentait. *Philodotus medicus quemdam qui sibi caput amputatum esse, quòd tyrannus factus fuisset, putabat, casumque deplorabat, curavit imposito repentè capiti ipsius plumbeo pileo, ut gravitatem sentiens, caput se recepisse rursùs putárit, gavisusque sit plurimùm, atque ideò vanâ imaginatione liberatus.* Le même auteur assure que l'on guérit une femme mélancolique, qui pensait avoir dévoré un serpent, en la faisant vomir, et en jetant dans ce qu'elle avait rendu une petite vipère semblable à l'animal dont son esprit était préoccupé. *Jam mulierem quidam curavit melancholiâ laborantem hoc pacto : quùm putaret illa serpentem devorásse, vomitum citavit medicamento, atque in id quod rejectum fuit, parvam viperam per omnia imaginationi illius, et descriptæ à vanâ imaginatione ferè similem imposuit.* Ces faits ont été observés il y a au moins dix-huit cents ans ; ce qui prouve que dans tous les temps il y a eu des cerveaux timbrés, et qu'il y en aura toujours. J'ai vu une malade qui en vomissant poussait des cris horribles, parce qu'elle croyait rendre des couleuvres par la bouche.

Au rapport d'André Dulaurens, un gentilhomme siennois avait résolu de mourir plutôt que d'uriner, à raison de ce qu'il craignait que toute sa ville ne fût inondée.

Cabanis a connu des vaporeux qui se croyaient si légers, qu'ils avaient peur d'être enlevés par le vent. On a vu des individus qui refusaient de manger, parce qu'ils se regar-

daient comme morts (1). Quelques-uns s'imaginant avoir des jambes de verre, n'osaient
bouger de leur place, par une raison toute
simple. J'ai vu un original qui était persuadé
que tout ce qui se présentait devant ses yeux
lui appartenait, sans pourtant avoir assez de
front pour s'approprier les objets qu'il désignait.
On a rencontré dans tous les temps des hommes
qui se qualifiaient rois, empereurs, papes, etc.
J'ai connu un homme, dont à la vérité l'esprit
était aliéné depuis long-temps, qui, ayant rêvé
qu'il était médecin, cherchait à s'introduire partout pour conseiller des remèdes. Au reste, ces
sortes d'illusions sont si connues, qu'il est inutile
de m'y arrêter plus long-temps. Si on veut en
savoir davantage relativement à la force de l'i-
magination, on peut consulter le Dictionnaire
des sciences médicales ; la matière y est fort bien
traitée.

Nous savons qu'il paraît quelquefois chez les
nouveau-nés des taches dont on place le germe
dans l'imagination de la mère ; nous savons également que certaines femmes manifestent pendant
leur grossesse des fantaisies qui supposent ordinairement plus de malice que de réalité : or, je

______

(1) *Act. physico-med. nat. cur.*, etc., *t.* 3, *observ.* 32.

ne dirai rien de ces bizarreries, pour ne pas entamer des discussions aussi longues que fastidieuses et superflues : je me bornerai à observer que les taches de naissance doivent être rangées parmi les jeux de la nature, et qu'elles ne sont nullement le résultat de l'imagination ; que si les caprices des femmes sont plus multipliés pendant la gestation qu'en tout autre temps, il est facile d'en deviner la raison. Il est aisé de voir que de pareils mouvemens, dont on est souvent la dupe, ne doivent pas être attribués à une réaction sympathique. *Mulier multò quàm vir promptior est ad astucias et malignitatem.* (*Democrit.*)

Je termine ce qui regarde l'imagination par observer que si l'exaltation de cette faculté enfante des prodiges en poésie, en peinture et en musique, elle peut devenir la source des plus grandes impertinences dans l'art de guérir, comme le prouvent les fantasques écrits de Paracelse, de Van-Helmont, de Mesmer et autres cerveaux hétéroclites qui ont eu l'ambition de devenir chefs de secte.

Les plus légères notions physiologico-psychologiques nous instruisent des rapports de l'organisation physique de l'homme avec ses facultés intellectuelles. Ainsi, soit que l'on ne reconnaisse

qu'un seul principe dans ce qui constitue le physique et le moral, soit que l'on en admette
deux, il y a nécessairement un mode d'action
et de réaction réciproque, et cette marche établie entre le physique et le moral, est appuyée
sur des faits que l'on ne peut révoquer en doute.
Les sens jouent donc évidemment un rôle bien
important dans le système animal. Lucrèce était
vivement pénétré de la dignité de ces organes
quand il a dit :

Invenies primis ab sensibus esse creatam
Notitiam veri, neque sensus posse refelli :
Nam majore fide debet reperier illud,
Sponte suâ veris quod possit vincere falsa.
Quid majore fide porrò, quàm sensus, haberi
Debet? an ab sensu falso ratio orta valebit
Dicere eos contra, quæ tota ab sensibus orta est?
Qui nisi sint veri, ratio quoque falsa fit omnis.
De rer. nat., lib. 4.

Voici de quelle manière Leblanc de Guillet
a traduit ce passage ; il a dit tant bien que
mal :

Et toi que par ma voix instruit la vérité,
Apprends que c'est des sens, d'eux seuls qu'elle peut naître ;
Qu'en eux seuls et par eux tu peux la reconnaître,
Et qu'enfin ton esprit ne peut les réfuter.
Comment le pourrait-il ? peut-il jamais douter
De ces organes sûrs qui, par leur énergie,
Du faux par le vrai seul, confondent la magie ?

« Ma raison, par eux-même, apprenant leurs défauts,
S'élève.... » Ta raison dont ils sont les flambeaux,
Qui leur doit tout son être, et, sans jour, sans système,
S'ils peuvent l'égarer n'est qu'erreur elle-même.

Au moyen des sens, il s'exerce dans l'économie animale, à diverses époques de la vie, des mouvemens, tant naturels que factices, plus ou moins énergiques (1), et désignés sous le nom de passions. Or, de l'influence des mouvemens sur la machine, il résulte des phénomènes aussi variés qu'admirables. Les passions, qui, selon leur nature, sont alimentées par des sensations agréables ou désagréables, qui, conformément aux idées reçues, appartiennent au domaine des facultés, tant instinctives qu'intellectuelles, et

---

(1) « Tout est en mouvement dans la nature, dit Cabanis, tout est décomposition et recomposition, destruction et reproduction perpétuelles. » Les corps se décomposent, il est vrai ; mais ils ne peuvent être détruits. « Il n'y a, dit Leibnitz, ni mort ni génération dans la nature. »

De nihilo nihil, in nihilum nil posse reverti.

La reproductibilité des êtres est subordonnée à leur décomposition, sans laquelle l'harmonie de l'univers ne pourrait se maintenir. La terre doit sa fécondité à la désorganisation des animaux et des végétaux ; et ce qui se passe journellement sous nos yeux est bien suffisant pour nous faire juger analogiquement des phénomènes que la nature opère dans l'immensité.

qui sous certains rapports, sont, quoi qu'en dise Helvétius, soumises à l'influence de l'organisation, et conséquemment subordonnées à la disposition de chaque individu ; les passions qui, suivant Locke, ont pour base le bien et le mal, et qui enfin roulent sur le plaisir et la douleur, peuvent être respectivement, au physique ainsi qu'au moral, la source d'un grand nombre de désordres : elles peuvent troubler l'ordre et l'équilibre qui existent entre nos organes ; elles peuvent aussi rétablir la régularité des fonctions lésées, et ranimer par ce moyen l'action du principe vital. *Quanquam igitur in moderatis animi motibus qui ratione diriguntur sua inest eximia utilitas, haud minùs physica quàm moralis; magnoperè tamen vitæ ac sanitati nocere etiam possunt valdè violenti.* (*Gaub.*) C'est-à-dire : « Malgré donc que les mouvemens modérés et dirigés par la raison, aient leur très grand avantage, tant physique que moral, ceux qui sont trop violens peuvent néanmoins être fort nuisibles à la vie et à la santé. »

Ainsi, il est reconnu que la colère imprime un excès de vigueur au système musculaire, et qu'en excitant du trouble dans l'appareil circulatoire, elle provoque des déterminations vers le cœur et le cerveau, d'où peuvent résulter des syncopes, des anévrismes, l'apoplexie, la frénésie, une fièvre inflammatoire, des désordres dans les principaux organes de la digestion, etc. Mais aussi cette réaction est souvent suivie d'un *collapsus*, d'un état de langueur, et même de pusillanimité. « Lorsque la colère est portée à l'excès, dit l'auteur de la Médecine de l'esprit, elle déshonore un homme sage, qui veut toujours entendre la voix de la justice et de la vertu. »

> *Pertinet ad faciem rabidos compescere mores.*
> *Candida pax homines; trux decet ira feras.*
> *Ora tument irâ, nigrescunt sanguine venæ,*
> *Lumina Gorgoneo sævius igne micant* (1).
>
> OVID. *De art. amand.*, *lib.* 3.

Au nombre des passions excitantes, on doit mettre l'espérance, l'amour, la joie. Celle-ci étant modérée, augmente la force de la circulation, et la vigueur des sécrétions. Si néanmoins elle est excessive, elle peut produire sur l'économie des effets débilitans, l'abattement des

---

(1) Les vers suivans sont une faible version de ce passage d'Ovide.

> L'Homme est fait pour la paix, et la paix doit lui plaire;
> C'est aux ours que convient la farouche colère :
> Elle fait bouillonner notre sang furieux,
> Et d'un feu menaçant étinceler nos yeux.

forces, et même la mort. La tristesse, le chagrin, la crainte, la honte, etc., doivent être rangés parmi les agens qui débilitent : ces passions
énervent, tandis que l'hilarité corrobore.

Nùm tibi lætitiæ varios, variosque doloris
Si juvat affectus justâ explorare bilance,
Inspicies quantùm ad vires firmamque salutem
Lætitia, et tristi prosit mens libera curâ.
Aspice mœrenti quem vexat pectore bilis
Atra, ut membra rigent, facies ut lurida pallet,
Quantùm extincta oculorum acies, orbisque cavatus,
Quàm fœdum pellis flavedine tincta colorem
Induit, exsuccos marcor quantùm occupat artus!
Geoff. Ars sanit. cons.

La crainte cependant peut, étant portée à
un haut degré, devenir réellement stimulante.
Ainsi on a vu des paralysies, des rhumatismes,
des fièvres intermittentes, et autres affections
graves céder à un mouvement de frayeur. Le
fils de Crésus, si nous en croyons Hérodote,
fut guéri d'un mutisme de naissance par ce
moyen ; mais laissons parler à ce sujet le père
de l'histoire. *Quidam Persa in Cræsum sibi*
ignotum ut occisurus vadebat : id ubi filius
ejus mutus aspexit, timens patri, erupit in vo-
cem, inquiens : Homo, ne perimas Cræsum.
Atque hoc ille primùm effatus, postmodùm
per omne vitæ tempus vocalis extitit. (Clio,

lib. 1.) Voici la traduction littérale de ce passage.

« Un certain Perse s'avançait dans l'intention de tuer Crésus qu'il ne connaissait pas : son fils, qui était muet, s'en apercevant, et craignant pour les jours de son père, s'écria : Homme, ne fais pas mourir Crésus. Ce furent les premières paroles qu'il prononça, et il continua ensuite de parler durant tout le cours de sa vie. »

La peur excite tellement l'action de l'appareil circulatoire, qu'il en résulte presque toujours des palpitations instantanées, et autres mouvemens analogues. J'ai particulièrement remarqué ce phénomène dans les diverses visites que j'ai faites relativement aux conscrits : ils éprouvent tous en général, lors du tirage et au moment de la révision, une émotion plus ou moins forte; un mouvement désordonné du cœur et des artères se laisse apercevoir; le pouls devient très accéléré; on voit battre les vaisseaux artériels qui partent du tronc cœliaque, et tout annonce le plus grand désordre dans les organes de la circulation.

Quant au mécanisme de ces opérations, je n'en parlerai pas; les bornes de cet écrit ne me permettent pas d'entrer dans des détails aussi étendus (1). Or, il me suffira de dire que les nerfs sont les organes de la sensibilité (2), les principaux agens de la contractilité, de l'irritabilité, et par conséquent du mouvement; que par un entre-croisement ils partent du cerveau, de la moelle allongée et de la moelle épinière, pour se distribuer dans toutes les parties, en se divisant en branches et rameaux, se subdivisant ensuite en filets fort déliés, qui quelquefois se réunissent pour former des espèces de nœuds connus sous le nom de ganglions, ou des entrelacemens désignés par la dénomination de *plexus* : il me suffira d'exposer qu'il y a en outre un nerf nommé grand sympathique, trisplanchnique, intercostal, etc., régnant le long du cou et de l'épine, empruntant des rameaux

---

(1) La nature de la puissance vitale est inconnue, et la science des rapports des divers agens physiques avec les êtres vivans, est jusqu'à ce jour bien peu avancée : il reste donc un vaste champ à parcourir pour parvenir à des résultats certains. Les forces moléculaires, les puissances mécaniques et autres appliquées à l'économie animale, ne présentent à ce sujet que de bien faibles aperçus.

(2) On remarque dans les corps animés certains phénomènes qui portent à faire croire que le mode particulier de sensibilité dont jouissent généralement les différens tissus, leur est imprimé par les filets nerveux qui concourent à en former l'essence.

des autres nerfs , et composant divers *plexus* qui communiquent avec presque tous les organes contenus dans la poitrine , dans l'abdomen et le bassin ; il me suffira , dis-je , d'observer que les nerfs , qui paraissent être les premiers moteurs de la correspondance établie entre les différentes parties du corps , constituent le vrai principe des sensations ; que celles-ci sont soumises , quant à leur diversité , non-seulement à la nature des organes sensitifs , à leur disposition particulière , et à la manière dont ils sont affectés par les objets extérieurs , mais encore à l'âge , à la constitution , à la condition de santé ou de maladie , etc. ; que toutes les idées , en dépit de certaines opinions , s'acquièrent par les sens ; que le centre commun du sentiment , de la pensée , est le cerveau (1) ; que celui-ci étant conséquemment l'agent exclusif des fonctions intellectuelles , les impressions excitées sur les sens par les corps extérieurs , s'y transmettent et développent son énergie ; d'où résultent les perceptions , les combinaisons des sensations ou

---

(1) *Demonstravimus igitur in illis commentariis animam ratiocinatricem in cerebro habitare , per eamque partem nos ratiocinari , spiritusque animalium in ipsâ quàm plurimùm contineri , qualitatis proprietatem ex suî ipsius coctione adeptum.* (Galen., *De us. part. corp. human.*, lib. 9.)

les idées complexes, les principes d'associations ou autres opérations mentales, dont il me paraît assez inutile de faire le détail; d'où émanent, en un mot, les facultés morales, qui comme il est évident, n'ont pas d'autre origine que les facultés physiques (1), mais dont le mode d'action réciproque n'est pas facile à déterminer.

Et quoniam toto sentimus corpore inesse
Vitalem sensum, et totum esse animale videmus.
LUCRET., loco cit., lib. 3.

Observons toutefois que l'action du cerveau s'exerce sur les organes contenus dans les autres grandes cavités, et que ceux-ci à leur tour réagissent sur lui, ce qui a fait dire à Hippocrate : *Nullum meâ quidem opinione corporis est principium, sed omnes partes ex œquo et principium et finis esse videntur.* (*De locis in homine.*) C'est-à-dire : « D'après ma manière de voir, le corps humain n'a pas de commencement; mais toutes les parties qui le composent semblent être également le commencement et la fin. »

---

(1) Je me borne ici aux dogmes de la physiologie, sans prétendre toucher à ceux de la foi, que je respecte infiniment. Il serait difficile d'établir dans tous les cas une parfaite concordance entre le style médical et la langue de la doctrine théologique.

Si donc on se donne la peine de méditer un peu sur les fonctions de l'esprit, on verra facilement qu'elles appartiennent au domaine de la faculté de sentir; mais celle-ci étant inhérente à tous les êtres animés, est susceptible de nuances, de modifications et de variétés, à raison de la grande diversité constitutive des organes sensitifs qui se rencontrent dans la chaîne des êtres précités. Cette différente disposition des sens doit nécessairement donner lieu à une infinité de variations dans l'empire des facultés cérébrales, dans le domaine du centre de réaction. Ce que je dis doit non-seulement s'appliquer à la classe, à l'ordre et au genre, mais encore à l'espèce ; et si l'on voulait permettre à l'imagination de prendre tout l'essor dont elle est susceptible, on serait forcé d'appliquer analogiquement ces principes aux êtres des autres globes qui circulent dans l'immensité. Effectivement parmi les masses innombrables qui flottent dans l'espace, la terre n'est qu'un point presque imperceptible, et assurément on peut croire, d'après ce que nos yeux nous laissent apercevoir, d'après l'aspect majestueux de quelques-uns de ces mondes, que beaucoup d'entre eux l'emportent sur le nôtre par le degré de perfection. Il peut donc exister, et il existe réellement des propriétés dont nous ne pouvons nous former aucune idée juste, n'ayant jamais eu d'objet de comparaison ; il existe, dis-je, des qualités qui, si elles nous étaient connues, nous plongeraient peut-être dans le plus grand étonnement, et qui pourtant ne dépendent que d'un certain ordre, d'une certaine harmonie.

Mais il est bien difficile de pénétrer fort avant dans les sentiers tortueux de l'idéologie, si on n'a pas une parfaite connaissance de l'influence que peuvent exercer sur l'intelligence les différens âges, les sexes, les tempéramens, les maladies, l'idiosyncrasie, et la disposition de chaque individu à être plus ou moins accessible à différens motifs. Si, comme le prétendent les cranioscopes, l'homme n'est pas susceptible de perfectibilité, il faut se borner à rapporter aux temps, aux circonstances le développement et la maturité des germes de tout ce qui a été fait, de tout ce qui se fera. Tout n'est-il susceptible que de modification, et l'essence des choses serait-elle toujours la même ? L'expérience peut donner la solution de ce problème.

Cependant par quel moyen la puissance nerveuse s'exerce-t-elle ? Voilà précisément ce que nous ignorons, ce que nous ignorerons toujours, ce que néanmoins certains esprits croient savoir, en fabriquant à ce sujet des raisonnemens à perte de vue (1). Toutes les plus belles et les plus savantes théories imaginées sur cet objet, ne présentent que de vrais systèmes et des hypothèses gratuites. Ainsi, les esprits animaux, le fluide nerveux éthéré, le principe électrique ou galvanique, dont les cordons nerveux seraient les conducteurs (2), les vibrations élastiques, etc., sont des idées romanesques, plus ou moins ingénieuses, que l'on doit reléguer parmi les conceptions relatives à la génération, au mécanisme des sécrétions, etc. *Neque enim fas est naturæ arcana, quæ ipsa abdita esse voluit, divulgare.* L'homme a beau s'évertuer, il est des choses à la connaissance desquelles il ne parviendra jamais. « Un homme d'esprit, dit de la Mettrie, propose des problèmes, le sot et l'ignorant décident ; mais la difficulté reste toujours pour le

---

(1) Tous ces beaux raisonnemens ne sont que des asiles de l'ignorance humaine ; et c'est bien le cas de dire· ici avec Pancirolle : *Ignorantiâ nihil doctius et audacius ; si quidem quò quis imperitior, eò etiam plùs in rebus arduis sibi confidere et arrogare audet.*

(2) Ce que je dis des principes électrique et galvanique, ne doit être considéré ici que sous le rapport de la puissance nerveuse.

philosophe. Soumettons-nous donc à l'ignorance, et laissons murmurer notre vanité. »

« Il y a réellement des effets, dit Zimmermann, dont les causes sont si obscures, que l'esprit le plus pénétrant n'y voit rien. Cependant la multitude ignorante remarque des causes dans les choses les plus ridicules, dans des vertus sympathiques, etc., pendant que ces agens résident souvent dans l'objet même. »

SECTION SIXIÈME.

Discussion sur le somnambulisme.

Le simple exposé que je viens de faire est bien suffisant, je pense, pour démontrer combien il est facile au charlatanisme de s'arroger une certaine autorité sur les personnes douées d'une grande susceptibilité nerveuse, chez lesquelles les causes les plus légères peuvent exciter des mouvemens sensibles (1). Mais occupons-nous

(1) Le somnambulisme magnétique, l'extase, la catalepsie, l'hystérie, etc., sont des affections auxquelles des circonstances particulières peuvent imprimer un degré d'exaltation plus ou moins considérable. Ainsi, les personnes qui sont atteintes de ces névroses se prêtent facilement, s'aban-

un peu du somnambulisme : or, il est naturel ou artificiel, et c'est ce dernier qui fait le grand cheval de bataille des magnétistes. Au surplus, comme ces affections diffèrent l'une de l'autre sous bien des rapports, je crois devoir entrer dans quelque détail à ce sujet.

Le somnambulisme naturel, dont l'étymologie est facile à saisir (1), et qui présente quelques variétés ou modifications, est une hallucination en vertu de laquelle ceux qui dorment se croyant éveillés, marchent et agissent comme s'ils veillaient réellement. *Somnambulismus vel somnambulatio est ista dormientium hallucinatio, quâ vigilantium munera obeunt.* Ce rêve ne diffère des songes communs qu'en ce que les muscles des extrémités et autres, recevant, de même que dans l'état de veille, les irradiations

---

donnent même entièrement à l'illusion, lorsqu'elles voient qu'on les considère avec une certaine curiosité, avec beaucoup d'attention.

(1) Somnambulismus, somnambulatio, du latin *per somnum ambulare*, se promener pendant le sommeil. *Noctivagatio, noctisurgium, nyctobasis*, etc. C'est l'*insania somni* de Paracelse, l'*insania nocturna* de Forest, le *somnus vigilans* de Plater, le *lunaticismus* de Van-Helmont, l'*hypnobatasis* de Vogel, l'onéirodynie active de Cullen, etc.

du cerveau, deviennent, par la force de l'imagination, susceptibles de contraction, de mouvement, de locomotion. *Hypnobatasis* (dit Vogel) *est somnium in quo homo assurgit, ambulat, et diversa vigilantium opera exercet.*

En effet, dans le nombre des hypnobates, les uns, après s'être levés et habillés, sortent de leur chambre, et se promènent dans leur cour, dans leur jardin ou ailleurs; d'autres montent sur des échelles, sur des toits, sur des arbres, etc. Quelques-uns s'escriment avec vigueur; quelques autres se livrent à diverses occupations, puis retournent enfin à leur lit, sans s'éveiller spontanément. On a vu des auteurs écrire durant leur rêve de très beaux discours, et composer des morceaux de poésie bien supérieurs à ceux qu'ils avaient coutume de faire dans l'état de veille. On trouve dans plusieurs ouvrages des histoires fort curieuses concernant le somnambulisme ordinaire. Une des plus surprenantes a été publiée par Jean-Marie Pigatti, docteur en médecine : elle est consignée dans le 29.ᵉ tome de la Bibliothèque de médecine de Planque. Dans ces sortes d'état léthargique, les sens affectent une condition d'inertie évidente, et les phénomènes qui se font remarquer appartiennent à l'empire de l'imagination.

Les hypnobates n'étant affectés que par les objets dont ils sont préoccupés, deviennent insensibles aux impressions des agens qui les environnent : de là cette dextérité avec laquelle ils exécutent toutes leurs entreprises : de là cette disposition à affronter les plus grands dangers ; de là enfin cette sagacité et cette perspicacité qui les caractérisent. Malgré que pour l'ordinaire les somnambules aient les yeux fermés, ils traversent hardiment les lieux les plus obscurs, et ils ont soin d'éviter tous les obstacles qui peuvent se rencontrer sur leur passage.

Je ne pense pas, comme certains auteurs, que l'on doive rapporter à cette névrose, les rêves durant lesquels on parle et l'on s'agite dans son lit, sans le quitter. Cette particularité n'est qu'une prédisposition au somnambulisme, avec lequel elle ne doit pas être confondue. Les somniloques sont communs, tandis que les hypnobates sont assez rares.

Le somnambulisme proprement dit est réduit par les nosographes en général à deux espèces, qui sont le somnambulisme ordinaire et le somnambulisme cataleptique. Il est essentiel ou symptomatique, accidentel ou héréditaire, etc. : il peut être aussi périodique ; Lanzoni en fournit un exemple (*Ephem. nat. cur.*).

Cette névrose, que l'on peut comparer à une espèce de délire ou d'enthousiasme, constitue un point de doctrine physiologico-pathologique qu'il serait important de bien connaître, et qui est à peine débrouillé : mais ce serait sortir de mon sujet, que de m'étendre beaucoup sur le somnambulisme naturel : les ouvrages de médecine, tant anciens que modernes, en font mention, et l'on peut consulter là dessus Aristote (1), Galien (2), Henric ab Heers (3), Fabrice de Hilden (4), Horstius (5), Sennert (6), Schenckien (7), Schott (8), Majoli (9), Libav. (10), Keikermann (11), Jonston (12), Zwinger (13), Hæchsteller (14), Langius (15), Willis (16), Marcell. Donat. (17), Laurent (18), Valeriola (19), Del Rio (20), Frid. Hoffm. (21),

---

(1) *De gener animal.*
(2) *De motu muscul.*
(3) *Observ. med.*
(4) *Cent.* 2.
(5) *De noctamb.*
(6) *De caus. sympt. intern.*
(7) *Observ. med.*
(8) *Phys. cur.*
(9) *Dier. canicul.*
(10) *De noctamb.*
(11) *System. phys.*

(12) *Thaumatogr. nat.*
(13) *Dissert. pag.*
(14) *Tract. pecul.*
(15) *Tract. de noctamb.*
(16) *De anim. brut.*
(17) *Hist. anatom.*
(18) *Med. mirab.*
(19) *Observ.*
(20) *Disquis. mag.*
(21) *Dissert. de somnamb.*

Haller (1), Planque (2), Encyclop. (3), Mart. Vander–Belen (4), Guiollot (5), etc., etc.

Le somnambulisme artificiel ou magnétique est un songe provoqué par artifice, et dont les symptômes ont beaucoup d'analogie avec l'extase et la catalepsie : on l'a désigné sous le nom de sommeil lucide. Il consiste dans une espèce de folie ou d'exaltation dont j'aurai bientôt occasion de parler. Au reste, le somnambulisme magnétique ne doit pas être confondu avec l'hypnobatase ordinaire (6). Celui-là est plus particulier aux femmes qu'aux hommes, tandis que l'on observe le contraire relativement au somnambulisme naturel. Une autre différence entre ce dernier et celui qui appartient au magnétisme, c'est que l'un est dirigé, au lieu que l'autre ne l'est pas.

------

(1) *Physiolog.*

(2) Biblioth. de méd.

(3) Somnamb.

(4) *De somnamb.*

(5) Recher. sur le somnamb.

(5) Dans quelques cas pourtant, on a remarqué une assez grande ressemblance entre l'un et l'autre somnambulisme. Ainsi, on a vu, dit-on, des individus plongés dans un sommeil lucide, sortir de la maison, lire et écrire, les yeux fermés. *Somno corripiuntur profundo* (dit Metzger à ce sujet), *fiunt somnambuli, domo egrediuntur, scribunt, legunt oculis clausis.*

Dans le somnambulisme en général, la mémoire contracte un certain degré d'activité, pendant que la plupart des sens sont, comme je l'ai noté, inaccessibles aux impressions. Celui de la vue est communément suspendu, quand même les yeux resteraient ouverts. L'odorat et le goût sont émoussés ou dans un état d'aberration. Quant au tact, il jouit quelquefois d'une sensibilité assez vive. Le sens de l'ouïe présente une condition d'inertie ou plutôt d'inaction durant le somnambulisme naturel : le contraire se remarque sous certains rapports dans celui qui est artificiel, comme on peut en juger par les réponses plus ou moins directes des sujets que l'on magnétise. Il arrive cependant quelquefois aussi que les personnes qui parlent en rêvant, répondent catégoriquement aux interrogations qui leur sont faites ; ce qui prouve qu'elles entendent, et que l'ouïe n'est pas toujours insensible pendant le sommeil. Le paroxisme du somnambulisme, soit naturel, soit artificiel, étant terminé, on ne se souvient de rien, au lieu qu'après les rêves, on se rappelle souvent tout ce qui s'est passé. Ce phénomène sera facile à concevoir, si l'on fait attention que dans les fonctions cérébrales et autres, le degré de collapsus est en raison de la force de l'excitement auquel il succède.

Or, si l'excitation du cerveau est plus forte pendant le somnambulisme, que durant un simple rêve, la débilité qui aura lieu après le paroxisme, doit nécessairement être plus considérable dans le premier état que dans celui-ci. Les songes supposent un cerveau déjà exercé, à raison des images et des idées qui se présentent en foule à l'esprit ; c'est pourquoi les idiots et les enfans sont moins sujets à l'onéirodynie active, que les adultes et les personnes sensées.

On sait que le somnambulisme et la catalepsie dépendent de la classe des névroses, et que leur existence est soumise à une étiologie particulière, à des causes proégumènes ou prédisposantes plus ou moins puissantes (1). Ainsi, la pléthore

-----

(1) Je pense qu'une des principales causes du somnambulisme dépend en grande partie d'une conformation particulière du cerveau, et que cette idiosyncrasie réunie à quelques autres puissances, ne contribue pas peu à faire paroître les symptômes de cette affection. Willis dit en parlant des causes du noctambulisme. *Enim verò talis cerebri, ejusque appendicis dispositio, quæ ad noctuvagationem inclinat, tanquàm è peculiari quâdam organi conformatione dependeat, quibusdam hominibus, à nativitate propriâ existit in quibus vis indifferenter accidit, aut unquàm ab inordinatâ victûs ratione contrahitur.* (*De somnio.*) Si les constitutions prédisposées à l'onéirodynie active sont fortement préoccupées de certaines idées pendant la veille, elles ne peuvent guère man-

et tout ce qui peut déterminer le sang vers le cerveau, les tempéramens sanguins, les constitutions bilioso-nerveuses, les individus doués d'une sensibilité exquise, d'une imagination vive, excitable, les personnes nerveuses, hystériques, sujettes à rêver; les organes cérébraux susceptibles d'un degré d'excitation considérable, les méditations profondes, une prédisposition héréditaire, etc, constituent les principales qualités propres à favoriser l'hypnobatase, à susciter les phénomènes les plus extraordinaires. Ces conditions néanmoins ne suffisent pas seules pour produire cet état, cette affection onéirodynique; le concours de certaines puissances secondaires et auxiliaires est encore nécessaire.

Or, pour faire éclore le somnambulisme artificiel, il s'agit d'imprimer un certain degré d'intensité au cerveau, de concentrer l'exaltation de cet organe, et de le rendre insensible à l'impression des objets extérieurs; c'est pourquoi le somnambuliste cherche à fixer l'attention du sujet soumis à ses expériences (1), à le plonger

---

quer d'en être vivement pénétrées durant le sommeil, parce qu'alors on n'est nullement distrait par le grand nombre des autres perceptions qui se présentent à l'esprit quand on est éveillé.

(1) Rien n'est plus propre à provoquer le somnambulisme

dans la méditation ; et quand il s'est mis en rapport avec lui par un procédé convenable, il tâche de lui communiquer certaines impressions au moyen d'un mécanisme connu, dont j'aurai occasion de parler, et consistant, comme je l'ai déjà dit, tant en gesticulations qu'en maniemens, regards sérieux et concertés, passes et autres mouvemens combinés (1). Or, ces

---

chez les individus qui y sont disposés, que l'art de prolonger l'attention, et de la fixer sur les objets dont on veut remplir l'imagination, en s'efforçant de soustraire celle-ci à tout ce qui pourrait la distraire. *Causa cur somnambulus ab aliis objectis externis non afficitur, est impressio imaginationis, per attentionem vividior facta, quæ nunc fortior est quàm actio objectorum externorum, quæ nullam rationem, cum objectis circà quæ imaginatio versatur, habent.* (*Van-Helmon.*) Souvent même nous n'apercevons pas, quoique éveillés, les objets qui sont devant nous, lorsque notre esprit est absorbé dans la contemplation.

(1) Me réservant d'exposer succinctement, dans une note du programme de Metzger, les procédés du magnétisme, je me bornerai à dire ici que, selon M. Deleuze, lorsqu'on conduit les mains du sommet de la tête le long des bras jusqu'au bout des doigts, ou sur le corps jusqu'à l'extrémité des pieds, on nomme cette pratique *magnétiser à grands courans.* « Dans le cas d'obstructions et d'engorgemens, dit encore M. Deleuze, un procédé très actif est celui de *souffler chaud* sur la partie malade : c'est, dit M. de Lausanne, le plus énergique des procédés magnétiques. On met pour cela un mouchoir blanc au-dessus des habits,

causes secondaires se trouvant réunies aux puissances proégumènes, aux dispositions et conditions mentionnées, manquent rarement de produire, d'une manière plus ou moins prononcée, les effets que l'on a le droit d'en attendre. Les sens extérieurs s'engourdissent donc insensiblement, pendant qu'un sentiment vif et exquis se concentre dans l'intérieur. Les facultés instinctives acquièrent un certain développement; bref il survient ou un sommeil profond, ou une simple somnolence, et l'on voit paraître des symptômes onéirodyniques plus ou moins sensibles, plus ou moins caractérisés. Dans ce cas, la faculté intuitive interne est en action, et l'esprit rampe sous l'empire des visions, des hallucinations, des vésanies et d'une parfaite illusion (1).

---

on pose la bouche dessus, et l'on fait passer son haleine au travers. Le même moyen réussit dans les maux d'estomac produits par l'atonie. » Il serait bien à désirer que ce remède fût aussi efficace qu'il est facile et ridicule ; mais quelle pitié ! Conviendrait-il aux maladies utérines ? Cela serait fort curieux.

(1) *Multa cernunt aruspices; multa oraculis declarantur, multa vaticinationibus, multa somniis, multa portentis.*

Esse extases in homine animali, propter intensam imaginationem, extrà dubium est. (*Helmont.*)

Somnia fallaci ludunt temeraria nocte,
Et pavidas mentes falsa timere jubent.
Et vanum ventura hominum genus omnia noctis
Farre pio placant, et saliente sale.

TIB., *eleg.* 4, *lib.* 3.

« Des songes téméraires se jouent de nous durant une nuit trompeuse ; ils impriment de vaines craintes aux esprits faibles, et le pauvre genre humain croit pouvoir fléchir par des offrandes ces puissances chimériques. »

Il est bon de remarquer que les phénomènes magnétiques peuvent généralement varier et acquérir divers degrés d'intensité : je reviendrai sur cet article.

« Dans le somnambulisme magnétique, dit un des coryphées de cet art ténébreux, l'individu ne reçoit plus d'impressions que par les nerfs du système viscéral (1). Les organes qui

____

(1) Nous devons convenir que les déterminations morales ne dépendent pas toujours immédiatement des impressions reçues par les organes des sens proprement dits ; mais il est difficile de pénétrer fort avant dans ce labyrinthe, parce que l'on n'a pas des connaissances assez exactes sur les modifications dont est susceptible la sensibilité des viscères ou des organes internes. La physiologie n'est pas encore assez avancée pour nous faire connaître le principe de ces phénomènes. Les magnétistes cependant, n'ignorant de rien, tranchent hardiment sur cette question. On peut dire ici

en dépendent lui transmettent des sensations entièrement nouvelles, dont les sens extérieurs ne peuvent nous donner aucune idée : c'est ainsi, par exemple, qu'ils communiquent la connaissance de ce qui se passe dans l'intérieur du corps. Les mouvemens et les fonctions des viscères deviennent sensibles au somnambule : il reçoit à de grandes distances l'impression des objets extérieurs sur lesquels la pensée du magnétiseur le conduit, et il sait distinguer au milieu de ces objets celui qui est utile à sa guérison. » Voilà certainement de belles idées physiologico-psychologiques ; mais il n'est pas donné à tout le monde de les approfondir.

Non cuivis homini contingit adire Corinthum.

Il est certain que la sensibilité des sens intérieurs acquiert de la force aux dépens de celle des sens extérieurs. « Remarquons, dit l'illustre Cabanis, que la sensibilité se comporte à la manière d'un fluide dont la quantité totale est déterminée, et que toutes les fois qu'il se jette en plus grande abondance dans un de ses canaux, il diminue proportionnellement dans les

---

avec Epictète : *Quid est homo ? loci hospes, legis imago, calamitatis fabula, mancipium mortis, vitæ mora, quo fortuna sæpè suos ludos facit.*

autres. Cela devient sensible dans toutes les affections violentes, surtout dans les extases, où le cerveau et quelques autres organes sympathiques jouissent d'un degré extrême d'énergie et d'action, tandis que la faculté de sentir et de se mouvoir, tandis que la vie, en un mot, semble avoir abandonné entièrement tout le reste. »

Rien ne contribue plus à développer nos idées, et à augmenter l'étendue de nos connaissances, qu'une grande sensibilité : elle peut, en imprimant à nos facultés un degré de force remarquable, nous faire apercevoir certaines propriétés de la matière, que nos sens, dans leur condition naturelle, n'eussent jamais été en état de nous faire découvrir (1). On pourra donc rendre l'économie animale propre à devenir la source de phénomènes extraordinaires, en excitant vivement l'oscillation des organes du sentiment, d'où émanent toutes les idées et toutes les habitudes qui constituent notre essence morale : on pourra fasciner les yeux du vulgaire et en imposer impunément aux

---

(1) Il est indubitable et généralement reconnu que la sensibilité physique est la source de tous les phénomènes qui entrent dans les attributs de l'organe de la pensée.

ignorans par des résultats fantasmagoriques, dont l'homme éclairé ne sera pas la dupe, parce qu'il en connaîtra les causes. Ici l'on conçoit aisément que les principaux ressorts destinés à faire jouer la machine, sont les nerfs, sur l'excitabilité desquels roule une grande partie de la sorcellerie; mais j'aurai occasion d'examiner ce point de doctrine.

Ici doit trouver place la tendance que les parties de la matière ont les unes vers les autres. Cette affinité, qui est très sensible dans le système organique; ces mouvemens d'attraction et de répulsion qui constituent la sympathie et l'antipathie; ces déterminations qui appartiennent à la faculté instinctive, au domaine de la force conservatrice, sont encore des objets dignes de considération.

La sympathie morale, à laquelle on doit rapporter la faculté d'imitation, joue un rôle important dans le magnétisme animal en général, et dans le somnambulisme artificiel en particulier. Ainsi la faculté imitative, en vertu de laquelle un bon bâilleur, comme on dit vulgairement, en fait bâiller deux autres; la force imitatrice, qui dégénère facilement en habitude, est une disposition physique, faisant partie de l'organisation animale (1), et dont les jongleurs savent profiter pour faire des merveilles, pour opérer des effets propres à induire en erreur des personnes simples et crédules. Cette faculté est d'autant plus facile à saisir, que le mécanisme d'imitation tient à la sympathie morale. « Or, la sympathie morale, dit Cabanis, exerce son action par les regards, par la physionomie, par les mouvemens extérieurs, par le langage articulé, par les accens de la voix; bref par tous les signes. » Mais comme toutes ces particularités sont dans la catégorie des propriétés essentielles à la nature humaine, l'homme le plus sensé sera exposé à se traîner servilement dans la fange de l'illusion, si par la réflexion et la

---

(1) « D'un côté, dit M. Prevost, l'homme est un animal imitatif, et de l'autre, il se plaît à voir imiter. Il y a deux sortes d'imitation, l'une mécanique ou d'instinct, et l'autre réfléchie. » L'imitation instinctive est celle dont il s'agit ici. L'imitation réfléchie repose sur d'autres bases. J'ai vu des jeunes gens qui possédaient l'art d'imiter à un suprême degré : or, cette faculté mimique ne doit point être confondue avec celle qui se fait *per consensum*, en un mot, avec cette faculté imitative des enfans et des personnes nerveuses. Il est un genre d'imitation qui exige de l'étude et des dispositions particulières ; la scène nous en offre des exemples. Au reste on ne doit nullement assimiler l'art d'imiter à celui de contrefaire.

méditation, il ne sait prendre ses mesures pour éviter les piéges qui l'environnent. *Illud profectò verissimum est non semper sapientes homines videre perfectè ac judicare. Signa enim imbecillæ mentis humanæ frequenter apparere necesse est. (F. Guicciard., Hist. lib. 1.)*

« La tendance à l'imitation, qui est bien prononcée dans l'enfance, dit un auteur anonyme, pourrait continuer avec l'âge, comme chez les singes, si elle n'était remplacée par le désir d'agir conformément à la volonté. » Du reste cette disposition est bien plus grande et plus développée dans les sujets d'une constitution mobile, que chez ceux qui ont un esprit solide, un caractère inébranlable (1). Une trop forte pro-

---

(1) La faculté imitatrice ne se borne pas à l'homme, elle se rencontre également parmi les animaux en général; mais elle est plus familière à certaines espèces qu'à d'autres (témoin le singe). Le chien, par exemple, dont le système nerveux est très mobile possède cette disposition à un assez haut degré : il en est de même de l'hyène. Parmi les oiseaux, le perroquet, le corbeau, la corneille, le geai, la pie et l'étourneau sont ceux chez lesquels cette qualité présente un plus grand développement. Le perroquet contrefait d'une manière à s'y méprendre la voix de la corneille ; celle-ci de même que le corbeau, imite l'aboiement du chien, le miaulement du chat, le gloussement de la poule, le cri du canard, etc. Le geai, abstraction faite du langage humain, contrefait parfaitement le cri de la petite chevêche et de

pension à l'imitation dénote plus de pusillanimité que de grandeur d'âme (1). Cette force dégénère en habitude, et souvent nous ne pouvons nous empêcher de répéter les actes que nous avons vu exécuter, et avec lesquels nous nous sommes familiarisés. « L'aptitude à l'imitation, dit Dumas, est une loi de la nature humaine, qui devient plus absolue par l'effet de quelques modifications bizarres de la sensibilité, mais qui existe généralement chez tous les hommes, quoiqu'elle n'agisse pas toujours d'une manière aussi rigoureuse. » On pourrait peut-être dire, sans craindre d'avancer un paradoxe, que

---

plusieurs autres oiseaux. La pie est babillarde ; l'étourneau est mime et gesticulateur ; il parle, il siffle, etc.

La vertu imitative peut dégénérer en manie et en mélancolie. Le suicide, qui quelquefois a été épidémique, en est une preuve. Plusieurs désordres, tant physiques que moraux, dépendent de cette propriété : on doit dans certains cas la réprimer par une éducation physique.

(1) Je ne parle pas de cette faculté d'où dérive un noble sentiment, désigné sous le nom d'émulation. C'est par la vertu de celle-ci que le feu des grands génies s'est souvent communiqué aux personnes capables d'en recevoir les impressions. Ainsi, sans Homère, on n'eût peut-être jamais entendu parler d'Eschyle, d'Empédocle, d'Euripide, etc. Ce que je dis de la poésie peut également s'appliquer aux autres arts, aux sciences, etc.

tout dans ce bas monde n'est que routine et imitation.

Quoi qu'il en soit, l'imitation influe singulièrement sur l'éducation physique et morale
des enfans. Il est donc bien essentiel de savoir
diriger cette faculté, pour éviter les désordres
qui en résulteraient nécessairement. Or, on conçoit aisément combien le choix des maîtres est précieux en pareil cas. Les empreintes dont l'organisme est susceptible dans le bas âge, deviennent
souvent, comme je crois l'avoir dit, ineffaçables;
et les actions qui dégradent la vie humaine, de
même que celles qui l'illustrent, sont presque
toujours dues en grande partie à l'empire que
l'éducation exerce sur le caractère imitateur. Ce
que je dis du moral peut très bien s'appliquer
au physique : ainsi, nous voyons tous les jours
des vices corporels qni n'ont été produits que
par l'imitation, et que l'habitude a rendus in-
curables.

Les faits tendans à confirmer les vérités que
je viens d'exposer, sont tellement multipliés,
que je puis me dispenser d'en rapporter des
exemples. Au reste, ce que je dis au sujet de
l'imitation, prouve clairement qu'elle peut remplir un rôle important dans la pratique du magnétisme animal, et qu'elle doit être bien fa-

vorable à l'art d'endormir. Il paraîtrait même, d'après quelques observations, que le somnambulisme peut devenir contagieux par l'influence de la faculté imitatrice. Ce qu'il y a de certain, c'est que les désordres nerveux se communiquent à l'instar des contagions, et rien n'est plus ordinaire dans les hôpitaux, dans les maisons religieuses, surtout parmi les femmes : les nonnes de Loudun et les filles convulsionnaires de Saint-Médard, nous en offrent des exemples bien frappans. Il règne encore actuellement au village de Varennes, chez les jeunes personnes du sexe, une épidémie de chorée (Seclotyrbe, danse de Saint-Guy), qui s'est propagée, par imitation, d'une manière effrayante. Ayant traité quelques-unes de ces malades, j'en parlerai plus amplement dans un autre ouvrage.

On peut consulter au sujet des convulsionnaires, le Naturalisme des convulsions, etc., par Philippe Hecquet; les rapports des commissaires chargés de l'examen du mesmérisme, et surtout les ouvrages de M. de Montègre. « Il est curieux, dit ce savant, qui s'est toujours vigoureusement prononcé sur le fanatisme médical, il est curieux de voir que les magnétiseurs et les sorciers emploient exactement les mêmes

moyens extérieurs pour produire leurs fascinations. » Or, en réfléchissant sur les faits qui
sont consignés dans les écrits précités; en parcourant sans prévention les histoires de possédés et de magiciens; en jetant un coup d'œil
impartial sur les aventures de certaines femmes
extatiques, telles que la Cadière et autres dé-
votes de même farine, on ne voit rien qui
trouble réellement l'ordre de la nature, rien
qui transgresse les lois de l'organisme; mais on
découvre souvent un mélange de subtilités, de
fourberies et d'aveugle crédulité; on reconnaît,
dis-je, les misères et les folies de la vie humaine.

Il n'est aucun individu qui, soumis à l'empire de l'électricité, n'en ressente des effets plus
ou moins marqués; tandis que sur un très grand
nombre de personnes, prises au hasard, et livrées aux expériences du magnétisme, il ne s'en
trouvera que quelques-unes chez lesquelles il
se manifestera certains effets, à peine assez sensibles pour fixer l'attention de l'observateur. Or,
que conclure de là? sinon que l'électricité est
un principe aussi réel que la lumière, dont on
ne peut nier l'existence, et que le magnétisme
animal est un élément supposé, un être pu-

rement chimérique, qui ne se trouve que dans quelques cerveaux faibles ou exaltés (1).

Ce serait bien en vain que les magnétistes chercheraient à se prévaloir du *mens agitat molem* de Virgile; car quelle comparaison peut-il exister entre l'âme du monde, ou si l'on veut, entre le principe qui anime la matière, qui vivifie toutes les masses répandues dans l'immensité, et qui est réellement le sublime *mens agitans molem;* quelle comparaison peut-il y avoir, dis-je, entre l'esprit éternel qui dirige l'univers, et les risibles mouvemens d'une faible partie du tout, qui s'efforce de réagir contre une autre partie plus faible encore? C'est le cas de dire ici avec Pétrone:

Heu, heu nos miseros quàm totus homuncio nil est!

Une bonne trouvaille pour un somnambuliste est, comme l'a remarqué très judicieusement le docteur Virey, une femme vaporeuse, hystérique dans toute la force du terme, ou bien une jeune fille réunissant à une vive imagination une grande mobilité nerveuse (2). Voilà

____

(1) Heinecken et Lentin crurent remarquer que le cuivre et le zinc causent un grand excitement pendant la durée du sommeil magnétique.

(2) On voit des corps dont le genre nerveux est presque

des sujets capables de faire briller les talens de l'artiste. Ces sortes de malades, persuadées que celui-ci a la ferme volonté et par conséquent le pouvoir de les guérir, et que leur salut est entre ses mains, le considèrent comme leur sauveur, et contractent, sans s'en apercevoir, un penchant irrésistible pour ce libérateur. *Sana me, Domine, et sanabor : salvum me fac, et salvus ero, quoniam laus mea tu es.* (*Prophet. Jerem., cap.* 17, *v.* 14.) Ces femmes s'abandonnent donc à la générosité du thaumaturge, par une détermination sympathique, en s'identifiant en quelque sorte avec lui. Celui-ci saisissant cette circonstance, dresse ses batteries; et au moyen d'un appareil plus ou moins puéril, dont j'ai déjà fait mention; au moyen de quelques gesticulations mystérieuses, il commence la comédie, en cherchant à imprimer à la force nerveuse un état d'exaltation, en s'évertuant pour faire agir les ressorts de l'i-

---

continuellement dans un état d'oscillation : or, ce sont là des objets dignes d'être soumis à ces sublimes expériences qui déconcertent les esprits enfoncés dans la matière, et incapables d'approfondir les difficultés d'une métaphysique transcendante. On peut placer ici les anomalies de la sensibilité, et plusieurs autres phénomènes physiologiques, particuliers à certaines idiosyncrasies.

magination. Or, ces malades se croyant convaincues du pouvoir absolu que l'opérateur a sur elles, obéissent à tout ce qui leur est commandé. *Omnia quæ locutus est Dominus faciemus et erimus obedientes. (Exod.)*

Lorsqu'enfin l'action magnétique est complète (je parle conformément au langage consacré), la sensibilité du système cérébral se détermine vers l'appareil viscéral (1). La tête devient pésante ; les paupières se ferment, et il survient une espèce de rêve ou plutôt de radotage plus ou moins sensible, pendant lequel, néanmoins, les malades entendent ce qui se dit, si la crise n'est pas complète ; mais dans le cas contraire, elles n'entendent que leur magnétiseur, et perdent à leur réveil le souvenir de ce qui s'est passé (2). Subjuguées par des idées fantastiques et illusoires, elles voient leur maladie, et même quelquefois (tant bien que mal à la vérité) celle des autres. Leurs facultés instinctives, qui alors

---

(1) J'ai dit que l'agent intellectuel et les divers centres nerveux pouvaient exercer les uns sur les autres une influence réciproque ; mais je ne crois pas, comme le prétendent les magnétiseurs et certains physiologistes, que les sens puissent abandonner le cerveau pour se déterminer vers les organes épigastriques.

(2) Je vais bientôt revenir sur cet article.

ont acquis un degré d'énergie considérable, leur inspirent la connaissance des choses qui peuvent leur être avantageuses. Semblables à un fiévreux qui désire des boissons froides ou acidulées, pour éteindre le feu qui les consume, ces femmes prescrivent les remèdes que la puissance médicatrice leur indique. Cependant, observons que ces prophéties datent de loin; car on lit dans le Deutéronome : *Nec inveniatur in te qui ariolos sciscitetur, et observet somnia atque auguria, nec sit maleficus, nec incantator, nec qui pythones consulat, nec divinos, aut quærat à mortuis veritatem.* (*Cap.* 18, *v.* 10 et 11.) On pourrait encore très bien rapporter au somnambulisme artificiel ces paroles du prophète Jérémie.

« N'écoutez pas vos prophètes, vos devins, vos dormeurs et vos augures, parce qu'ils vous débitent des mensonges. » *Vos ergo nolite audire prophetas vestros, et divinos, et somniatores, et augures, quia mendacium prophetant vobis.* (*Cap.* 27, *v.* 9 et 10.)

SECTION SEPTIÈME.

Suite de la discussion sur le somnambulisme.

Les phénomènes attribués au sommeil magnétique, doivent donc d'autant moins nous surprendre, qu'en faisant même abstraction de la
fraude, on peut les attribuer à une disposition
particulière de l'économie animale. Ainsi les
constitutions nerveuses en général, l'hystérie et
l'hypocondrie en particulier, sont des circonstances évidemment favorables au somnambulisme (1). Il y a, comme nous l'avons dit,
des sujets dont la susceptibilité est si excessive,
que les causes les plus faibles suffisent pour
exciter en eux les plus grands désordres : or,
une lumière un peu vive, l'odeur d'une fleur,
un son désagréable, une légère surprise, etc.,
peuvent produire, chez certaines personnes, des

---

(1) « Si, dit Thouret, on réfléchit bien à ce qui caractérise, au moral comme au physique, l'état d'affection nerveuse, hypocondriaque et vaporeuse, on verra facilement
quelles facilités cet état présente aux charlatans adroits pour
en profiter. Est-il rien d'aussi facile à exalter que l'imagination de pareils malades ? »

émotions , des palpitations, un malaise général.
Le plus petit bruit nocturne, jette une femme
peureuse dans des transes mortelles.

Il est peu de maladies nerveuses qui présentent autant de nuances et de modifications
que l'affection hystérique. Ainsi, dans le nombre
des variétés de cette névrose, on remarque des
symptômes qui ont beaucoup de rapport avec
ceux qui caractérisent le somnambulisme. On
trouve relativement à cet objet plusieurs observations importantes, et la pratique m'en a fourni
quelques-unes que je pourrais rapporter ici ;
mais les limites de cet essai ne me le permettant
pas, je me restreindrai à un seul exemple qui
servira, je pense, à étayer ma proposition. Voici
le fait :

Une demoiselle âgée de 19 ans , grande, forte
et bien constituée, avait éprouvé quelques dé-
sagrémens qui, réunis à d'autres causes, déter-
minèrent une légère hémiplégie, dont les symptômes disparurent en grande partie avec le temps,
et peut-être à l'aide d'un traitement ordinaire.
Ainsi, la paralysie se dissipa ; seulement, il resta
aux extrémités inférieures un état d'acratie ou
de débilité. A cette affection primitive succéda
une espèce d'hystérie compliquée de fièvre et

autres accidens fâcheux. Or, voici ce que l'on observait.

Le paroxisme, qui arrivait tous les jours, débutait par une sorte de taciturnité, accompagnée d'un léger mouvement de la tête, et d'une céphalalgie assez intense. Bientôt il survenait des soubresauts et des mouvemens spasmodiques aux extrémités tant supérieures qu'inférieures. A ces symptômes se joignaient des angoisses, une grande agitation, avec tremblement, plaintes, suffocation et malaise inexprimable. Ces désordres ne semblaient se ralentir après quelques instans, que pour renaître avec plus de force, et continuer encore plus ou moins long-temps.

Durant l'accès, les paupières étaient closes et comme collées : le sens de l'ouïe et celui de la vue se trouvaient abolis, pendant que l'odorat et le tact conservaient une extrême susceptibilité. Les mouvemens convulsifs cessaient enfin, et pour lors le visage qui avait offert un tableau de douleurs, d'accablement et de morosité, prenait un aspect d'hilarité manifeste. Ici commençait un autre rôle, et un certain calme semblait vouloir succéder à l'orage. La malade tenait d'abord quelques propos décousus ; mais sa voix devenant tout à coup claire et distincte, elle parlait facilement et souvent avec célérité, toujours les yeux fermés. Ses idées étaient assez suivies et nullement disparates. Ses pensées, qu'elle exprimait avec un sourire agréable, et parfois malin, sardonique et moqueur, roulaient en grande partie sur les personnes qu'elle avait vues ou connues, principalement sur les hommes de l'art qui la traitaient ou qu'elle avait consultés : elle en traçait le portrait avec beaucoup de vérité, en faisant légèrement mouvoir ses pieds d'une manière expressive, quoique machinale. Elle récitait des vers avec grâce, et donnait dans ses discours satiriques, et qu'elle se plaisait quelquefois à répéter, des preuves de beaucoup d'esprit et d'une grande sagacité (1). Elle ne quittait pas la bergère sur laquelle elle était couchée horizontalement, la tête un peu élevée.

Cependant le rêve cessait après un assez long monologue; les paupières restaient toutefois encore collées, et l'ouïe était toujours inerte. La malade ne reconnaissait alors les personnes présentes que par le tact, et quoique naturellement un peu indifférente, elle témoignait à celles qui lui

---

(1) On trouve dans les ouvrages de la Mothe le Vayer des choses fort curieuses relativement aux songes et au somnambulisme. (*V. Petits Traités, lettre* 6.)

étaient chères les sentimens les plus affectueux. Elle se levait brusquement de temps en temps, et se tenait droite sur ses pieds. Les yeux, pourtant, s'ouvraient insensiblement; mais la cécité était toujours permanente. L'accès enfin cessait entièrement, et les organes reprenaient leur vigueur; mais il restait de la faiblesse, surtout aux extrémités inférieures, et la malade ne conservait aucune idée de la scène qui avait eu lieu.

Je pense que l'on peut rapporter à la paraphrosynie hystérique de Sauvages cette névrose utérine, qui, dans ses divers paroxismes, a présenté des phénomènes d'autant plus extraordinaires, que je n'y aurais peut-être pas ajouté foi, si je n'en avais été témoin. Au surplus cette observation pourra concourir à nous dévoiler le mystère de la pitoyable doctrine du magnétisme animal en général, et du somnambulisme artificiel et extatique en particulier, en nous faisant voir combien il serait facile d'exalter la sensibilité et l'imagination de certains sujets. « C'est en parlant à l'imagination par des procédés singuliers, dit Thouret; c'est en frappant cette faculté par des objets extraordinaires, que les imposteurs la captivent, et c'est surtout dans les affections nerveuses qu'ils y réussissent. » Lorsque Diogène

considérait les différentes actions humaines ;
quand on lui faisait entendre qu'il y avait des
devins et des êtres qui interprétaient les songes, il disait qu'aucun animal n'était plus in-
sensé que l'homme. *Videns Diogenes diversas
hominum actiones, ac audiens somniorum
esse interpretes et conjectores, dicebat nullum animal homine esse stultius.*

Nous savons que le somnambulisme magnétique, qui ne paraît être qu'un songe extatique,
est ordinairement accompagné d'une concentra-
tion mentale. Or, l'esprit n'étant nullement distrait par les corps ambians, acquiert, comme je
crois l'avoir dit, un degré de force qui le rend
susceptible d'une espèce de clairvoyance relative
aux moyens suggérés par la puissance conservatrice. « On a vu, dit Fabre, des convulsionnaires, des magnétisés se croire inspirés, tandis
qu'ils n'éprouvaient que de vives émotions dans
le plexus solaire rendu fort sensible, le plus souvent par l'impression continuelle d'un principe
atrabilaire. » On peut voir ce qui concerne ces
phénomènes dans la première livraison de la
Revue médicale : on y expose la théorie de l'intuition magnétique avec précision, et d'une manière assez satisfaisante. Mais passons, comme je
l'ai promis, à quelques détails sur les modi-

fications dont l'hypnobatase magnétique est susceptible.

Selon certains magnétistes, parmi lesquels doit être placé M. de Lausanne, l'état de somnambulisme artificiel admet autant de différences qu'il s'en trouve entre les individus sur lesquels on opère. Ainsi, les uns n'éprouvent que des demi-crises, les autres, des crises complètes. Les demi-crises présentent sept nuances distinctes, pendant que les crises ne se divisent qu'en quatre degrés. On peut dire ici avec l'Ecclésiaste : *Ubi multa sunt somnia, plurimæ sunt vanitates, et sermones innumeri : tu verò Deum time.*

La première nuance ne paraît guère être qu'une disposition au somnambulisme; seulement, la tête devient un peu lourde; les yeux se ferment, et le sujet, malgré qu'il soit éveillé, ne peut les ouvrir, à moins que le somnambuliste *ne lui passe légèrement les doigts dessus avec volonté.*

Dans la seconde nuance, qui passe pour un commencement de crise, le sujet a les yeux fermés; il entend ce que l'on dit, sans pouvoir y répondre. La troisième ne diffère guère de la seconde que par un léger assoupissement.

La quatrième consiste dans un profond sommeil, accompagné d'un état d'immobilité. « L'effet du magnétisme, dit M. de Lausanne, est très salutaire dans cet état; il calme les sens, et favorise singulièrement le travail de la nature. » Il est bon d'avoir un peu vieilli dans le métier : l'expérience est réellement une belle chose. *Semper tibi pendeat hamus.*

La cinquième nuance est caractérisée par un sommeil plus doux et plus léger que le précédent : on éprouve un bien-être dont on conserve le souvenir en s'éveillant.

Un sommeil pendant lequel le malade entend tout ce que l'on dit; un sommeil dont il prévoit et annonce le terme, constitue la sixième nuance, durant laquelle le corps et les paupières sont entièrement immobiles.

La septième et dernière nuance est, selon M. de Lausanne, « Une condition dans laquelle on est réduit à n'entendre que quelques personnes. L'individu commence à voir quelque chose à son mal ; il en raisonne, mais souvent avec aussi peu de certitude qu'il s'ordonne des remèdes, lorsqu'on le force de le faire. Il parle toujours de mémoire sur les moyens curatifs qu'il connaît, et il se trompe toujours sur ceux qu'il ne connaît pas. Il est dangereux de se fier à ces malades, et d'agir d'après leur conseil. »

Voilà ce qui s'appelle une sincérité louable et un bon avis. On peut très bien dire avec l'Ecclésiastique : *Multos enim errare fecerunt somnia, et exciderunt sperantes in illis.* (*Cap.* 34, *v.* 7.)

Quant aux caractères généraux des degrés de somnambulisme qui forment une crise complète, voici ce que les gens du métier ont remarqué à ce sujet.

Dans le premier degré, le magnétisé ne connaît que son mal, et les moyens thérapeutiques qui lui conviennent.

Le second degré consiste en ce que le sujet entrevoit les maux des personnes avec lesquelles on le met en rapport.

Dans le troisième, nous voyons non-seulement le mal présent, mais encore l'élément de celui qui pourrait nous atteindre, ou attaquer ceux avec lesquels nous sommes en rapport.

Quant au quatrième degré, il est caractérisé par la prévoyance et la prescience du malade, dont les prévisions s'accomplissent exactement. « Il faut, dit M. Monfalcon, en parlant des prévisions magnétiques, il faut un grand fonds de prévention ou de crédulité pour croire à des absurdités de cette force. »

Les troisième et quatrième degrés de somnambulisme sont fort rares, selon les docteurs en cette partie. Assurément cela est aisé à croire. Ce qu'il y a de plus étonnant ici, c'est que souvent un hypnobate passe d'un degré à un autre, par l'effet d'une volonté constante de son magnétiseur. *Audivi quæ dixerunt prophetæ, prophetantes in nomine meo mendacium, atque dicentes : Somniavi, somniavi. (Proph. Jerem., cap. 23, v. 25.)*

Quoi qu'il en soit, je crois devoir observer que l'onéiromancie était connue avant le mesmérisme, et conséquemment avant la découverte du somnambulisme artificiel; ainsi Büchner, G. Wolfang Wedel et plusieurs autres ont traité cette matière.

Les Égyptiens, les Chaldéens, les Grecs et les Arabes ont fourni des ouvrages relatifs à l'onéirocritique. Parmi les auteurs qui se sont occupés de cette frivolité, on peut citer Artémidore et Astrampsychus, qui, selon Suidas, avait fait un traité sur les maladies des ânes. On peut également mentionner ici Nicéphore, patriarche de Constantinople, et Achmet, auteur arabe. Majus fut le plus grand onéirocritique du quinzième siècle.

« Le plus mauvais de tous les songes, écrit Artémidore, est de voir des médecins. » *At*

verò medicos videre pessimum omnium est.
(*Oneirocr., lib.* 1, *cap.* 53.)

Martial avait déjà dit : « Andragoras se bai-
gna, soupa fort gaîment avec nous, et le lendemain on le trouva mort. Êtes-vous curieux,
Faustin, de connaître la cause d'une mort si su-
bite? Il avait vu en songe le médecin Hermo-
crate. »

Lotus nobiscum est, hilaris cœnavit; et idem
Inventus manè est mortuus Andragoras.
Tàm subitæ mortis causam, Faustine, requiris?
In somnis medicum viderat Hermocratem.
Lib. 6, *epigr.* 53.

Il est avantageux, d'après Astrampsychus,
de voler en dormant; c'est signe d'une bonne
action.

Bonum est volare, actionis probæ hoc signum est.

Si en rêve vous voyez des corbeaux, dit
Nicéphore, croyez que ce sont des diables.

Corvos intuens, dæmones esse puta.

Il paraît que les pauvres corbeaux, qui sont
des oiseaux mimiques susceptibles d'une certaine éducation, et fort amusans dans l'état de
domesticité, ont toujours été les victimes des
plus sots préjugés. Au reste, il est à présumer
qu'on n'a jamais auguré rien de bon de la cou-

leur noire, car Astrampsychus avait déjà dit relativement aux songes :

Equas nigras videre, omninò non est bonum.

Selon Achmet, quand on rêve qu'on mange du sucre, c'est signe qu'on aura de la joie et des richesses. *Si quis videat se comedere saccharum, inveniet gaudium et opes jucundas.* Mais ne nous amusons pas davantage à de pareilles bagatelles. Cependant malgré que l'interprétation des songes doive sensément être reléguée parmi les contes de fées (1), il n'en est pas moins vrai qu'on en tire quelquefois certains avantages dans le diagnostic et le pronostic des affections morbides. On peut voir ce que le médecin de Cos et celui de Pergame ont dit à ce sujet.

Revenons maintenant à l'admirable perspicacité des somnambules : *Transeamus nunc ad insomnia vatidica,* et observons que les prévisions qu'on leur attribue relativement aux maladies, avaient déjà été mentionnées, comme je viens de le dire, avant la doctrine des magnétistes. On trouve, dans l'Appendice des Éphémérides des curieux de la nature, un exemple

---

(1) *Non augurabimini, nec observabitis somnia.* (*Levit. lib.,* cap. 19, v. 26.)

remarquable d'affection hystérique chez une jeune fille qui, instruite dans l'art divinatoire des songes, connaissait par leur moyen toute la marche d'une maladie, ainsi que son traitement. *Hùc quoque pertinet J. Christophor. Bauzmanni hystericæ passionis admirandum exemplum in virgine, omnem morbi vicissitudinem, ipsamque medendi rationem variis somniorum prædictionibus edocta, in Append. ephem. nat. cur. ad ann. 1, dec 3, fasc. enarratum. (Nov. act. physic. medic. t. 13, obs. 99.)* J. Frédéric Zückert, qui a donné cette observation, en rapporte plusieurs autres concernant le même objet. Concluons pourtant que les onéiromantes sont de vrais bohémiens, et qu'ils appartiennent de droit à la classe des uromantes. *Oneirocriticæ exercitium in medici dedecus cedit, non secùs ac uromantia, quæ magnam medicorum cohortem suâ labe contaminavit.*

Si vous voulez avoir l'idée d'un habile magnétiseur, figurez-vous un personnage pensif, grave et doucereux, affectant un air d'importance, parlant avec poids et mesure (quand même il serait un peu babillard de son naturel), prenant un ton mielleux, surtout avec les femmes, leur adressant avec une voix de sirène les paroles les plus affectueuses. « Ras-

surez-vous, mon enfant, dit le thaumaturge à
sa prosélyte; ne vous troublez aucunement;
vous allez bientôt ressentir la bénigne et douce
influence du souverain principe; vous allez
vous trouver plongée dans un océan d'idées
dont les délices opèreront en vous une révolution salutaire : la santé la plus parfaite sera
l'heureux résultat des inexprimables ravisse-
mens de votre âme. Ne vous occupez que du
bonheur ineffable dont vous allez jouir. Bien,
très bien, ma chère amie! vous avez toutes les
dispositions convenables pour recevoir les bien-
faisantes émanations qui vont partir de l'extrémité de mes doigts afin de dulcifier, rafraîchir,
épurer la masse de votre sang, et les humeurs
qui en découlent. » Ici l'opérateur saisit l'heure
du berger, et, par une continuité de gesticulations singulières et plaisantes, par un appareil de componction et de mysticité, il parvient
à captiver l'esprit de son affidée, et à développer des phénomènes plus ou moins remarquables, des coups de théâtre plus ou moins
grands, selon que la sensibilité est plus ou
moins vive, plus ou moins effervescente (1).

____

(1) Ce que je dis regarde les somnambulistes du premier
ordre, car nos magnétiseurs ne sont que des subalternes
dont les actes se réduisent à de pures bagatelles.

La plupart de ces inepties appartiennent évidemment au domaine de l'illuminisme. « Un certain idiot, dit Agrippa, fut tellement illuminé par le rabin Johanam, que, nonobstant la plus profonde ignorance, il interpréta devant le peuple plusieurs mystères de la loi. » L'intelligence des langues part de la même source.

Le phénomène auquel on a donné le nom de *rapport*, consiste dans la communication que l'opérateur établit entre le somnambule et une autre personne. Or, pour remplir ce but, on magnétise cette dernière durant quelques minutes, puis on joint sa main avec celle du somnambule, qui alors, malgré son isolement et son insensibilité pour tout ce qui l'environne, entend cette personne avec laquelle on l'a mis en rapport, et lui répond. Le magnétisme est réellement un art précieux, une chose digne d'admiration!!!

Heu! nimiùm felix divam qui possidet artem
Gestibus et verbis curas morbosque fugandi!
Ars artes alias superat magnetica : possunt
Artifices digitis blandos inducere somnos,
Et timidæ tardos menses excire puellæ;
Contactuque levi extinctos reparare colores.
Prodigiosa quidem facit hæc præclara facultas;
Et nihil in terris mirabile tàm fuit unquàm.
Cæcigeni magnete vident, mutique loquuntur :

Non titubant claudi; surdas vox fertur ad aures.
Ut Deus, harmoniæ socii miracula patrant:
Pallentes revocant umbras ad lumina vitæ;
Et fluidi sacrâ virtute cadavera surgunt.
O res mira nimis! subitò stultus fit acutus,
Atque puellascunt vetulæ, sobolemque propagant.
Materiæ clausis oculis penetrantur opacæ:
Pectoris ima videt domitor, et intima noscens
Dat nobis, tanquàm medicus, præcepta salutis.
Hæc panacea potens penitùs mala pessima tollit,
Viribus atque suis domat insanabile corpus.
Intereà mimi stomachum ventremque prementes
Dulciter attrectant carnes, nervique moventur:
Sensus torpescunt; agitur comœdia tandem:
Somnus adest, et fit sensìm magnetica crisis (1).
Flet patiens, ridet, blaterat, saltatque, canitque;
Sternuit ac tussit, spuit, oscitat atque gemiscit;
Sudat et horripilat, mingit, peditque, cacatque (2).
Convalet ægrotus posthìnc. Ah quanta potestas!
Sancto igitur magnete nihil præstantius extat.

Mais une des plus belles prérogatives du magnétisme consiste dans cette admirable clairvoyance, en vertu de laquelle un somnambule traite un sujet éloigné, sans le connaître, sans

---

(1) « Ce sommeil, démontré par les faits, dit M. Monfalcon, est de la même espèce que celui qu'éprouvaient dans leurs extases certains fanatiques, et les pythonisses des anciens. »

(2) On peut exprimer en latin ce que l'on ne se permettrait pas en français.

recevoir le plus léger renseignement sur son mal. Or, il est clair, d'après cela, qu'en fait de maladies, un uromante n'est qu'un pygmée auprès d'un hypnobate. «Souvent, dit M. de Lausanne, on consulte un somnambule pour un malade éloigné, en le mettant en rapport avec ce dernier au moyen d'objets qu'il a portés quelque temps. On a obtenu par cette voie plusieurs faits extrêmement remarquables.» Eh bien! arrêtons-nous un instant sur cet article; il en mérite la peine.

Je possède plusieurs consultations dictées par des somnambules, et payées cinq francs la pièce; ce qui n'est pas exorbitant sous certains rapports. Je ne puis tenir à la demangeaison d'insérer ici un de ces morceaux : il est relatif à la maladie d'une demoiselle, âgée de quarante à quarante-cinq ans, atteinte d'une espèce de névrose utérine, pour laquelle j'avais été consulté plusieurs fois. La malade avait envoyé à Paris une petite touffe de ses cheveux, dont on avait besoin pour mettre la sibylle en rapport avec elle.

« Je copie, dit la personne de confiance chargée de prendre la consultation et de l'envoyer à la malade, je copie mot pour mot ce qui a été dicté par la somnambule, sans rien changer ni omettre dans tout ce qu'elle a dit. Il est de principe chez elle que quand elle ne ressent pas plusieurs fois pendant la consultation, qui dure une heure, les mêmes douleurs, elle les néglige pour ne parler que de celles qu'elle éprouve le plus vivement et le plus habituellement. » Cette phrase me paraît un peu louche.

« Ah! ces cheveux (c'est la dormeuse qui parle) sont ceux de cette demoiselle, je m'en rappelle très bien (1). Voila que ma tête chante: cette tête n'est toujours pas bien. Un côté paraît plus faible, plus embarrassé. Je crois ressentir une espèce de plénitude. Douleur dans le côté gauche, presque toujours dans le bras, la jambe et dans les genoux. Dans ce moment, demangeaison et chatouillement à la jambe droite. Les pieds froids, et j'y éprouve des picotemens. Sifflement ou bruit dans les oreilles : toujours le côté gauche. Je sens de temps en temps de la chaleur à la poitrine intérieurement. Ah! le dos et les reins. Fatigue dans les entrailles, âcreté dans le sang : j'éprouve des demangeaisons partout. L'estomac est faible et souvent oppressé : j'ai tous les membres fatigués : les nerfs sont très agacés. Toute la ceinture, toute entière est em—

____

(1) La malade avait déjà fait consulter cette somnambule.

barrassée : ma tête est comme serrée. Je sens dans ce moment une douleur dans l'aine droite, et de la chaleur à l'anus. Mon Dieu, combien je suis mal à mon aise ! Ce ventre, ce ventre est bien embarrassé. Oh ! mes reins, mes reins ! C'est singulier, j'éprouve des angoisses que je ne puis définir. J'ai aussi des momens de roideur dans les membres : c'est absolument comme si j'avais un rhumatisme courant tantôt dans un endroit, tantôt dans un autre. J'éprouve dans le ventre et ailleurs, comme des détonations, comme des intestins qui se vident. J'ai des agacemens dans la mâchoire, de petits mouvemens dont je ne suis pas maîtresse. Le bruit ou détonation semblerait se faire principalement du côté gauche. O mon Dieu ! Seigneur ! ayez pitié de moi ! J'ai de temps en temps des picotemens dans les paupières. Hélas, que je souffre donc ! Avec tout cela, toutes mes principales souffrances se font ressentir au côté gauche. Il doit y avoir du temps que cette personne-là doit avoir une cause de maladie : elle doit avoir des crises comme qui dirait néphrétiques. Tenez, tenez, j'éprouve dans ce moment des picotemens à la plante des pieds et aux mollets ; mais principalement à la partie extérieure du mollet de la jambe gauche. J'ai aussi des douleurs au-dessus du talon.

» Lavemens, qui fortifieront les reins qui sont irrités, et qui les rafraîchiront.

» Dans une pinte d'eau, on fera bouillir pendant dix minutes cinq cuillerées de son, une poignée de feuilles de violette; passer le tout sur une once de cassonade blonde; se servir de ces lavemens pendant deux fois la semaine, et par demi-lavemens.

» Prendre quelques bains de temps en temps, et se coucher après; mais bien prendre garde de se refroidir après.

» On appliquera sur le front un bandeau d'amandes douces, pilées à nu.

» Gargarisme que l'on gardera le plus long-temps possible dans la bouche.

» Dans une chopine d'eau, on fera bouillir pendant vingt minutes un pavot blanc concassé, trois gros de racine de guimauve; et par infusion de vingt-cinq minutes, une pincée d'argentine; passer, et mettre plusieurs fois par jour de ce gargarisme dans sa bouche.

» *Tisane.* — Dans une pinte d'eau faire bouillir dix minutes deux gros de douce-amère, un chardon-roland; et par une infusion de vingt-cinq minutes, une pincée de mélisse; passer, et boire sucré avec du sirop capillaire, deux tasses à jeun, et une dans la journée.

» *Infusion pour boire en se couchant.* — Dans une chopine d'eau bouillante, faire infuser pendant trente minutes caille-lait jaune ; fleurs et feuilles de tilleul une pincée ; deux feuilles orangers ; passer, et ajouter deux gouttes d'éther : faire les remèdes pendant huit à dix jours, ensuite en rendre raison. »

Cette consultation suffit bien, je pense, pour nous faire apprécier les beautés d'un sommeil lucide ; pour nous faire connaître l'importance du magnétisme animal, et le mérite de ses partisans (1). Voilà les brillans résultats de cette étonnante intuition dont on prône les merveilleux avantages. Au surplus, la malade a trouvé que le récit et le détail de ses maux étaient fort exacts : elle a prétendu que les oracles de la sibylle n'étaient nullement ambigus. Quant au traitement, on n'a pas eu le bonheur d'en obtenir tous les avantages que l'on aurait pu désirer ; mais il n'y a rien de parfait dans ce monde.

Comme l'extase est une affection nerveuse qui paraît avoir une certaine analogie avec le somnambulisme artificiel, je ne crois pas devoir

____

(1) Il n'est guère possible de ne pas apercevoir ici une impudente jonglerie, un vrai tour de gibecière.

terminer cette section sans rapporter une observation qui m'est particulière, et que j'ai consignée dans le vingt-deuxième tome du Journal
de médecine, chirurgie, etc., de Paris (décem-
bre 1811.) Voici une copie exacte de cette relation.

« L'extase est une affection qui, je crois, a
été confondue avec la catalepsie par beaucoup
de médecins, et effectivement on trouve dans
plusieurs ouvrages que je pourrais citer, des
histoires de catalepsie qui, par l'exposition des
symptômes, prouvent ce que j'avance (1). Le
rapport que l'on a cru apercevoir entre ces deux
névroses, leur a fait appliquer un traitement
uniforme. *Notandum tamen* (dit Barthélemi

____

(1) Il existe une grande connexité entre l'extase et la catalepsie. Ces deux affections néanmoins ont, comme on le
sait, chacune un caractère particulier qui les distingue essentiellement. Elles sont rares l'une et l'autre. Celle-ci cependant paraît avoir été connue par un grand nombre d'auteurs, tant anciens que modernes. On peut voir avec satisfaction ce que Cœlius Aurélianus dit à ce sujet dans son
second livre des maladies aiguës. Du reste, je ne puis m'empêcher d'observer que quelquefois ces maladies ont été si-
mulées, et que conséquemment on ne peut trop se défier
de certains récits relatifs à cet objet. L'extase surtout est facile à feindre. Zacchias en rapporte des exemples fort curieux. (*Quæst. medico-legal., lib.* 3, *tit.* 2, *quæst.* 6.)

Perdoux) *stupidam extasim eodem modo cu-
rari, quo catalepsim propter effectus et cau-
sarum maximam affinitatem. (De anim. morb.
cap.* 13.) Mais persuadé que toute espèce de
discussion concernant cet acticle serait ici hors
de propos, je me bornerai à donner l'histoire
succincte d'un genre d'affection qui m'a paru
présenter des symptômes extatiques non équivoques, comme on pourra en juger.

» Jeanne Berrai, native de Chalindrey, département de la Haute-Marne, âgée de vingt-
trois ans, et fort bien constituée, ne fut réglée
qu'à l'âge de vingt-deux ans, et la menstruation
quoique imparfaite ne l'empêchait point de jouir
habituellement d'une bonne santé : elle avait de
l'embonpoint, et son extérieur dénotait une
bonne complexion.

» Cette fille, malgré ces qualités physiques
et l'apparence d'un caractère paisible, avait le
système nerveux doué d'un degré de mobilité
assez considérable; et l'on sait que, dans ce cas,
les passions peuvent, sous des dehors tranquilles,
se développer avec beaucoup d'énergie; mais
sans m'écarter de mon sujet, j'observe que Jeanne
Berrai fut un jour fortement épouvantée, et que
sa frayeur lui causa une espèce de syncope. Elle
essuya en même temps quelque chagrin; de sorte

que, dès cet instant, elle ressentit un malaise général, et principalement une douleur gravative
à la région épigastrique, avec complication de
céphalalgie.

» Ces fâcheux accidens ayant déterminé la
malade à se transporter à l'hôpital, elle quitta
Bourbonne, où elle résidait en qualité de do-
mestique, pour se rendre à Langres. Nous la re-
çumes donc à l'hospice de la Charité dans le
courant de février dernier, et ce fut alors qu'elle
m'exposa son état, et qu'elle se plaignit d'une
douleur fixe à la région de l'estomac. Cependant
nul signe n'indiquait la présence d'un foyer sa-
burral en cet organe. L'exploration ne m'avait
fait découvrir aucune altération dans les viscères
abdominaux; et la fille Berrai, qui n'avait été
admise que pour une simple indisposition, ne
gardait pas le lit.

» Ne soupçonnant donc encore rien de ce qui
devait arriver, je me restreignis à un traitement
très simple, et je prescrivis à la malade ce que
je crus convenable en cette circonstance. Mais
au bout de quelques jours m'étant, lors de ma
visite, approché de son lit, où elle était restée
contre son ordinaire, je la trouvai couchée sur
le dos, et dans un état d'immobilité : je lui par-
lai sans recevoir aucune réponse. Présumant en

conséquence qu'elle était endormie, j'élevai la voix, et je vis avec surprise qu'elle ne m'entendait nullement. Or, l'ayant examinée avec beaucoup d'attention, je remarquai qu'elle avait les yeux grandement ouverts (1), parfaitement immobiles, et fixés vers le ciel de son lit. Je lui adressai donc la parole de nouveau, en l'agittant avec assez de force : elle parut pour lors sortir en quelque façon d'une espèce de sommeil, ou plutôt d'une méditation profonde, en poussant quelques soupirs, mais sans bouger de sa position, ni clignoter les yeux. On la vit ensuite, et presque sur-le-champ plongée dans son état primitif, et livrée à la contemplation.

» Le lendemain, les mêmes symptômes s'offrirent à ma vue; seulement je crus apercevoir une insensibilité un peu moins grande. Effectivement cette fille, qui, à la vérité, paraissait encore observer un morne silence, parlait néanmoins quand elle était vivement excitée. Au surplus, on n'obtenait le plus souvent que des réponses vagues. Les membres n'étaient atteints d'aucune espèce de rigidité; ils étaient flexibles et se prêtaient aisément aux divers mouvemens

______

(1) Dans le somnambulisme magnétique au contraire, les paupières sont closes.

qu'on leur faisait exécuter, sans toutefois conserver l'attitude qu'on leur donnait. Les traits du visage était légèrement altérés. La respiration se trouvait comme interceptée, c'est-à-dire qu'elle était à peine sensible, et l'organe de la vue était nul. Quant au pouls, il offrait quelque variation; tantôt il était à peu près dans son état naturel; tantôt on le trouvait légèrement concentré et un peu lent : quelquefois il était modérément accéléré; mais il ne fut jamais très sensiblement altéré.

» Ces désordres enfin semblèrent un peu se mitiger au bout de quelques jours : la cécité néanmoins fut rebelle, et la malade resta long-temps dans un état d'acratie manifeste. De temps à autre, elle promenait sa main sur son lit, comme pour saisir quelque chose; et ce signe désigné sous le nom de carphologie, prouvait évidemment qu'elle apercevait, ainsi qu'elle en est convenue ensuite, des êtres imaginaires, car elle ne distinguait nullement les objets réels environnans, et la cornée transparente paraissait un peu terne. Les paupières étaient dans un degré d'inertie extrême, de sorte que quand les yeux se trouvaient fermés, ils ne pouvaient se rouvrir qu'avec la plus grande difficulté. La déglution se faisait alors avec assez de facilité.

» Cette fille, cependant, quoique moins insensible et moins absorbée qu'auparavant, gardait toujours un profond silence, et la carphologie était persévérante ; ce qui dénotait assez
qu'elle avait l'esprit préoccupé. Quand on s'approchait d'elle, et qu'on l'examinait, elle ne
paraissait pas y faire la moindre attention ; mais
si on l'interrogeait, elle répondait d'une manière laconique et presque machinale, sans regarder ni bouger de sa position. Elle annon-
çait par ses idées disparates un délire évident.
Le pouls était alors légèrement fébrile ; la soif
était modérée, et il existait une constipation
opiniâtre, ainsi qu'une anorexie complète. La
malade ne prenait aucune espèce de nourriture.

» Le régime délayant et les antispasmodiques
que j'avais d'abord prescrits, ne produisirent
pas un effet bien sensible ; mais la saignée que
je fis enfin pratiquer, modéra singulièrement
et en très peu de temps les accidens : bref, la
vue se rétablit presque sur-le-champ ; le pouls
devint plus régulier ; les idées furent moins in-
cohérentes ; la stupeur parut moins grande, et
la malade commençant bientôt à se promener,
se trouva dans une espèce de convalescence.
Il est cependant bon d'observer que la guérison ne fut rien moins que parfaite, et que les

accidens ne tardèrent pas à se renouveler, quoique avec moins de force. Ainsi, la vision fut encore abolie, et le relâchement des paupières était excessif. Un délire sourd et la carphologie se joignaient encore à ces symptômes; mais on remarquait un peu moins d'insensibilité, et les yeux n'étaient ni aussi fixes, ni aussi immobiles que la première fois. Les paupières étaient alors la plupart du temps presque entièrement fermées; et la malade, qui paraissait plongée dans une espèce de somnolence, ne laissait pas de répondre aux questions qu'on lui faisait : ses réponses, il est vrai, succinctes et indifférentes, désignaient un esprit absorbé et livré à des rêveries presque continuelles. Or, il est facile de voir que cet état approchait beaucoup du somnambulisme, à la locomotion près.

» Quoi qu'il en soit, ces divers accidens, qui pour lors pouvaient se rapporter plus particulièrement au *coma vigil* qu'à l'extase, après avoir persévéré pendant plusieurs jours, commencèrent à diminuer insensiblement, et cédant enfin tant aux efforts de la nature qu'aux moyens appropriés, la malade parut bien rétablie.

» Depuis cette époque, elle a encore éprouvé deux paroxismes, dont un fort léger. Les symptômes d'extase ne furent pas aussi évidens que lors de la première attaque, tandis qu'au contraire les signes de typhomanie étaient plus prononcés. Ainsi, d'après ce qui vient d'être exposé, le premier accès paraîtrait être le seul qui à la rigueur dût être regardé comme réellement extatique. Au demeurant, à chaque récidive, la cécité fut toujours complète, et la douleur de tête plus ou moins grande dans les deux derniers accès. Les paupières restèrent fermées plus de huit jours encore après que les autres accidens, sauf le mal de tête, furent dissipés ; et la malade ne distinguait pas mieux les objets lorsqu'elle avait les yeux ouverts, que quand ils étaient clos; mais la saignée qui fut mise en usage ne manqua jamais de mitiger la céphalalgie, et de rétablir presque à l'instant les fonctions de la vue. Les vésicatoires, les antispasmodiques et les autres remèdes auxquels on avait eu recours, ne parurent jamais agir d'une manière aussi prompte et aussi efficace que l'ouverture de la veine.

» Le sujet jouit actuellement d'une bonne santé, et à l'anorexie a succédé un excellent appétit, bien que l'évacuation menstruelle se fasse toujours fort imparfaitement. Du reste, on ne remarque aucun désordre dans les facultés intellectuelles; et Jeanne Berrai, ayant l'air de bannir toute espèce de chagrin, se livre avec facilité à ses occupations ordinaires : elle est fort gaie, et commence à reprendre son premier embonpoint. Elle conserve le souvenir d'une grande partie des idées qu'elle a eues pendant les paroxismes de sa maladie (1).

» Les affections morbides désignées en latin sous les noms de *catochus, catalepsis, extasis, lethargus, curus* et *coma*, quoique distinctes, affectent sous quelques rapports une espèce d'affinité entre elles, que tout praticien a dû remarquer; et les symptômes de ces différentes affections, qui dans certains cas se combinent ensemble, peuvent faire naître quelque difficulté dans le diagnostic; mais avec un peu d'attention, on parvient facilement à saisir les nuances qui séparent les maladies dont le caractère affecte une certaine identité, et c'est particulièrement parmi les médecins de l'antiquité, que l'on rencontre cet esprit d'observation, si essentiel pour surmonter ces obstacles. Si l'on veut se donner la peine de méditer un peu leurs ouvrages, on verra que c'est injustement qu'on les a quelquefois accusés d'avoir confondu plusieurs maladies

____

(1) Voilà encore une nuance qui ne contribue pas peu à différencier cette extase de l'hypnobatase magnétique, où il y a toujours au réveil perte de souvenir de ce qui a eu lieu durant la crise.

entre elles. Ainsi, par exemple, on est dans l'erreur quand on prétend que chez les anciens, les affections connues sous les noms de *lethargus, catochus, catalepsis, coma, curus,* ne différaient que par le nom et le degré : on sera bientôt désabusé, si on lit attentivement leurs écrits. *Sed falluntur ii vehementer* (dit le savant Gruner), *qui hæc mala (suprà dicta) solo nomine ac gradu apud veteres differre perhibent, si quidem hâc in re longè accuratiores sunt priscorum temporum medici.* (*Morb. antiquit. sect.* 4, *art.* 3.)

» N'ayant point encore jusqu'alors observé, d'une manière bien positive, le genre de maladie dont je viens de parler, il me restait quelques doutes sur plusieurs circonstances mentionnées dans les diverses histoires d'extase et de catalepsie; mais d'après ce qui s'est passé sous mes yeux, je suis disposé à croire que ces sortes d'affections sont susceptibles de phénomènes assez extraordinaires, et bien propres non-seulement à fournir une ample matière aux pathologistes, mais encore à exercer fortement l'imagination des métaphysiciens et des physiologistes. Béhréus a fait sur l'extase une dissertation que l'on trouve dans le premier tome des *Acta physico-medica naturæ curiosorum.* »

Au surplus, on peut hardiment conclure que les sujets prédisposés à l'extase, à la catalepsie et autres affections nerveuses de ce genre, sont des matériaux bien favorables aux expériences magnétiques. Voilà la vraie source des effets surprenans obtenus par les exorcistes et par les somnambulistes.

M. Bertrand ayant observé une parfaite ressemblance entre les symptômes des diverses espèces de somnambulisme, et les phénomènes que présentaient les trembleurs des Cévennes, les convulsionnaires de Saint-Médard et autres, a cru devoir admettre une quatrième espèce d'hypnobatase, qu'il désigne sous le nom de somnambulisme extatique ; mais je ne crois pas que des visionnaires, des illuminés, des crisiaques, en un mot, doivent être placés dans la catégorie des somnambules.

SECTION HUITIÈME.

Digression sur les facultés instinctives, sur les opérations mentales des animaux. Force médicatrice.

Il est bon de remarquer que les physiologistes, les zoonomistes et les psychologistes ont un peu trop négligé les phénomènes dépendans des facultés instinctives de l'homme. En bornant à la classe des animaux un mécanisme appartenant essentiellement et généralement aux corps animés, on a méconnu les lois de la nature (1); et l'esprit, au lieu de marcher sur des traces naturelles, s'est égaré dans le labyrinthe d'une métaphysique souvent inintelligible. Érasme Darwin, qui passe pour un des physiologistes modernes les plus distingués, s'est particulièrement livré à l'étude de l'instinct. Thomas Willis peut encore être consulté à ce

---

(1) « Lorsque notre corps est atteint de quelque mal, dit un psychologiste connu, il est, comme celui des animaux, machinalement déterminé à chercher les moyens d'y remédier, sans pourtant les connaître. »

sujet (1); mais sa théorie n'est plus admissible.

Il est certain que tous les corps animés sont doués d'une disposition mécanique qui met en action la volonté, et qui n'exige ni délibération ni expérience pour les faire agir conformément à leur bien-être et à leur conservation. De cette disposition émanent les sympathies ou penchans, les antipathies ou aversions que les animaux conçoivent les uns pour les autres : de là naissent ces ruses, ce discernement et ces prévoyances qui les dirigent dans le choix des moyens qui peuvent leur être utiles. Ici se rapportent les appétits, les inclinations et autres qualités analogues. Quelques philosophes ont divisé la faculté instinctive, qu'ils rangent parmi les motifs irraisonnables, en instincts naturels et en instincts acquis; mais cette distinction me paraît trop subtile pour que je croie devoir la développer.

Au demeurant, il existe dans l'homme, de même que chez les animaux, un mécanisme désigné sous le nom d'instinct; il existe une force conservatrice, une puissance médicatrice qui constitue une des propriétés essentielles de

______

(1) *De scientiâ seu cognitione brutorum.*

l'organisme ; mais il y a en outre chez les brutes, comme chez l'homme, certaines facultés qui, à raison de l'organisation, offrent des différences plus ou moins remarquables. Ces facultés, dont l'influence sur tout le système ne peut être révoquée en doute, dépendent tellement de l'harmonie des parties constitutives, qu'elles varient non-seulement dans les animaux d'espèce distincte, mais encore dans ceux qui sont de la même espèce (1). Ainsi, on remarque dans le cerveau de l'homme, dans ses sens, dans tout ce qui le constitue, en un mot, une disposition bien différente de celle qui se trouve chez les animaux (2) : il doit donc avoir des propriétés

---

(1) « J'ai vu un chien, dit M. Coste, qui, en hiver, ne manquait jamais de donner le change à plusieurs autres qui le soir se rangeaient autour du foyer ; car toutes les fois qu'il ne pouvait s'y placer aussi avantageusement que les autres chiens, il allait hors de la chambre leur donner l'alarme d'un ton qui les attirait tous à lui ; après quoi, en rentrant très promptement dans la chambre, il se plaçait auprès du foyer fort à son aise, sans se mettre en peine de l'aboiement des autres chiens, qui, quelques jours ou quelques semaines après, donnaient encore dans le même panneau. »

(2) « Je ne pense pas, dit Plutarque (traduction d'Amiot), qu'il y ait grande distance de beste à beste, comme il y a grand intervalle d'homme à homme, en matière de pru-

sui generis; il serait donc absurde d'exiger une parfaite ressemblance entre les facultés mentales de la brute et les nôtres. Quelque parfait que soit l'homme, ses fonctions sont limitées ; son organisation ne lui permet pas d'usurper sur les facultés des autres ordres. Le gosier du rossignol est fait pour charmer notre oreille par la mélodie de ses accens. Le paon nous plaît par la richesse et la beauté de son plumage, tandis que les sons lugubres du hibou nous inspirent de l'effroi et de la tristesse. Les diverses classes qui constituent la chaîne des êtres animés, nous offrent une infinité de machines, de combinaisons, de ressorts, de mouvemens, de propriétés en un mot qui dépendent évidemment de la symétrie que l'auteur de la nature a établie en formant l'univers. L'animal destiné à ne vivre que de végétaux, n'a pas les organes de la digestion conformés comme celui qui ne doit se nourrir que de substances animales.

---

dence, de discours, de raison et de mémoire. » Plutarque doit une grande partie de sa célébrité à ses Vies des hommes illustres. Ses autres ouvrages n'en sont pas moins dignes d'être lus, malgré l'opinion d'un auteur moderne, qui dit, en parlant de ce philosophe : « On ne peut lire quelques-uns de ses traités, sans être indigné de toutes les mysticités, de toutes les fadaises qu'il y débite. »

Si l'intelligence de la brute est bornée aux objets qui l'environnent; si elle est incapable de s'élever à de hautes spéculations; si, dis-je, l'esprit d'abstraction, par exemple, ne se rencontre ni dans la tête d'un quadrupède, ni dans celle de tout autre animal, ce qui vient d'être dit donne assez la solution de ce problème (1).

L'homme est assurément au-dessus de toutes les essences animées du globe de la terre, par l'étendue de ses fonctions cérébrales; mais combien ne remarque-t-on pas de nuances et de modifications dans l'espèce humaine, malgré que l'ensemble de la constitution présente une grande uniformité! Au surplus, tout concourt à prouver, comme je l'ai déjà fait voir, que la perfectibilité de l'esprit humain est grandement subordonnée à celle du cerveau, et à la régularité du système sensitif en général. Tout le monde sait que les lignes de démarcation que l'on peut apercevoir entre les propriétés cérébrales d'un individu et celles d'un autre, tiennent à quelque différence dans l'organisation; mais elles ne dépendent souvent que de certaines

---

(1) Ce qu'il y a de certain, c'est qu'il n'existe dans la nature que matière et esprit; et personne ne peut se flatter de connaître les limites qui séparent ces deux essences.

nuances que l'anatomiste le plus minutieux, le
disséqueur le plus consommé, le physiognomoniste le plus habile, en un mot le craniologiste
le plus expérimenté, ne seront jamais capables
de saisir. « La pensée, dit Cabanis, exige l'intégrité du cerveau; mais j'avoue ingénûment que
je suis hors d'état d'établir avec exactitude en
quoi consiste cette intégrité. »

Thomas Willis, qui a avancé plusieurs propositions hypothétiques, au sujet des facultés intellectuelles de l'homme et de la bête, dit avec
assez de justice : *Quapropter quòd unius homi-*
nis mens plura intelligit, ac meliùs ratiocina-
tur quàm alterius, non indè sequitur animas
rationales esse inœquales; verùm omnis circa
intellectum disparitas immediatè à phantasiá,
mediatè autem et principaliter à cerebro variè
disposito procedit. C'est-à-dire : « De ce qu'un
homme montre plus d'intelligence, et raisonne
mieux qu'un autre, il ne s'ensuit pas que les
âmes raisonnables soient inégales; mais toute dis-
parité, relative à l'intellect, procède immédiatement de l'imagination, médiatement et principalement de la différence qui se trouve dans la
disposition du cerveau. »

Quant aux facultés instinctives, sur lesquelles
je reviens, je dis qu'elles dépendent moins de

la constitution particulière des organes, que de l'animalité à laquelle elles sont inhérentes : c'est pourquoi quelques idéogénistes ont supposé dans l'homme deux âmes distinctes; une raisonnable ou spirituelle, l'autre irraisonnable ou corporelle. Celle-ci, que nous partageons avec les animaux, n'est autre chose que l'instinct. Ainsi, on remarque chez les hommes, de même que parmi les animaux, des actes automatiques ou purement mécaniques. Mais les brutes, je ne puis trop le répéter, donnent, comme l'être raisonnable, des preuves non équivoques d'un principe qui diffère absolument de l'instinct (1). Cette thèse n'ayant pas encore été débattue d'une manière assez satisfaisante (2), je n'ai pas cru devoir glisser trop légèrement sur les principes qui la concernent; je n'ai pas cru, dis-je, pouvoir me borner à un simple coup d'œil sur une matière qui, sans être neuve, ne me paraît pas avoir été traitée assez amplement. Qu'il me soit donc permis de

____

(1) *Etenim admirandæ* (dit Sennert) *et stupendæ actiones in brutis apparent, quæ à nullo elemento, vel naturâ ex elementis constante, provenire possunt, sed à nobiliore principio dependent.*

(2) Jusqu'à ce jour, personne n'a traité ce point de doctrine plus savamment que M. Virey. (V. le Dict. des sciences méd., tome 25.)

faire encore quelques réflexions à ce sujet, en attendant que d'autres parviennent à un développement plus complet.

« La prudence des bestes, dit Plutarque (traduction précitée), ne donne lieu à art quelconque qui soit inutile ne vain, et encore celles qui sont nécessaires ne leur viennent point de dehors, ny ne leur sont point enseignées par des maistres mercenaires pour un prix d'argent, ny ne fault point que l'exercitation vienne à coller et attacher maigrement une proposition avec l'autre, ains tout à un coup d'elles-mesmes la nature les produit comme naturelles et nées avec elles. »

Pour établir entre l'homme et les animaux un juste parallèle, il faut se dépouiller de toute espèce de prévention, et mettre de côté cet esprit d'orgueil qui, nous aveuglant sur nous-mêmes et sur tous les objets dont nous sommes entourés, nous imprime cet odieux caractère d'injustice qui, selon moi, est un des vices les plus propres à dégrader l'espèce humaine (1). Or, j'admire la

______

(1) Qu'on soit géant, qu'on soit lapon,
  Nègre ou blafard, ou blanc comme nous sommes,
De Paris à Pékin, du Mexique au Japon,
  C'est la raison qui fait les hommes.

Vitallis.

13

sagesse de Charron qui, par des exemples im-
partiaux et sensibles, cherche à atténuer un peu
les idées présomptueuses dont le faux éclat nous
plonge dans une espèce d'ivresse avilissante ;
j'admire, dis-je, le vertueux personnage dont je
parle, quand, après avoir émis quelques idées
de comparaison entre les êtres raisonnables et
ceux qui ne le sont pas, il dit : « Ainsi il y a un
grand voisinage et cousinage entre les hommes
et les autres animaux : ils ont plusieurs choses
pareilles et communes, et ont aussi des différences ; mais non pas si fort éloignées et despareil-
les qu'elles ne se tiennent. L'homme n'est du
tout au-dessus ny du tout au-dessous : tout ce
qui est sous le ciel, dit la sagesse de Dieu, court
même fortune. »

« Les bêtes, dit Condillac, comparent, ju-
gent : elles ont des idées et de la mémoire : bref,
elles pensent, agissent et sentent à peu près dans
le même ordre et de la même façon que nous
pensons, agissons et sentons. » Nous voyons souvent des hommes qui, par leur conduite, annon-
cent un si grand excès de déraison, que leur intellect paraît être au-dessous de l'instinct de la
brute.

Nous rions d'un baudet, mais s'il pouvait un jour,
Docteur, sur nos défauts s'exprimer à son tour ;

Si, dis-je, l'âne alors à bon droit misanthrope,
Pouvait trouver la voix qu'il eut au temps d'Ésope,
De tous côtés, docteur, voyant les hommes fous,
Qu'il dirait de bon cœur, sans en être jaloux,
Content de ses chardons, et secouant la tête :
Ma foi, non plus que nous, l'homme n'est qu'une bête!
BOIL. DESP., sat. 8.

Dans le nombre des anciens auteurs qui accordent une certaine raison aux animaux, on doit compter Démocrite, Parménide, Empédocle, Anaxagoras, Galien, Porphyre, Strabon, Plutarque, Énésidème. *Mens enim omnibus inest animalibus, tàm parvis quàm magnis, tàm vilioribus quàm honestioribus.*

Parmi les modernes qui ont eu la même opinion, on peut citer Montaigne, Vossius, Cittadin, Valla, Jean Scott Érigène, Jean Lipsius, Henri More, Taurellus, Sennert, Boullier, etc.

Il est ridicule et même absurde de ne vouloir accorder aux animaux que des facultés instinctives. Étant pourvus de sens, ils éprouvent nécessairement des sensations; et ces impressions engendrent des idées, qui ne sont que des sensations comparées, ou des associations de sensations. Les insectes eux-mêmes, qui, parmi les êtres actifs, occupent un rang peu distingué, fournissent des preuves non équivoques de ce que j'avance; et la bestiole que nous croyons la plus vile, est souvent bien capable de rabattre notre orgueil : tant il est vrai que la majesté et la puissance du souverain moteur éclatent jusque dans les moindres objets (1).

Quàm sit et admiranda Dei quàmque inclyta virtus,
   Gloria si nondùm quanta sit ista vides :
Aspice convexo nutantem pondere mundum,
   Aspice stelliferæ nobile molis opus.
Ipsa tibi ingentis spatiosa volumina Cæli
   Narrabunt Domini facta stupenda sui.
Maxima stellantis dicet tibi fabrica mundi
   Talia quæ fecit quanta sit ista manus.
EOBAN. Hess.

Trop peu pénétré de la profonde sagesse de l'Être divin qui régit l'univers, l'homme ne voit pas que l'animal qui nous paraît le plus chétif est, comme celui qui nous semble le plus parfait, destiné à remplir quelque fonction dans l'admirable système de la création. Réfléchissons sur les plus petites choses, et nous serons saisis

---

(1) « On a vu à Madrid, chez le consul d'Angleterre, un perroquet parler espagnol et écorcher le français, dit le marquis de Langle (Fleuriau), dans son voyage en Espagne : il sait quelques vers de Racine, le *benedicite* et la fable du corbeau ; il parle politique, et quand il prononce le mot Gibraltar, il rit aux éclats ; on jurerait que c'est un homme qui rit. Toi, poursuit Fleuriau, qui refusais de l'intelligence aux bêtes, Firmin Lactance, si tu entendais jaser ce perroquet, tu serais confondu. »

d'étonnement. *Melliferæ* dit l'élégant et harmo-
nieux Vanière, en parlant d'un petit chef-d'œuvre de la nature.

Melliferæ tamen haud promptum est cognoscere gentis
Ingenium, et certas in publica commoda leges.
Vermis ubi vel papilio temerarius audet
Sese inferre domo, centum cadit ictibus ipsas
Ante fores : monstrum magis exitiale, penates
Stellio si subeat, raucum custodia murmur
Edit, et auxilium magno stridore reposcit.
Si quâ domi consistat apis vel fessa labore,
Vel morbo tentata, volant et odora dolenti
Mella ferunt comites : sed desidiosa severis
Otia castigant pœnis, et funere culpam
(In vulgus mala ne serpant exempla) recidunt.

Les animaux sont susceptibles de joie, de
tristesse, de crainte, de jalousie, etc.; et pour
peu que nous dirigions notre attention vers eux,
nous les verrons exécuter certaines actions qui
supposent des facultés autres que celles qui ne
dépendent que de l'instinct (1). La simple défi-

______

(1) On connaît la perspicacité des fourmis des Indes,
qui ne pouvant atteindre directement à des confitures que
l'on a mises dans une porcelaine au milieu d'un bassin plein
d'eau, montent le long du mur pour gagner le plancher,
jusqu'à l'endroit qui correspond à la porcelaine, dans laquelle elles se laissent tomber perpendiculairement. Il existe
en Afrique un insecte connu sous le nom de termes, dont
la sagacité est digne d'admiration.

Un chien, par exemple, qui a bien faim et qui voit un bon

nition de ce mot fait voir combien il serait injuste de ne leur accorder que cette qualité.
« L'instinct, dit un auteur moderne, est une
impression d'où dérive une action dont l'agent
ignore le but évident et immédiat. » C'est donc
un mouvement automatique de l'animal, qui le
porte à faire quelque chose sans qu'il en connaisse le motif : c'est un principe ignoré, un désir aveugle dont l'objet est toutefois rempli sans
délibération et sans choix ; ce qui est vrai jusqu'à un certain point (1). Au reste, il est indu-

---

morceau, ne résiste pas à l'impulsion instinctive qui le porte
vers cette proie. Cependant l'expérience prouve que dans
certains cas, il est retenu par la crainte : or, le principe
qui l'anime alors diffère évidemment de l'instinct, et suppose un raisonnement facile à concevoir.

(1) Condillac paraît en quelque façon confondre l'instinct
avec l'intellect quand il dit : « C'est en réfléchissant que les
bêtes acquièrent l'instinct ; mais comme leurs besoins sont
peu multipliés, il arrive bientôt que le résultat de leurs réflexions est entièrement subordonné à l'habitude, et dès-lors
elles ne réfléchissent plus, tout ce qu'elles doivent faire étant
déterminé. » Or, il est assez évident que cette définition ne
peut guère s'appliquer à l'instinct. Ce sentiment intime est,
il est vrai, susceptible de modification et de développement
avec l'âge et les habitudes ; mais il existe dès le moment de
la naissance, de sorte que les penchans, les déterminations
qui constituent cette faculté, ne doivent être rapportés ni

bitable que les bêtes ne sont pas réduites à ce seul et triste mécanisme. « Mais, dira-t-on, cette définition de la fonction instinctive est un peu sévère. » Hé bien! soyons moins rigoureux, et disons que l'instinct est une propriété inhérente à l'économie animale; une propension en vertu de laquelle l'individu suit naturellement et sans réflexion une série d'actions réglées, et dont le but principal tend à sa conservation (1). Or, en adoptant cette dernière opinion, il est encore évident que les animaux ne doivent pas être restreints à cette seule opération. En effet, nous ne pouvons, comme je crois l'avoir dit, leur refuser les impressions qui viennent des objets extérieurs par l'entremise des sens, et ces impressions sont différentes de celles qui sont intérieures : elles constituent un ordre particulier

---

à la réflexion, ni au raisonnement. L'instinct naît avec l'animal; l'habitude est une condition acquise par des actes réitérés.

(1) Un auteur moderne, dont les principes passent pour des oracles, dit que l'instinct n'est qu'un sentiment aveugle qui porte indistinctement vers tout ce qui flatte les sens. Cette explication, n'en déplaise à l'illustre membre de la société asiatique de Calcutta, me paraît d'autant moins admissible, qu'elle ne caractérise pas assez la propriété dont il s'agit. Il est facile de voir qu'une pareille définition peut donner lieu à de fortes objections.

de facultés, et conséquemment la brute n'est pas bornée à l'instinct, comme on voudrait le faire croire. Si toutes les idées émanent de la sensibilité physique, il existe évidemment un rapport intime entre la pensée et le sentiment, d'où l'on peut conclure, ou que les animaux raisonnent ou qu'ils ne sentent point : or, comme il serait absurde de soutenir la seconde partie de l'alternative, il faut nécessairement accorder la première.

Il est certain, et je ne puis trop le répéter, que les propriétés instinctives tiennent essentiellement à l'organisme, et qu'elles se manifestent, comme nous le voyons tous les jours, à l'instant même où l'animal commence à respirer (1). Observons toutefois que quelques-unes de ces tendances ne se développent qu'à des époques particulières de la vie, parce que leur exercice exige certaines conditions, un degré de force convenable dans quelque organe, etc. Les faits qui viennent à l'appui de ces principes sont trop faciles à concevoir pour que je sois obligé de les exposer. Les habitudes qui appar-

***

(1) Aristote et les péripatéticiens, qui souvent étaient fort embarrassés pour expliquer certains phénomènes de la nature, avaient imaginé le système des formes substancielles, dont ils faisaient dépendre les facultés instinctives.

tiennent à l'instinct sont donc primitives ou secondaires : celles-là dépendent plus particuliè-rement des impressions internes, tandis que celles-ci participent de l'action que les corps externes exercent sur nous.

Il ne faut, pour être désabusé de notre pré-vention à l'égard des animaux, que fixer un peu notre attention sur leurs mœurs, sur leur conduite : dans ce cas, nous découvrirons chez eux de la mémoire, de l'imagination, de la prévoyance, de l'industrie, du jugement, en un mot, du raisonnement et d'autres facultés qui supposent une intelligence particulière, que l'on ne doit point confondre avec une impulsion mécanique, avec un mouvement indélibéré. L'histoire fourmille de faits propres à nous dé-montrer la vérité de ces assertions. « Il paraît évident, dit Hume, que dans bien des cas les bêtes s'instruisent par l'expérience aussi bien que l'homme ; et si elles tiennent des mains de la nature beaucoup de connaissances, il faut avouer aussi qu'elles en doivent une très grande partie à l'observation. » *Universis animalibus data est ratio* (dit Lactance), *brutis tantùm ad vitam tuendam, homini autem ad propa-gandam.* « Les actions des bêtes, dit Bayle, sont un des plus profonds abîmes sur quoi notre raison se puisse exercer, et je suis surpris que si peu de gens s'en aperçoivent. » L'erreur de Lactance est palpable.

Si nous voulons découvrir dans les animaux des traits manifestes d'intelligence ; si nous voulons les juger avec impartialité, étudions la nature, et dirigeons surtout nos regards vers ce qui concerne le chien, l'éléphant, le cheval, le singe, le castor, le renard, le chat, les oiseaux en général, et les insectes en particulier. Charron, après avoir cité plusieurs traits frappans en faveur des animaux, ajoute (1) : « Pour conclure ce premier point, il faut dire que les bêtes ratiocinent, usent de discours et de jugement, mais plus faiblement et plus imparfaitement que l'homme. » Il est sûr que les facultés mentales doivent varier non-seulement à raison de la différence et de la disposition des organes auxquels elles sont subordonnées, mais encore par rapport à la force de l'impression organique, etc. Tout le monde sait que plusieurs animaux l'emportent sur nous par la finesse de quelques-uns

______

(1) Charron, dont je me plais à invoquer le témoignage, Charron, contre lequel l'insolent et fanatique Garasse a vomi des invectives, était un prêtre respectable qui, par la profondeur de son esprit, par sa morale et par sa conduite, a réellement fait honneur à son siècle.

de leurs organes destinés aux sensations. On était déjà convaincu de cette vérité quand on a dit :

Nos aper auditu, lynx visu, simia gustu,
Vultur odoratu, præcedit aranea tactu.

« Les sens sont meilleurs chez les brutes que chez les hommes, dit saint Augustin. » *Sensus melior in brutis quàm in hominibus* (1).

« La nature, disent les sectateurs de Gall, a donné à chaque animal diverses sources d'impulsions intérieures ; dirigé par celles-ci, chacun d'eux a suivi les ordres qu'il en recevait, et a été bientôt en état de tirer le parti le plus avantageux des circonstances extérieures. Si l'animal n'est jamais porté à contempler la nature, etc., vous en trouverez la cause dans l'absence du front, de cette partie du cerveau qui fait le caractère de l'humanité. »

Ces réflexions me paraissent justes ; mais il ne faut pourtant pas attribuer à une seule partie ce qui appartient à tout l'ensemble. Sans doute, la conformation de la tête concourt fortement à

______

(1) Newton, dit Saverien, ne pouvait croire que Dieu eût donné aux bêtes des organes de sentiment afin qu'elles n'eussent point de sentiment : ainsi, il prétendait que les animaux ont une mesure d'idées, et les mêmes sentimens que nous. »

soustraire la brute à la contemplation de la nature, elle contribue à établir la différence qui
existe entre les facultés de l'homme et celles des
autres animaux; mais l'organisation de toutes les
autres parties y coopère également plus ou moins,
en faisant abstraction toutefois des nuances et des
modifications qui dépendent de l'éducation. Je
pourrais confirmer par beaucoup d'exemples ce
que j'avance relativement aux facultés intellectuelles des animaux. Mais je m'aperçois qu'il
est bientôt temps de terminer cette digression
métaphysique pour me rapprocher un peu de
mon objet principal.

Occupons-nous un instant des forces de la nature relativement aux maladies : or, il faudrait
être bien peu observateur, ou fortement coiffé
d'idées systématiques, pour nier l'existence de la
vertu médicatrice, et de la puissance conservatrice; pour ne pas voir que la plupart des affections morbides pourraient se guérir spontanément, si les malades et ceux qui les dirigent
n'étaient pas aveuglés par le charlatanisme et
les préjugés; s'ils avaient assez de perspicacité
pour savoir apprécier le pouvoir du sens intime
qui leur inspire les moyens de se conserver.
*Quemadmodùm natura humana morbos mor-
temque adversatur et horret, itá suis quoque*

*viribus instructa est, armisque, quibus sese
ab illis tueatur. (Gaub. loco cit.)*

Un médecin superficiel et borné, un génie
étroit, dis-je, met la plus grande confiance dans
les remèdes : il n'envisage la nature que comme
un être passif, tandis que le vrai médecin, digne
seul de cultiver la science, compte moins sur les
secours de l'art, que sur la force médicatrice, qui,
destinée à maintenir l'équilibre et l'harmonie entre la partie et le tout, doit être considérée à juste
titre comme un des principaux attributs de l'organisation animale (1). Pour peu que nous portions
nos regards sur les phénomènes qui se passent
dans l'état de santé et de maladie, nous serons
convaincus de cette vérité. La soif, la faim, les
inclinations, les désirs en général, les sympathies
et les antipathies dont j'ai parlé; les prévoyances instinctives, la marche des affections morbifiques, les stades qu'elles parcourent, leurs com-
plications, leurs crises, leurs terminaisons, etc.,
nous démontrent évidemment le pouvoir de la
nature. *Et ipsa mens conservandi corporis sui
adeò studiosa est, ut plurimùm læsionis, ipsi*

____

(1) *Naturæ optimæ medicatricis autocratia non est tur-
banda; et profectò, verissimum est proverbium illud : Medicus
est naturæ minister non magister.*

imminens motibus automaticis caveat, cogita-
tionem ipsam antevertentibus. Nonne lapsum
à scalá imminentem nolens volens animus,
brachiorum manuumque ad prehendendum fir-
mum quid, extensione prohibet? Nonne pal-
pebras claudimus inviti, si læsionem minita-
tur oculo externa violentia? Nonne igitur
hæc omnia arguunt, quantùm natura ipsa ca-
veat à morbis, quàmque verum sit ipsam ferè
omnibus sufficere curandis ægritudinibus,
dummodò medico genuino suo ministro diri-
gatur, inque rectam, si aberret, viam reduca-
tur. (Ant. Przmieniecki, hom. consid. path.)

Cette citation latine est trop facile à entendre
pour que j'en donne la traduction ; elle est un
peu longue, mais elle sert à étayer ma proposition, à faire connaître la force médicatrice
dans la prophylaxie et dans la cure des maladies. On a souvent entendu dire qu'un malade
avait été tué par les remèdes, tandis que ce
reproche n'a jamais été fait à la nature. Quand
on dit qu'un sujet est mort faute de secours,
cela signifie qu'il a manqué de soins et non pas
de médicamens. Le recouvrement de la santé
d'un malade dépend souvent de la bonne opinion qu'il a de celui qui le traite ; et c'est bien
à juste titre que Galien a dit : *Ille plures sanat,*

de quo plures confidunt. D'après le sentiment de Louis Savot, on guérit et l'on meurt indifféremment par toute sorte de régime, sans qu'on puisse déterminer, d'une manière précise, la marche à suivre. Disons donc avec un des premiers philosophes de l'antiquité : *Hoc unum scio, quòd nihil scio.* Si on était vivement pénétré de ces vérités, le triomphe de l'empirisme serait moins grand; mais il faut se soumettre aux ordres du destin.

Ce que je viens d'exposer pourra déplaire à bien des gens, surtout aux polypharmaques (1), aux esprits rétrécis, et à ces inventeurs de systèmes qui, soit par une espèce de charlatanisme, soit par une ridicule présomption, voudraient persuader que tout ce qui a existé avant eux n'était appuyé que sur des erreurs et des préjugés; que, sans leurs lumières, on serait plongé dans l'horreur des ténèbres, et que, pour le bonheur du genre humain, la providence leur

─────────────

(1) *Empirici* (a dit Galien) *sunt* πολίφαρμαχοι; *multa et nimis multa præscribunt, quià ex tot multis illud unum nesciunt quod opus est.* Qui pourrait s'empêcher de rire en voyant certains médecins, qui d'ailleurs sont sur le pinacle, prescrire gravement des décoctions de racine de chiendent, des infusions de bourrache et autres substances d'une pareille insipidité ?

a prodigué toutes ses faveurs. *Stultus nisi quod ipse facit, nihil rectum putat.* Qu'on ne croie pas toutefois qu'en apostrophant les chefs de secte, mon intention se dirige vers ces génies dont la supériorité sur quelques nouveaux réformateurs est pour le moins aussi grande que celle de Molière peut l'être sur les auteurs dramatiques de nos jours. Ainsi les Frédéric Hoffmann, les Stalh, les Boerhaave, les Haller, etc., seront dans tous les temps dignes de la plus grande admiration. Ces illustres et immortels personnages n'ont jamais dérogé, malgré leur opinion, aux vrais principes. Leur doctrine a toujours été conforme à celle du prince de la médecine, et de tous ceux qui, inspirés par son génie, ont su marcher sur ses traces. Écoutons ce qu'a dit à ce sujet un des premiers chefs du système mécanico-dynamique, qui assurément valait bien quelques-unes des théories dont on nous prône aujourd'hui les inappréciables avantages (1).

---

(1) Tous ces systèmes de médecine que l'on nous donne pour nouveaux, ne le sont nullement. Parmi les prétendus novateurs, on aperçoit toujours ou des humoristes, ou des solidistes, ou des phlogosistes, ou des névrosistes, ou bien, pour m'exprimer comme Gédéon Harvée, des *lanio-doctores*, des *doctores stercorarii*, des *asino-doctores*, des

Quod plurimi, præsertim ex plebeis, rus-
ticis, et qui simplici ac populari victu fruun-
tur, et tranquillioris quoque ab intemperantiâ
affectuum vacui sunt animi à gravioribus mor-
bis, sine omni medicamento, et sine singulari
artificiosâ medici ope, solâ abstinentiâ et
quiete, qualicunque evitatione nimiarum re-
frigerationum, tutiùs et feliciùs solius naturæ,
quæ pollent energiâ, robore ac viribus
sponte liberentur, et tutiùs, feliciùs ac cer-
tiùs, quàm multi alii, divites quoque et ma-
gnetes, qui medicis famigeratissimis eorum-
que pretiosis arcanis utuntur, convalescant,
tam evidens et notum est, ut nullâ planè egeat
probatione. (Frid. Hoffm.)

Ce passage est un peu diffus ; mais il prouve
d'une manière évidente la proposition que j'ai
avancée. Voici la traduction de cette citation

---

medici aquarii, des *doctores ferrearii*, etc. Je ne crois pas
que le nombre des écrivains dont la France est inondée,
ait jamais été aussi considérable qu'aujourd'hui. Cette fureur d'écrire me fait voir combien les réflexions de Montaigne étaient justes quand il a dit : « L'écrivaillerie semble
être quelque symptôme d'un siècle débordé. »

Les doctrines basées sur les connaissances physiologiques
présentent un point d'utilité incontestable ; mais on ne fera
jamais de grands progrès dans la clinique, si on néglige
l'art d'observer.

en faveur des personnes qui *ignorent* la langue latine.

« Nombre de sujets, pris surtout parmi le peuple et les paysans, parmi ceux qui vivent d'une manière simple et commune, et qui, doués d'un esprit tranquille, résistent au torrent des passions effrénées ; nombre de sujets surmontent naturellement les maladies les plus graves sans aucun médicament, et sans les conseils scientifiques d'aucun médecin, mais seulement par l'abstinence, par le repos, et en évitant toute espèce de refroidissement excessif ; la plupart de ces individus, dis-je, guérissent plus sûrement, plus heureusement et plus immanquablement par la vigueur et les forces de la nature, que beaucoup d'autres personnages remarquables, soit en vertu de leurs richesses, soit à raison de leur rang, ne peuvent le faire avec le secours des médecins les plus fameux, et par l'usage de leurs précieuses recettes. Ces faits sont si évidens, sont si notoires, qu'ils n'exigent pas la moindre preuve. »

Le médecin n'est donc, on ne peut trop insister sur ce point, que le ministre de la puissance médicatrice. *In pluribus morbis* (dit Hippocrate) *præstat quiescere, quàm aliquid agere, et si medicus nosset se esse ministrum naturæ, plures equidem ægros sanaret.* « Voulez-vous savoir l'imbécillité de l'art et la puissance de la nature, dit Le Vayer, considérez que le moindre effort de l'imagination fait plus en un moment que tous les remèdes de Galien ou d'Avicenne. » Mais parmi les médications empiriques, rien n'est plus redoutable que les drastiques et l'abus des purgatifs en général.

« Lorsqu'un malade s'abandonne entièrement à la nature, dit un auteur dramatique du troisième ordre, il hasarde beaucoup ; quand il laisse tout faire aux médecins, il hasarde beaucoup encore ; mais hasard pour hasard, j'aimerais mieux me confier à la nature, parce qu'au moins on est sûr qu'elle agit de bonne foi, et qu'elle ne trouve pas son compte à prolonger les maladies. » *Summa medicina est nunquàm uti mediciná.*

Si dans tous les temps on a lancé des traits de raillerie contre les médecins, c'est parce que le charlatanisme a presque toujours triomphé ; c'est que la plupart des hommes qui se sont fait passer pour guérisseurs, réunissant l'ignorance à une basse cupidité, ont toujours profané le temple d'Esculape. Or, la science ainsi prostituée, ne pouvait plus conserver ni dignité ni éclat. Les abus qui se sont introduits dans l'art de guérir sont si grands et si multipliés,

que les médecins me paraissent faire plus de
mal que de bien à la société (1). Telle est ma
manière de voir ; mais j'observe qu'une opinion
ne doit pas être prise pour une vérité infaillible.

Malgré pourtant que nous soyons sous la dé-
pendance de la nature, il n'en est pas moins
vrai que l'art doit quelquefois concourir avec
elle pour marcher plus directement vers le but
qu'on se propose : il est même certains cas où
la science semblerait avoir le pas sur la nature,
et c'est particulièrement dans les maladies épi-
démiques que cette supériorité se fait remarquer.
Ainsi, les affections populaires se développent
et sont entretenues par des causes générales qui
exigent les secours de l'art, sans lesquels les
forces conservatrices seraient impuissantes.

Neque enim natura sine arte sufficit,
Cuiquam omninò quocunque in studio;
Nec ars per se sine præsidio naturæ.

______

(1) « Pour exercer la médecine à l'avantage de la société, dit Gilibert, il faut avoir une foule de connaissances.
Or, le public est inondé d'un nombreux troupeau de charlatans, tant titrés que non titrés, croupissant dans la plus
profonde ignorance ; donc la médecine entre leurs mains
ne peut être utile ; donc elle est souvent très nuisible. »
Quousque miserum cruciatis (s'écriait Régulus en s'adressant aux médecins)? *Quid invidetis bonâ morte, cui dare*
vitam non potestis? (*Plin.*)

SECTION NEUVIÈME.

*Conclusion. Léger aperçu sur le perkinisme,
et sur la cure du mal de dents par le tact.*

Je reviens enfin à mon objet principal, et je
m'empresse de terminer une dissertation qui
m'a entraîné dans quelques discussions peut-
être un peu étrangères au sujet. Du reste, il est
facile, je pense, de concevoir par ce qui a été
dit, que le somnambulisme peut être provoqué
sans le secours d'un fluide particulier; et que
dans ce cas, l'opérateur en faisant mouvoir les
ressorts de la sensibilité, de l'imagination et de
la puissance nerveuse en général, cherche à en
imposer : il fait preuve d'un tour de souplesse,
et doit être considéré comme un vrai mystifica-
teur, comme un prestigiateur, ou comme un enthousiaste. L'expérience nous a démontré d'ailleurs que quelquefois il y avait eu du compérage
entre les acteurs. Or cette impudente jonglerie
qui peut-être a déjà fait bien des dupes, suffi-
rait seule pour reléguer les magnétiseurs chez
les charlatans, quand même ce qui forme leur
frêle et misérable doctrine ne respirerait pas un

esprit de superstition manifeste ; quand même, dis-je, le système informe de l'aimant animal ne présenterait pas un pitoyable échafaudage, dressé sur les plus grossiers préjugés, sur un insigne fanatisme, en un mot sur un véritable plan de baskanie ou fascination.

La classe des magnétistes offre toutefois, on ne peut en disconvenir, plusieurs hommes instruits, agissant avec une telle franchise, qu'il serait difficile de les taxer de fourberie sans injustice ; mais ces exceptions ne suffisent pas pour mettre le magnétisme à l'abri de tout reproche, et pour autoriser de pareils principes.

> Parmi les partisans de cet art fantastique,
> On rencontre parfois des gens de bonne foi,
> Des êtres dont l'esprit, quoique très méthodique,
> Subit des préjugés la ridicule loi :
> Or, ces hommes séduits par l'amour des prodiges,
> Subjugués par l'erreur et la crédulité,
> Rampent sous l'étendard, sous le joug des prestiges,
> Et ravalent ainsi la triste humanité.

Si l'on veut se donner la peine de feuilleter les ouvrages de l'antiquité, on saura, comme je l'ai déjà fait voir, que dans tous les temps, il y a eu des jongleurs ; que les hommes ont toujours rampé sous le sceptre des prestiges et de la superstition. Pétrone fait dire à Énothée, prêtresse de Priape :

Quid leviora loquor? Lunæ descendit imago
Carminibus deducta meis : trepidusque furentes
Flectere Phœbus equos revoluto cogitur orbe.
Tantùm dicta valent. Taurorum flamma quiescit
Virgineis exstincta sacris. Phœbeia Circe
Carminibus magicis socios mutavit Ulixis.
Proteus esse solet, quidquid libet. His ego callens
Artibus idæos frutices in gurgite sistam,
Et rursùs fluvios in summo vertice ponam.

Nodot a rendu ce passage en vers français; mais je crois devoir prévenir les personnes qui ne savent pas le latin, que cette traduction, assez exacte d'ailleurs, est froide et peu élégante. Je la rapporte ici pour qu'on puisse la comparer avec le texte.

Tout ce que je dis est encore peu de chose,
A mon divin pouvoir jamais rien ne s'oppose ;
Par les enchantemens de ma voix, de mes yeux,
    La lune descend dans ces lieux :
Et même le soleil finissant sa carrière
Tourne bride et revient nous donner sa lumière.
Pour me faire obéir, ma parole suffit.
    Jadis une puissante femme
Enchanta ces taureaux qui vomissaient la flamme
    Par certains charmes qu'elle fit :
Circé, qui du soleil tirait son origine,
Changea, par le secours des esprits infernaux,
Les compagnons d'Ulysse en d'infâmes pourceaux

Et Protée, employant sa puissance divine,
Prend, suivant son désir, des visages nouveaux.
Mais moi qui suis savante en l'art de la magie,
Par le charme secret d'une force inouïe,
Je puis du mont Ida tirer un arbrisseau
Pour le planter au fond de l'eau,
Et faire encor qu'un fleuve errant par les campagnes,
Changeant son cours, ira par-dessus les montagnes.

Quant au magnétisme animal considéré comme moyen curatif, je le crois plus nuisible que favorable. Effectivement, en voulant mettre en jeu les ressorts de la sensibilité en général, et de l'imagination en particulier, les magnétiseurs peuvent donner lieu à des accidens d'autant plus redoutables, que les personnes sur lesquelles ils opèrent par préférence, sont communément d'une constitution mobile et fort excitable. Or, conformément aux principes adoptés, il serait bien plus avantageux, je pense, de chercher à émousser un peu la trop grande susceptibilité, que de l'augmenter. Les mouvemens qu'on suscite alors ne peuvent guère manquer d'être suivis d'impressions fâcheuses. Les facultés intellectuelles et les fonctions physiques doivent nécessairement tomber dans un état de débilité plus ou moins considérable. Pour entreprendre la cure d'un mal, souvent fort léger, il serait ridicule et même absurde d'en provoquer un beaucoup plus grave : c'est cependant ce que font les magnétiseurs, en s'efforçant de faire naître des phénomènes nerveux, que le vrai médecin combattrait s'il les rencontrait.

Quoi qu'il en soit, les effets du magnétisme doivent être bien bornés dans le traitement des maladies en général. Il serait tout au plus permis de le ranger parmi les procédés métasyncritiques, et de l'appliquer lorsqu'il faudrait réveiller la sensibilité engourdie; mais une pareille condition ne serait guère propre à faire briller les talens de l'artiste. On vante pourtant le magnétisme animal comme une panacée, ce qui prouve bien qu'il ne roule que sur des bases imaginaires. « Le magnétisme, dit M. de Lausanne, a été employé avec succès dans presque toutes les maladies : il n'est point de cas où son emploi ne puisse être utile. Peu de magnétiseurs même connaissent toute l'efficacité de cet agent : on en a obtenu les résultats les plus satisfaisans dans les fièvres réglées, même dans celles qui avaient résisté à toutes les ressources de la médecine. » Voilà ce qui s'appelle un éloge bien conditionné.

Il suffira de jeter un simple coup d'œil sur la liste des affections morbides dont la guérison a été attribuée à la vertu magnétique, pour être convaincu de ce genre d'empirisme. Comment ne serait-on pas choqué en voyant, en dépit du sens commun, figurer parmi ces maladies des abcès, des cancers, des chancres, des dartres, des dépôts, des suites de coup de feu, des descentes, des tumeurs scrophuleuses, des squirres de la matrice, des angines, des entorses, des gales, des fistules à l'anus, des hydropisies, des jaunisses, des obstructions, des affections scorbutiques, des phthisies pulmonaires, des taies, des teignes, des staphylômes, des varioles, des véroles, des ulcères de la matrice, des vomiques, etc., etc. Disons donc hardiment : *Ineptiam celare melius est, quàm in medium proferre.* (*Stob. Serm.* 3.)

Je devrais peut-être dire un mot sur la rabdomancie, sur l'hydroscopie, en un mot, sur les phénomènes engendrés par la fameuse baguette divinatoire ; mais ce serait peut-être trop m'écarter du sujet principal. Cette espèce de souplesse est d'ailleurs tellement connue, que je ne crois pas devoir m'en occuper. On peut consulter à ce sujet les ouvrages de Thouvenel : on y trouvera des connaissances, de la littérature et de l'esprit ; mais en même temps de la pasquinade, de la féerie et du prestige.

De tout ce qui a été dit, nous pouvons donc

conclure, sans être soupçonnés de scepticisme, que le magnétisme animal n'est qu'une pure forfanterie, dont l'esprit a été puisé dans les anciens systèmes de théosophie, de mysticisme et de spiritualisme ; dans ces doctrines informes où les principes de la saine raison sont sacrifiés aux puérilités les plus frivoles, aux inepties les plus choquantes, bref, à tout ce que peuvent enfanter le fanatisme et la crédulité d'un peuple aveuglé par les prestiges de la superstition (1). *In humaná naturá nihil est quod omninò sit labis expers, et ab omni absurditate alienum. (Const. Manass. Annal.)*

« Il faut, dit Charron, tant qu'il est possible, fuir la hantise et fréquentation du peuple, sot, mal complexionné, mais surtout se garder de ses jugemens, opinions, mœurs vicieuses, et sans faire bruit tenir toujours son petit bureau à part. »

Concluons que le somnambulisme magnétique n'est qu'un réchauffé du mesmérisme dont le bon

---

(1) La seule chose qui me permettrait d'attacher un certain prix au magnétisme, serait l'intention de reculer les bornes de la physiologie ; mais on n'a pas encore été stimulé, que je sache, par un semblable motif. Je demande si quarane années d'expériences magnétiques ont jamais enrichi la science médicale de quelques découvertes importantes.

sens avait fait justice, mais qui a repris une certaine vigueur à la faveur de l'empirisme, dont
le pouvoir est plus étendu que jamais. Concluons
que la plupart dès magnétiseurs et des endormeurs doivent être rangés parmi les uromantes
ou docteurs en uroscopie, parmi les vendeurs
d'orviétan et autres patelineurs qui, dans tous les
temps, ont dégradé la science médicale (1), et
qui, depuis quelques années surtout, lui impriment une tache qu'il importe d'effacer. Nous
voyons encore actuellement ce que le père de la
médecine avait observé quand il a dit : *Sic et
medici famá quidem et nomine multi, re autem et opere valdè pauci.* (*Lex.*)

Concluons que le magnétisme animal est moins
utile que condamnable, sous le rapport de la
thérapeutique, à raison des désordres qui peuvent résulter de la sensibilité exaltée. C'est une
espèce de méthode pertubatrice dont le clinicien
ne peut tirer aucun avantage réel, si l'on considère surtout qu'il existe d'autres moyens plus

---

(1) Le peuple naturellement superstitieux et crédule a toujours été disposé à adopter pour des vérités, les rêveries les
plus inconcevables ; et depuis les temps les plus reculés jusqu'à nos jours, on a eu des preuves de ces travers de l'esprit
humain. *Et alia ludibria* (dit Tite Live) *oculorum aurium-
que credita pro veris.* (*Hist. lib.* 24., *cap.* 44.)

sûrs et plus faciles. Concluons enfin que le magnétisme animal et le somnambulisme artificiel doivent être relégués dans la catégorie des remèdes
superstitieux, des charmes, des amulettes et autres sortes de fascinations opérées par la vertu
miraculeuse du bâton de Jacob.

La sorcière Proselenos n'aurait sûrement pas
manqué de recourir à l'aimant animal pour rétablir les forces de Polyenos ; mais le divin fluide
était inconnu alors. Or, voici selon Pétrone la
manière dont s'y prit la vieille et impotente magicienne pour opérer ce miracle, et pour confondre les noueurs d'aiguillettes. Chrysis, suivante
de la courtisane Circé, amenait la petite vieille
(*comitem aniculam trahebat*) qui par ses enchantemens devait ranimer l'énergie de Polyenos,
et réparer son honneur qui avait échoué chez la
courtisane. « Eh bien ! monsieur le difficile, dit
cette suivante, en abordant le pauvre diable, et
après l'avoir salué, commencez-vous à reprendre bon courage ? A peine avait-elle prononcé ces
mots, dit Polyenos, que la vieille tira de son
sein un cordon entrelacé de fils de différentes
couleurs, et qu'elle m'en ceignit le cou : puis
mêlant une poudre avec du crachat, elle en prit
avec le doigt du milieu, et m'en posa sur le front
malgré moi. » *Atque, ut me consalutavit Chry-*

sis : Quid est, inquit, fastose, ecquid bonam mentem habere cœpisti? Hæc dicente, anus illa de sinu licium protulit varii coloris filis intortum, cervicemque vinxit meam. Mox turbatum sputo pulverem medio sustulit digito, frontemque repugnantis signavit.

Ce passage de Pétrone, auquel la matière ne me permet pas de donner une plus grande extension, ne doit pas peu contribuer à nous convaincre que, dans tous les temps et dans tous les pays, il y a eu un plus ou moins grand nombre de visionnaires ou d'enthousiastes; que l'erreur, l'ignorance, les préjugés et la crédulité étant indestructibles, il y aura toujours des hommes qui sauront profiter de la fragilité de l'espèce humaine. Il est donc évident que le charlatanisme a toujours existé et qu'il existera toujours. Il y a sans doute des moyens qui pourraient affaiblir sa puissance et la réprimer : or, sa force et ses succès étant subordonnés aux temps, aux mœurs, aux lois, à l'éducation et à plusieurs autres circonstances, il y a lieu d'espérer que l'expérience et la raison pourront un jour, en dessillant les yeux de la multitude, produire quelque changement à cet égard.

On peut rapporter au genre du magnétisme

animal un empirisme connu sous le nom de perkinisme, dont Perkins, médecin des États-unis, est le chef. Il cite en faveur de sa méthode une infinité de cures opérées authentiquement (1). Cet art consiste à promener lentement, sur la partie affectée, la pointe d'un instrument composé de deux pyramides de différens métaux, auquel l'inventeur a donné le nom de tracteur métallique. On doit suivre la direction des principaux nerfs, pendant vingt ou trente minutes de suite. Or, il est évident que le perkinisme n'est, de même que le mesmérisme et le puységurisme, qu'une pure chimère. Cette vérité, qui a été démontrée par le docteur Haygarth, médecin de Bath, n'exige aucun commentaire. Pour donner des preuves convaincantes de cette charlatanerie, il opéra avec deux morceaux de bois auxquels il avait fait appliquer une couleur imitant très bien le cuivre et le fer. Ayant donc traité, avec ces tracteurs d'un nouveau genre, des individus atteints de rhumatisme chronique avec gonflement aux extrémités supérieures et inférieures, il obtint des résultats favorables, et tous les ma-

____

(1) *The efficacy of Perkins's metallic fractor cases of successfull pratice*, etc. London, in-12, 1800 et 1801.

lades, à l'exception d'un seul, furent promptement soulagés. Les femmes du Danemarck
raffolaient de cette nouveauté empirique : elles
portaient sur elles ces aiguilles miraculeuses à
l'influence desquelles ne devait résister aucune
espèce de maladie.

Adam, Samsonem, Petrum, Davidem, Salomonem
Decepit mulier : quis modò tutus erit?

On doit encore assimiler aux jongleries magnétiques l'art de guérir les maux de dents par
le tact. On peut effectivement dissiper pour un
temps une odontalgie en touchant pendant quelques minutes la dent affectée. Nous avons à l'un
des hospices de Langres une sœur qui de temps
à autre opère des cures de ce genre, et assurément cette estimable fille n'en fait pas finesse,
malgré qu'elle attribue ses succès à une drogue
dont ses doigts sont imprégnés. J'ai été témoin
de quelques-unes de ces guérisons, que je ne
crois point dues, comme le prétendent Car-
radori et Ranieri Gerbi, à la vertu de quelques
coléoptères broyés entre le pouce et l'index; mais
que j'attribue tout bonnement au pouvoir de
l'imagination et de la pression exercée tant
sur les gencives que sur la dent. En effet, il
ne peut guère manquer de se faire une grande
diversion chez le patient qui, abattu par la dou-

leur, est persuadé que son mal va cesser. L'a-
mour, qui est une violente passion, a cédé parfois au désir de la gloire. Il est bon d'observer
toutefois que les efforts de la charitable sœur
n'ont pas toujours été couronnés de succès (1).
Remarquons d'ailleurs que les douleurs de dents
cessent quelquefois tout-à-coup spontanément;
mais la petite vanité des guérisseurs ne permet
guère à leur esprit un peu retréci de s'élever à
ces considérations.

> Dans ce bas monde, hélas! tout n'est que vanité;
> Tout, a dit Salomon, n'est que vaine fumée.
> L'homme seul admirant sa chétive entité,
> Sans s'en apercevoir, flétrit sa renommée.
> Moi-même en m'érigeant en rigide frondeur,
> De pure vanité je fais preuve certaine.
> Des décrets éternels louons la profondeur,
> Sans cesser de gémir sur la nature humaine.

Ce qui me frappe le plus dans tout ceci, c'est
que des hommes recommandables, des savans
auxquels on a confié l'enseignement public de
la médecine, dans une des premières facultés de
l'Europe, loin de rejeter de pareilles doctrines,

----

(1) Depuis quelque temps la chère sœur paraît avoir négligé ses innocentes fonctions : le médecin à qui elle confie
les secrets de son âme ne lui aurait-il point dit qu'il y avait
de la superstition?

sembleraient au contraire vouloir en quelque façon abonder dans le sens des mystificateurs de ce genre. Ainsi, un des plus célèbres professeurs de la première faculté de la France a dit en parlant du perkinisme : « Jusqu'alors il n'existe aucun inconvénient de publier un moyen aussi simple, et qui ne peut causer aucun mal. On désirerait dans bien des cas un remède simple et facile à exécuter, portant sur l'imagination une impression vive et susceptible de produire un effet physique : or, le perkinisme peut offrir cet avantage, et les médecins doivent le tenter. » Le même professeur dit encore relativement aux cures odontalgiques opérées par le toucher : « Faut-il ajouter une entière confiance à de tels remèdes, ou faut-il les rejeter ? La raison nous enseigne qu'il est utile d'essayer tout ce qui ne peut pas nuire. » Avec de pareils principes, on court de grands risques de tomber dans l'absurde.

Telles sont les réflexions que j'ai cru devoir faire sur le magnétisme animal, sur un genre de charlatanisme qui, malgré les coups redoublés qu'il a reçus, résiste à l'orage, fait toujours des prosélytes, particulièrement en Prusse, ainsi qu'en Allemagne, et abuse impunément de la crédulité des simples, des enthousiastes et des

fanatiques. Il me reste à faire des vœux pour
que le gouvernement réprime, par de bons
moyens, le charlatanisme médical, qui fait des
progrès effrayans dans certains départemens surtout. Si l'on désire voir l'art d'Hippocrate recouvrer son ancienne splendeur; si on veut le
voir affranchi de cette condition qui ternit sa
gloire, il faut se hâter d'abroger un reste de
lois de circonstances, enfantées dans le dessein
de flétrir les sciences les plus nobles et les plus
utiles. Il est temps de rendre à la médecine cette
dignité que le vandalisme s'est efforcé de lui
ravir; il est temps, dis-je, de faire revivre
parmi les sciences et les arts toute la considération qui leur est due.

Artibus ingenuis quarum tibi maxima cura est,
Pectora mollescunt, asperitasque fugit :
Artibus ingenuis quæsita est gloria multis.

OVID.

On craint la mort, et dans les maladies, on
n'a pas le courage de se borner aux soins de
la nature : on implore servilement les secours de
l'art; on le regarde comme un bienfait émanant
de la divinité (1) : mais quand une fois on a

----

(1) *Longitudine dierum replebo illum, et ostendam illi sa-*
lutare meum.

recouvré la santé ; lorsque l'image de la mort ne vient plus planer tristement sur la tête, et ébranler les faibles ressorts de l'imagination, l'ingratitude succède à la pusillanimité : on dédaigne ce que l'on avait recherché avec empressement ; et de même que les êtres ignobles qui, après avoir assouvi leur honteuse passion, affectent une insipidité, ou plutôt un mépris révoltant pour l'objet de leur culte, on voudrait traîner dans la boue les choses pour lesquelles on avait conçu une espèce de vénération. Telles sont les dures vérités que je ne crois pas devoir taire. La manière dont on s'est comporté et dont on se comporte tous les jours à ce sujet, ne confirme que trop évidemment la réalité de mes assertions.

Les hommes qui par leurs veilles et leurs connaissances acquises se sont rendus dignes de cultiver la science médicale, gémissent depuis long-temps de se voir assimilés à des êtres obscurs, dont tout le talent consiste à savoir capter les suffrages d'un vulgaire ignorant, d'une multitude qui, séduite par le clinquant d'un langage perfide, par les amorces d'un vil patelinage, ne rougit pas de rendre à l'imposture des hommages qui ne sont dûs qu'au vrai mérite : j'aurai occasion de revenir là-dessus.

Il est peu flatteur d'être obligé de divulguer une pareille conduite, et de signaler des abus de ce genre; mais les intérêts sociaux l'exigent, et tout silence deviendrait condamnable en pareil cas. Puissent donc mes observations fixer l'attention de l'autorité souveraine, et lui faire prendre en considération les désordres contre lesquels la société réclame! Puisse la science enfin recouvrer ses prérogatives sous les auspices d'une monarchie légitime, ennemie de toute espèce de servitude, et ne respirant que l'amour du bien public! *Providentia regum, fide populorum salus dignitasque regnorum constat.*

Je saisis avec empressement cette circonstance pour insérer ici quelques vers latins que la naissance du duc de Bordeaux m'avait inspirés, mais dont je n'ai encore fait aucun usage. C'est un faible hommage que j'aime à rendre à une auguste famille, dont la gloire, les malheurs et les bontés doivent pénétrer tous les cœurs qui conservent encore un germe d'honneur et de loyauté; mais où trouver des expressions assez nobles et assez énergiques pour célébrer une aussi illustre naissance, et pour peindre cette joie dont tout bon Français doit tressaillir?

Quis ducis egregii natalem scribere possit
Conveniente modo? Gentis quis gaudia verbis
Exprimat ornatis? Tantam quis prosperitatem
Digniùs evulget? Lætemur, grata virescunt
Lilia, dùm marescent violæ (1) campos per inertes.

Gallia turpe jugum jam dudùm mæsta subibat.:
Protexit Lodoix nos, nostraque vincula solvit;
Legitimoque sedens solio, res ritè gubernat :
Prædatum renovat regnum; ingenuas fovet artes;
Francorum pater est, miseris solatia præstat.

Distabat procul à nobis Jovis ales aduncus :
Dux Biturix tamen occumbit florentibus annis;
Spesque nece infandâ dulces sicarius aufert.
Heroïna malum sarcit; mox nascitur ultor :
Infans angelicus cælo dimittitur alto,
Omnia qui repleat justorum vota virorum,
Quique pudore malos suffundat, eosque refringat.
Carus adest natus : Gallos fortuna juvabat;
Ac tandem patriæ victoria cessit amicis.
Debita sceptra manent, fraus clandestina recessit.
Inclytus ille puer spes est non vana salutis.

Pax igitur nobis sit, mensque sit una duobus.
Nostris principibus meritos reddamus honores,
Accipiantque novum ferventis pignus amoris.
Optatus vivat Lodoix rex omne per ævum !
Vivant Borbonidæ, Gallorum gloria! Vivat
Burdigalæ princeps! Biturix vivatque ducissa!
Vivat Borbonium semper venerabile nomen!

Les élans patriotiques qu'un illustre rejeton

---

(1) La violette était un des signes de ralliement des factieux qui avant la fameuse journée de Waterloo, conspiraient
contre le souverain légitime; ils désignaient Buonaparte sous
le nom de *père la Violette.*

a fait naître sur tous les points de la France, prouvent de la manière la plus convaincante l'excellence d'une monarchie légitime. « La royauté, dit Aristote, est à notre avis l'une des meilleures formes de gouvernement. C'est elle, dit Platon, qui peut supporter le son le plus aigu de la vertu. La royauté, poursuit Aristote, a été établie pour la défense des gens de bien contre la populace (1). L'effronterie des démagogues est la principale cause des changemens qui arrivent dans les états démocratiques. C'est aux démagogues que la démocratie d'Héraclée dut sa ruine. Après avoir affaibli l'état par des envois de colonie, ils eurent l'impudence de ruiner et de chasser les nobles. »

Telle fut l'opinion des plus célèbres philosophes de l'antiquité, et tel doit être encore le sentiment des hommes qui, guidés par le flam-

____

(1) Quel jugement porterons-nous sur ces hommes qui ayant été délégués pour soutenir les prérogatives de la monarchie, déclament continuellement contre le clergé et la noblesse ? Montesquieu a donné la solution de ce problème quand il a dit : « Dans une monarchie, le pouvoir intermédiaire le plus naturel est celui de la noblesse : elle entre en quelque façon dans l'essence de la monarchie, dont la maxime fondamentale est : Point de monarque, point de noblesse ; point de noblesse, point de monarque ; mais on a un despote. »

beau de la raison, savent résister à la fougue des passions, et se mettre au-dessus des préjugés.

Nec multos regnare bonum, rex unicus esto;
Unius imperium, cui Jupiter aurea magnus
Sceptra dedit, jussitque suis dare jura tuendis.
HOMER. Iliad.

On attribue aux philosophes modernes la subversion de la monarchie : ce ne sont pas les philosophes, mais leurs valets qui ont déclamé contre un gouvernement utile, sage et précieux. Ainsi, on sait comment Raynal et Marmontel se sont prononcés sur la conduite des charlatans et des illuminés qui avaient usurpé le nom de philosophe dans l'intention de bouleverser l'état; mais il est temps de terminer cette digression. Or, pour prouver combien la prévention est souvent injuste, je me bornerai à invoquer le témoignage d'un homme dont les anarchistes se glorifiaient d'avoir adopté les principes. Pour confondre les sophistes précités, il suffira d'exposer, relativement à la monarchie, l'opinion d'un des philosophes contre lesquels on s'est tant récrié.

« Un gouvernement, dit Boulanger, où le trône du monarque a pour fondement les lois de la société sur laquelle il règne, est le plus heureux de tous. C'est le gouvernement monarchique qui seul a trouvé les véritables moyens de faire jouir les hommes de toute la liberté possible, de tous les avantages dont on peut jouir sur la terre. Le gouvernement monarchique, poursuit Boulanger (1), doit être regardé comme le chef-d'œuvre de la raison, et comme le port où le genre humain battu par la tempête en cherchant une félicité imaginaire, a dû se rendre pour en trouver une qui fût faite pour lui. »

Tel est le langage d'un des principaux philosophes sur lesquels on rejette les odieux principes de notre révolution, sans faire attention que maintes et maintes autres causes ont opéré le mal. *De illá philosophiá loquor, quæ nullum bonum putat nisi quod honestum est, quæ nec hominis, nec fortunæ muneribus deleri potest.* Ne confondons pas les philosophes avec les déclamateurs révolutionnaires (2).

---

(1) Boulanger entra dans les ponts et chaussées comme ingénieur, en 1745. Ce fut lui qui construisit le pont du village de Foulain, entre Langres et Chaumont. Si ce célèbre personnage est répréhensible sous certains rapports, il n'en est pas moins un des plus grands apologistes de la royauté. On a publié sous son nom plusieurs ouvrages contre la religion.

(2) *Videte ne quis vos decipiat per philosophiam et inanem fallaciam.* (*Epist. Paul. ad Coloss. cap.* 2, *v.* 8.)

Dans tous les temps, l'astuce et la duplicité
On été les fléaux de l'animalité.
La charlatanerie est un mal incurable,
Un ulcère profond, un vice irréparable.
Cette contagion gagne tous les états,
Sans même faire grâce aux plus grands potentats.
Il ne parut jamais, je crois, tant d'empiriques,
Qu'on en trouve aujourd'hui parmi les politiques (1).
De tous les bateleurs, le plus pernicieux
Est, suivant mon avis, un esprit factieux.
Ici l'on peut placer un pesant pédagogue,
Un napoléoniste, un ardent démagogue,
Un franc-maçon risible, un grossier radical,
Un sale sans-culotte, un jacobin brutal,
Un démocrate avide, un théophilantrope,
Un libéral altier, un sombre misanthrope,
Un conventionnel, surtout un montagnard,
De tous les vrais fripons le plus méchant pendard.
Joignons à ces jongleurs un fougueux libelliste,
Un doctrinaire obscur, un fourbe, un minerviste,
Un triste indépendant, un noir carbonaro,
Et d'autres histrions dignes de Figaro.
Des débordemens d'eaux inondant les campagnes,
La foudre et ses éclats qui frappent les montagnes,
Sont moins à redouter que tous ces charlatans,
Dont les grandes erreurs sapent le droit des gens.
Cette engeance, en un mot, cause plus de désastres
Que la guerre, la peste et tous les médicastres.

Tout ce qui concourt à donner naissance à
l'ambition et à l'orgueil, contribue à dévelop-

---

(1) *Politica est ars tàm gerendi quàm fallendi homines.*

per le germe du charlatanisme (1). Ainsi, les révolutions, les guerres, les factions, etc., enfantent ces sourdes menées, ces ruses qui dégradent le cœur humain. Ne soyons donc pas surpris si dans nos prétendues régénérations, nous avons vu des fourbes et des forcenés prendre le timon des affaires, et vouloir faire la loi à l'élite de la nation, à des hommes qui n'ayant en vue que la prospérité générale, abhorraient toute espèce d'intrigue. Les voies sans lesquelles il est difficile de parvenir, sont indignes de l'honnête homme : il reste donc dans l'obscurité, et la société est privée d'un bien réel; mais la vertu indestructible survit à tous les âges.

> *Sed propera, longo Lachesis jam fessa labore,*
> *Cogitat immiti rumpere fila manu.*
> *Post obitum benefacta manent, æternaque virtus*
> *Non metuit stygiis ne rapiatur aquis.*

« Nous savons, dit un de nos bons observateurs, que jamais il n'y a eu moins de liberté que depuis la révolution; jamais il n'y a eu moins d'égalité et moins de justice. Jamais on n'avait vu autant de despotisme et de tyrannie; et tout cela s'est fait à l'avantage d'un petit nombre de parvenus, et au détriment de la

---

(1) *Omnis superbus est mendax.*

très grande majorité de la nation française. Mais jamais on ne ferait de révolution, s'il n'y avait rien à gagner, et il faut bien que quelqu'un en paie la façon. Il est vrai que ces bouleversemens s'opèrent aux dépens du peuple, mais on a soin de lui faire croire que c'est pour son bonheur; c'est pourquoi nous parlons sans cesse de priviléges, de prérogatives, d'immunités et autres grands mots qui sont très consolans pour notre public non initié aux mystères du libéralisme, c'est-à-dire au pouvoir et à l'argent de la révolution. » *Universas domos subvertunt, docentes quæ non oportet turpis lucri gratiâ.*

Cependant depuis que la France a recouvré le sage gouvernement qui seul pouvait mettre fin à nos calamités; depuis qu'une légitime et glorieuse monarchie a délivré le peuple d'un vil esclavage; depuis qu'elle l'a tiré de la fange où on le voyait se traîner sous l'apparence spécieuse et dérisoire de la liberté, on a reconnu une partie des fourberies de ces caméléons qui s'étaient emparés de l'autorité souveraine, soit par la ruse, soit par la force; et nous n'avons pas lieu d'être surpris qu'avec de pareilles bases, leur édifice se soit enfin écroulé. En effet, le jongleur aveuglé par une folle ambition, par un méprisable égoïsme et une ridicule présomption, ne prévoit guère la chute dont il est menacé. Le nom de héros qu'une basse adulation et un sot enthousiasme prodiguent quelquefois à certains charlatans, ne peut en imposer au sage, qui rit des sottises dont il est témoin, et gémit en silence sur les misères humaines.

Est vafer omnis homo; fraus regnat ubique locorum :
Cauta licet sit fraus, tandem se detegit ipsam.

Tout ne respire en nous que ruse et stratagème :
Mais la fraude à la fin se découvre elle-même.

Quoi qu'il en soit, les sophistes atterrés, et éblouis par les rayons éclatans de la vérité, commencent à garder le silence et à rentrer dans les ténèbres. On peut leur appliquer le distique suivant, tiré d'un auteur dont j'ai oublié le nom.

Lumine perculsæ cessant maledicere ranæ,
Et victus veri luce sophista tacet.

PROGRAMME

SUR

LE SOMNAMBULISME MAGNÉTIQUE,

TRADUIT DU LATIN DU DOCTEUR METZGER,

AVEC DES NOTES,

PAR M. ROBERT,

Docteur en médecine, chevalier de l'ordre royal de la légion
d'honneur, médecin en chef des hôpitaux de Langres,
membre de plusieurs sociétés savantes, etc., etc.

AVERTISSEMENT

DU TRADUCTEUR.

Le mémoire de Metzger, dont j'ai déjà dit un mot dans la préface de mes Recherches sur le magnétisme animal, fut publié en 1787. Il est curieux et d'autant plus intéressant, qu'il part de la plume d'un savant dont la doctrine médicale n'a jamais été équivoque. Or, on peut envisager ce petit discours comme un jugement qui n'a été prononcé qu'après un mûr examen : c'est un antidote contre le charlatanisme en général, et contre le magnétisme en particulier. N'ayant traduit cet opuscule que pour en faciliter la lecture aux personnes qui ne savent pas le latin, j'ai cru pouvoir me dispenser de rapporter le texte. Au surplus, je préviens que j'ai préféré la fidélité à l'élégance, parce que ces sortes d'ouvrages exigent ce sacrifice.

Comme ce programme n'avait été composé qu'en faveur des jeunes gens qui se livraient à l'étude de la médecine, il devait être succinct et conforme aux esprits qui avaient déjà quelque teinture de la science. Quant à ma traduction, étant destinée à toutes les classes, à toutes les professions, il fallait nécessairement la revêtir de certains commentaires; c'est pourquoi j'y ai ajouté des notes un peu nombreuses et un peu étendues : mais cette espèce de redondance paraîtra moins vicieuse, si l'on considère que je n'écris que pour combattre des erreurs et des préjugés contre lesquels il fallait trouver un grand spécifique.

Quoi qu'il en soit, je ne puis terminer cet avant-propos sans revenir encore sur l'auteur du programme que j'ai traduit. Je n'aspire nullement à la gloire de faire un éloge qui réclame une autre plume que la mienne; mais j'ai cru devoir faire connaître un savant qui a rendu les plus grands services à l'humanité.

Jean-Daniel Metzger, médecin, né à Strasbourg en 1739, et mort à Kœnisberg en 1805, devint professeur d'anatomie en 1777, avec le titre de conseiller aulique du roi de Prusse. Il fut médecin de plusieurs hôpitaux ; mais l'enseignement et le travail du cabinet avaient pour lui plus d'attraits que la pratique. « Ce médecin actif et laborieux, disent les auteurs de la Biographie universelle, a professé avec honneur pendant vingt-huit ans. » Les productions qui rendent son nom digne du temple de mémoire sont très nombreuses; celles que l'on peut citer honorablement sont : *Adversaria medica*, 1778; *Elémens de physiologie*, 1783; *Mélanges de médecine*, 1784; *Médecine rurale*, 1784; *la Police médicale et la médecine légale*, 1789 et 1791; *Manuel de chirurgie*, 1791; *Recherches sur l'histoire de la médecine*, 1792; *Dissertation sur la théorie des sécrétions*, 1794; *Ouvrage polémique sur l'irritabilité*, 1794; *Discussions physiologiques*, 1796; *Nouvelles observations de médecine légale*, 1798; *Aperçu sur les maladies vénériennes*, 1800; *Nouveaux mélanges de matière médicale*, 1801; *Maladies des animaux domestiques*, 1802; *Aphorismes relatifs à une physiologie empirique*, 1805 ; des thèses dont le nombre s'élève à plus de quare-vingts, etc., etc. Ce médecin infatigable s'occupa de toutes les questions qui s'agitaient sur les diverses parties de la science, sans négliger ce qui était relatif au magnétisme, etc.

Les médecins les plus renommés ont su rendre justice à l'auteur dont je parle. « Le Manuel de médecine légale de Metzger, dit Kurt Sprengel dans son Histoire de la médecine, est sans contredit le meilleur qui ait jamais paru sur cette matière. La clarté, l'ordre, la précision, la profondeur et l'érudition sont les qualités qui distinguent cet ouvrage. » Ainsi, ce simple aperçu est bien suffisant, je pense, pour faire apprécier les talens et le mérite de l'illustre professeur de Kœnisberg.

PROGRAMME

SUR

LE SOMNAMBULISME MAGNÉTIQUE.

Depuis quelques années déjà, les écrits périodiques, les journaux, les éphémérides et des traités ont retenti du magnétisme animal (1),

---

(1) La notice bibliographique, placée à la fin de l'article *magnétisme animal*, dans le Dictionnaire des sciences médicales, indique la plupart des ouvrages qui roulent sur cette matière. Parmi ceux qui ont été composés en faveur de cette doctrine, il en est un dont on a fait un très grand éloge ; il est intitulé : *le Magnétisme amoureux* (beau titre pour le débit). On l'a considéré comme un livre de métaphysique d'une grande profondeur, tandis qu'il renferme beaucoup de propositions fort hasardées, tandis que la plupart des assertions ne sont que des pétitions de principe. Or, on voit aisément, d'après cela, quel poids peuvent avoir les corollaires qui émanent d'un pareil système.

Il a encore paru depuis peu quelques opuscules du même genre, et l'on peut citer entre autres les Élémens du magnétisme animal par M. de Lausanne, le Magnétisme éclairé, par le baron d'Hénin de Cuvillers. Ce dernier, dont j'ai lu une analyse raisonnée, est réellement digne de fixer l'attention des savans ; et malgré qu'il soit sorti de la plume d'un des premiers potentats de la secte, il ne doit point être compris dans la classe des autres écrits de cette espèce. L'auteur de celui dont je parle, doué d'un véritable esprit observateur, et

dont Mesmer a fait le premier la découverte (1),

---

imbu de principes conformes à la saine raison, expose avec franchise les niaiseries, le patelinage, en un mot le charlatanisme des magnétiseurs. M. le baron, qui toutefois tient encore fortement aux dogmes sous certains rapports, leur porte néanmoins, en sa qualité de secrétaire de la société du magnétisme animal, un coup bien terrible, en détruisant de fond en comble l'échafaudage sur lequel cet art illusoire est construit.

Depuis quelques années, des observations relatives à l'aimant animal se trouvent consignées, avec une certaine complaisance, dans des recueils publiés par des sociétés qui occupent dans le monde médical un des rangs les plus distingués, tant il est vrai que

Omnia sunt hominum tenui pendentia filo,
Et subito casu quæ valuere ruunt.

Il m'est tombé entre les mains un Traité du somnambulisme que je n'ai pas encore parcouru entièrement : cependant je crois pouvoir affirmer, d'après ce que j'en ai lu, que les personnes qui ont un certain penchant pour le merveilleux, pour les prodiges étonnans, en un mot, pour les relations miraculeuses, doivent se procurer cet ouvrage : ils y trouveront, à coup sûr, de quoi satisfaire leur curiosité.

(1) Thouret, docteur régent de la faculté de médecine de Paris, a démontré, dans ses *Recherches sur le magnétisme animal,* que la découverte de ce système ne devait pas être attribuée à Mesmer. Il a fait voir que la théorie débitée par ce médecin empirique avait été puisée dans les ouvrages du dix-septième siècle. Ainsi, par exemple, Athanase Kircher, qui naquit en 1598, regardait les cures opérées par la poudre de sympathie comme émanant du

et qu'il a préconisé non-seulement comme un

---

magnétisme animal répandu dans toute la nature. (Voy. *Magneticum naturæ regnum. Amst.* 1667.) Mais ces conceptions fantastiques, familières aux auteurs du dix-septième siècle, remontent plus haut ; et comme les erreurs se propagent d'âge en âge, il paraîtrait assez certain que les élémens du magnétisme animal ont été pris dans les écrits de quelques anciens philosophes, surtout dans la métaphysique transcendante de Platon, où il existe des principes de théosophie qui nécessairement ont dû contribuer à exalter certaines têtes, à leur suggérer des idées de divination, d'enthousiasme, d'illumination, et à créer par conséquent des visionnaires, des convulsionnaires, des cabalistes, des mystificateurs, des magnétiseurs enfin, et des somnambulistes ou endormeurs. La prétendue influence de l'aimant sur l'esprit a régné dans tous les temps : « On sait, dit Van-Swinden, qu'Onomacrite, Athénien, qui vivait dans la soixantième olympiade, recommandait l'aimant pour maintenir l'amitié, pour reconnaître la fidélité des femmes, etc., rêveries qui ont été transcrites par plusieurs naturalistes postérieurs, ainsi que par Marbode, dans son poème latin *De lapidibus.*

J'ai fait mention de quelques personnages du dix-septième siècle qui pouvaient avoir fourni à Mesmer l'idée de l'aimant animal, et j'ai signalé à ce sujet Valentin Greatrakes, Sébastien Wirdig, et Guillaume Maxwel, dont Thouret a amplement développé les principes. A ce nombre on doit joindre Claude Guérin, Louis Morin et Juste Vesti, professeur à Erfort. On peut donc dire ici avec le Sage : *Nihil sub sole novum, nec valet quisquam dicere : Ecce hoc recens est; jam enim præcessit in sæculis quæ fuerunt ante nos.* (*Eccl. cap.* 1, *v.* 10.)

agent universel du corps humain, mais encore comme une panacée pour tous les maux (1). Il est notoire que la métropole de la France, c'est-à-dire Paris, a offert jusqu'ici le spectacle de ce charlatanisme (2).

---

(1) « De même qu'il n'y a qu'une nature, qu'une vie, qu'une santé, il n'y a, selon Mesmer, qu'une maladie, qu'une guérison. Rendez à la nature son véritable cours, c'est la seule médecine qui puisse exister ; c'est ce qu'opère le principe mesmérien. Son utilité s'étend à toutes les maladies qui peuvent atteindre le corps humain. Avec cette connaissance, le médecin guérira non-seulement tous les maux, mais il pourra encore les prévenir. » (Deslon, Observations sur le magnétisme animal.)

Si quelque chose paraît étonnant, j'ose même dire inconcevable, c'est de voir un ancien docteur régent de la faculté de médecine de Paris s'exprimer ainsi. Au reste, le silence le plus profond est le meilleur argument que l'on puisse opposer à de semblables propositions, à de pareilles fadaises.

(2) Le sanctuaire où Mesmer opérait ses merveilles, était Paris. Le bruit s'était répandu partout que le nombre de ses malades était incalculable, et qu'il guérissait les maux les plus rebelles aux secours de l'art. Ce qu'il y a de certain, c'est que la métropole de la France n'a nullement dégénéré à ce sujet ; car il existe encore actuellement à Paris une pépinière de magnétiseurs, de *somnambuliseurs*, et l'on peut dire aujourd'hui comme le professeur Metzger l'a dit, il y a environ trente-six ans : *Notum est Galliæ metropolim, Lutetias scilicet, hujus empirismi spectaculum huc usque exhibuisse.*

La capitale est un séjour favorable aux charlatans, aux

Mesmer avec ses disciples élevait sa doctrine jusqu'aux nues pour qu'elle tombât de plus haut, lorsqu'un roi très sage délégua de l'académie des sciences et de la société de médecine, des savans qui, après avoir examiné sérieusement la chose, firent voir le néant de la vertu magnétique, et démontrèrent que tous les phénomènes qui pouvaient en résulter devaient être attribués à l'imagination exaltée des malades (1). Mais sur les

---

crisiaques et aux illuminés. « A Paris, dit l'auteur des Lettres persannes, il y a bien des métiers. Là, un homme obligeant vient pour un peu d'argent vous offrir le secret de faire de l'or. Un autre vous promet de vous faire coucher avec les esprits aériens, pourvu que vous soyez seulement trente ans sans voir de femmes. Vous trouverez des devins qui vous diront toute votre vie, pourvu qu'ils aient un quart d'heure de conversation avec vos domestiques. Des femmes adroites font de la virginité une fleur qui périt et renaît tous les jours, et se cueille la centième fois plus douloureusement que la première, etc. Tous ces gens-là vivent ou cherchent à vivre dans une ville qui est la mère de l'invention. »

(1) Je ne répéterai point ce que j'ai dit relativement aux phénomènes magnétiques : je crois m'être expliqué assez catégoriquement à ce sujet. « C'est à l'imagination, dit l'auteur de l'Analyse du magnétisme éclairé, c'est à l'imagination que l'on doit attribuer la plupart des erreurs et des illusions qui trompent l'homme dans ses craintes et ses espérances; dans ses sentimens moraux, comme dans les relations de ses sens. » On peut voir dans mes Recherches cri-

débris de la tête de l'hydre que l'on venait d'a-
battre, on vit bientôt paraître plusieurs autres
singularités. Ainsi, à Mesmer succédèrent le
marquis de Puységur, Barbarin, d'Inarre, Lavater, Bicker et autres qui à Strasbourg, à Lyon,
à Zurich, à Brême et dans plusieurs autres lieux,
substituèrent au magnétisme parisien le somnambulisme magnétique, et instituèrent des sociétés
dites de l'harmonie (1).

A peine l'imagination la plus déréglée a-t elle
jamais été capable d'inventer une fable au moyen
de laquelle on ait répandu des choses aussi éton-
nantes, aussi incroyables et aussi étrangères à la
vraie psychologie, que cette nouvelle et mons-

---

tiques sur le magnétisme animal, ce que j'ai dit concernant
le rapport qui existe entre le physique et le moral.

Nec possunt oculi naturam noscere rerum.

(1) Ces associations se multiplièrent beaucoup tant en
France qu'en Allemagne et autres contrées. Le marquis de
Puységur, animé d'un zèle ardent pour cette science occulte,
établissait de tout côté en France des écoles de magnétisme. Il
y a encore actuellement à Paris une société de ce genre, au
nom de laquelle on publie de temps à autre un journal, dans
lequel on consigne les mémoires et les observations relatifs au magnétisme animal. Il y avait en Suède une société
de visionnaires, où l'on faisait coïncider avec les principes
de cette doctrine les révélations et autres rêveries d'Emmanuel Swedemborg.

trueuse doctrine (1). L'esprit et la saine raison tombent dans un état de stupéfaction, quand on lit dans les écrits de ces thaumaturges (2) l'histoire des maladies, leur guérison (3), la méthode curative qu'ils ont employée (4). J'ai actuellement sous les yeux un ouvrage entre autres que le père de cette secte et de la société harmonique de Strasbourg, celui qui en est le chef, le marquis de Puységur lui-même a publié sous le

---

(1) Le système de Mesmer, que l'on avait reconnu pour un monstrueux assemblage de chimères et de charlatanisme, répugnait encore moins au bon sens que le somnambulisme divinatoire, dont les élémens ont été pris dans l'extravagant système des théosophes, dans la secte des illuminés et autres énergumènes de parcille trempe.

(2) Ici le mot thaumaturge est employé ironiquement. Assurément les magnétiseurs n'ont jamais fait de miracles, et il y a long-temps que les faiseurs de prodiges ne sont plus de ce monde. Thaumaturge et prestigiateur sont deux termes synonymes. *Thauma et pro ipsis præstigiis accipitur.*

(3) J'ai donné un échantillon de ces maladies, dont la table alphabétique présente le comble de l'impudence et de la sottise.

(4) Toutes les cures merveilleuses, relatées dans les ouvrages sur le magnétisme animal, ont été audacieusement exagérées et impunément supposées : elles se fondent ou sur des supercheries, ou sur l'enthousiasme et la crédulité, ou enfin sur les effets de l'imagination.

titre de *Mémoires pour servir à l'histoire et à l'établissement du magnétisme animal;* Londres 1787. C'est un livre qui, n'en déplaise aux dieux, est farci de miracles (1). L'auteur, très persuadé que les vertus du fluide universel, découvert par le grand Mesmer, pouvaient, avec une bonne volonté (2) et une intégrité d'esprit, se convertir en un remède général du corps humain, entreprit avec succès (si l'on dit vrai) la cure de pres-

____

(1) *Liber miraculorum plenissimus* (dit le texte). Un pareil livre doit être d'un grand prix. Nous devenons stupéfaits au seul récit d'un miracle; que serait-ce, si nous en étions témoins oculaires? Au surplus, je crois que nous pouvons dire ici avec Aristote : *Miracula sunt, quæ naturâ contingunt, quorum ignorantur causæ.*

(2) S'il ne s'agissait que d'avoir une volonté prononcée pour obtenir des résultats conformes aux désirs que l'on peut avoir, que de malheureux dans tous les genres en profiteraient! Cette grande influence que l'on accorde à une volonté énergique, démontre évidemment que l'imagination est la base de la majeure partie du mécanisme. Selon les magnétistes, la volonté et le pouvoir seraient deux mots synonymes: cependant il y a une bien grande différence entre vouloir et pouvoir. Ici la ferme volonté ne peut être envisagée que comme un violent désir d'obtenir quelque chose. C'est une faculté particulière à un individu, chez lequel elle est en action, mais dont l'empire ne peut s'étendre sur l'esprit des autres. On sait bien que le mot vouloir suppose, étant restreint, le pouvoir; mais il est facile de voir que cette règle n'est pas applicable à la circonstance dont il s'agit ici.

que toutes les maladies, au moyen d'un arbre imprégné du magnétisme (1); et en vérité les phénomènes que les crises magnétiques font éprouver aux malades, sont mémorables. Ainsi, bon gré, mal gré, ils sont saisis d'un profond sommeil, et deviennent somnambules; ils sortent de la maison, écrivent et lisent les yeux fermés. Telle est la désorganisation [on me permettra cette expression barbare (2)], telle est la désorganisation ou privation des organes. Mais ces somnambules passant d'un état de stupidité à un degré éminent de science et de perspicacité, connaissent parfaitement le siége, les causes, la durée et le prognostic des maladies : ils en con-

----

(1) « On magnétise un arbre, dit M. de Lausanne, comme on magnétise une personne, en portant sur lui sa pensée et sa volonté (*Risum teneatis amici*), et en faisant autour du tronc des passes du haut en bas. On peut tirer un grand parti de ces arbres magnétisés : il existe même à ma connaissance quelques faits de ce genre vraiment miraculeux. » Dans tous les cas, il serait bien agréable de parcourir une avenue d'ormes enchantés, de se pavaner dans une allée de tilleuls embaumés.

(2) Effectivement le mot *desorganisatio*, qui se trouve dans le texte, n'est pas latin. Le terme désorganisation dont je me suis servi dans la traduction, est également barbare ici, parce qu'il est pris dans une acception étrangère à sa vraie signification.

naissent également les remèdes (1), et ils les appliquent non-seulement à leurs propres maux, mais encore à ceux de leurs amis (2). Tel est l'état divinatoire des somnambules.

Monsieur de Puységur rapporte à ce sujet un exemple remarquable concernant un paysan de sa campagne, nommé Victor, qui fut guéri d'une fièvre catarrhale par des crises magnétiques (3), et qui, quoique naturellement stupide, s'était presque trouvé changé en demi-dieu pendant toute la durée du somnambulisme (4).

____

(1) *Ad unguem hæc omnia norunt* (dit l'original). « Ils savent tout cela sur le bout du doigt. » Or, il est facile de reconnaître dans cette manière de s'exprimer un véritable persiflage.

(2) Les somnambules prescrivent des remèdes à tous ceux qui leur en demandent, moyennant salaire, bien entendu. Mais qui pourrait ne pas être saisi d'admiration, en voyant des imbéciles acquérir, dans l'espace de quelques minutes, des connaissances que les esprits les plus cultivés ne peuvent souvent se flatter de posséder après quarante ans d'étude et d'exercice? *O altitudo!*

(3) La plupart des maladies aiguës, et les fièvres catarrhales surtout se guérissent souvent spontanément par un simple régime de vie. Il n'y a donc rien ici de surprenant.

(4) Voilà certainement encore une des plus belles prérogatives du magnétisme animal. D'une bête faire sur-le-champ

On ne doit pas regarder comme moins mémorable la cure d'un rhétoricien de dix-neuf ans, nommé Joly, qui fut délivré d'une surdité dans l'espace de huit jours (1). Éveillé, il faisait les plus grands efforts pour ne pas devenir somnambule par l'effet du magnétisme (2); mais peine inutile. Au reste, à peine sensible à la crise, il exécutait avec la plus grande soumission toutes les volontés de M. le marquis : il se promenait d'un endroit à un autre; il écrivait ce que disait le marquis, et devenait, lorsqu'il était éveillé, fort surpris de toutes ces particularités. Les somnambules d'ailleurs, très versés dans l'anatomie, mêlent des conseils de médecine dans

---

un homme d'esprit, quelle brillante métamorphose! quel pouvoir admirable! Raillerie à part pourtant, nous devons convenir qu'en imprimant un certain degré d'énergie à l'organe cérébral en particulier, et à la puissance nerveuse en général, on peut communiquer du ressort à l'imagination, et rendre l'esprit plus pénétrant.

(1) L'auteur des noëls bourguignons dit plaisamment en parlant du prophète Élisée:

> Es eveugle ai baillò l'ouïe,
> El airo fai voi clar ein sor.

(2) Le texte dit : *Ne somnambulus fieret encheiresi magneticâ.* Or, j'ai cru pouvoir franciser ailleurs ce mot grec qui signifie maniement, manipulation. *Encheiresis* (dit Castelli) *propriè significat tractationem manibus factam.*

leur conversation. Doués de la plus grande intelligence, et d'un savoir étonnant (1), ils voient
à découvert l'intérieur des corps, comme se
montra Vielet, chasseur attaché à M. le marquis. Toutes ces choses ne peuvent s'exécuter

---

(1) La perspicacité des somnambules est portée aujourd'hui
à un degré bien supérieur à celui dont il s'agit ici. La science
infuse n'est qu'une bagatelle au prix de la clairvoyance ac-
tuelle. Les hypnobates voyagent dans la lune. « Ils ont reconnu, dit M. le baron de Cuvillers, qu'il existe dans cette
planète des êtres vivans, jouissant comme nous du spectacle
de la nature et de ses avantages : comme nous, ils naissent,
se reproduisent et périssent ; leur intelligence toutefois n'est
pas supérieure à la nôtre : leur forme est applatie, et leur dé-
marche rampante, etc. Ces voyageurs, ajoute l'auteur, passent sous silence l'atmosphère, les montagnes et plusieurs
autres particularités de la lune, qu'il importera it grandement
de connaître. »

Il serait absurde de croire, je l'avoue, que les planètes et
autres corps qui sont suspendus dans l'immensité, affectent
un état d'inertie, et ne présentent à leur surface que de vastes
déserts. Il est certain que tous les globes, parmi lesquels la
terre n'est qu'un grain de sable, sont animés par la présence
d'une foule d'êtres vivans dont nous ne connaîtrons jamais
les formes. Quant à l'atmosphère de la lune que l'on n'a
pas encore pu, dit-on, découvrir, on doit la supposer, puisque
ce satellite reçoit et réfléchit la lumière. Au surplus, si les
somnambules voyagent dans la lune, il faut espérer qu'ils
trouveront le moyen de se transporter dans d'autres mondes,
et qu'ils pourront nous divertir un instant par le récit de
leurs curieuses promenades.

qu'avec la ferme volonté du médecin magnétiste.
Sans cette volonté, sans la foi, on n'obtiendra
aucun succès (1). Le magnétisme cependant, ne
porte personne au crime ou à des actions déshon-
nêtes (2).

Tels sont à peu près les détails, sans parler de
beaucoup d'autres, dans lesquels entre M. le marquis. Que si quelqu'un demande par qu'elle enchéirèse (par quel procédé) ces miracles s'opèrent, en voici la description tirée des *Nouvelles
instructives, bibliographiques, historiques et
critiques de médecine* pour l'année 1785, p. 172.

---

(1) « Ce qu'il y a d'important et de fondamental, dit un
des chefs de la secte illuminée, c'est la pensée et la volonté,
sans lesquelles il n'existe pas de magnétisme animal. Sans
cette volonté, sans la pensée, sans la foi on n'obtiendra aucun
succès. » Pour le coup, voila bien, je pense, ce qui prouve
plus le fanatisme et la mystification, que l'existence d'un
principe quelconque ; car, comme je l'ai déjà fait voir, quel
rapport peut-il y avoir entre la pensée et les résultats matériels du magnétisme ? En bonne logique, notre pensée ne
peut rien ajouter à ce que les objets sont en eux-mêmes. *Co-
gitare tuum nil ponit in re.* La volonté est un autre terme abstrait, une autre propriété mentale qui présente ici la même
inconvenance que la pensée.

(2) Disons au contraire que le magnétisme ne respire que
lubricité, et nous dirons la vérité. On a sur ce point des faits
trop positifs pour qu'ils puissent être niés ; mais nous aurons
occasion de revenir là-dessus.

17

Je n'ai pas cru devoir me permettre de traduire du français en latin ce passage, de peur d'y changer quelque chose malgré moi (1).

« On place le malade sur une chaise ; le magnétisant se met en face, pareillement sur une chaise, appliquant les deux côtés internes de ses genoux sur les côtés externes du sujet qu'il va magnétiser. Dans cette position, les pôles de leurs corps sont opposés (2), puisque le côté droit du

----

(1) Ces sortes de morceaux affectent un caractère *sui generis*, que l'on doit respecter : il ne faut pas se permettre d'y faire le plus léger changement, et il est bon même d'en conserver les expressions, pour mieux en faire ressortir tout le ridicule.

(2) Ce procédé est conforme à la doctrine de Mesmer, qui voyait des pôles dans le corps humain ; car il faut observer qu'il y a eu trois écoles relativement au magnétisme animal ; celle de Mesmer, celle de M. Puységur, et celle des spiritualistes. Tout le monde sait que la théorie du premier roulait sur un fluide universel, remplissant l'espace, et établissant une communication entre tous les corps. La doctrine de M. Puységur est basée sur l'observation et la puissance de la volonté, dont l'action doit être dirigée vers les malades. Quant aux spiritualistes, ils pensent que les phénomènes magnétiques émanent de l'âme, et que les résultats ne dépendent que de la volonté. L'intention, la pensée et la prière forment leur grand cheval de bataille. *Charitas Dei diffusa est in cordibus nostris, per Spiritum Sanctum qui datus est nobis.*

magnétisant répond au côté gauche du magnétisé, et son côté gauche au côté droit. Alors on
applique légèrement les mains sur les hypocondres du malade ; on les y laisse sept à huit minutes dans cette position ; après cela on amène les
mains placées de manière que les pouces répondent au creux de l'estomac, les autres doigts de
la main gauche au foie, et ceux de la main droite
à la rate (1). On les y laisse encore un espace
de temps, après quoi on promène de haut en
bas, en commençant à la tête, à six lignes de
distance du corps du malade, le doigt index,
ou le pouce de la main droite sur le côté gauche
du corps, dans la direction du nerf sympathique
gauche, et la main gauche dans la direction du
nerf sympathique droit. D'autres fois on promène
les mains sur les hypocondres ou sur les parties

---

(1) Je ne puis m'empêcher d'observer que les procédés du
magnétisme animal actuellement en usage, sont un peu différens de ceux que l'auteur décrit. On commence par se mettre en rapport ; mais j'aurai occasion de revenir sur cet article, et de l'exposer d'une manière succincte. Du reste,
ces diverses enchéirèses, qui pour la plupart répugnent au
sens commun, doivent toutes être reléguées dans la même
classe, et nulle d'entre elles ne peut avoir la préférence. Je
ne m'arrête donc à un pareil objet, que pour en faire voir le
ridicule, et ne rien laisser à désirer aux curieux.

affectées (1), observant toujours de diriger les mains du haut en bas, dans la direction des principaux nerfs qu'on magnétise, et toujours la main droite sur le côté gauche, et la main gauche sur le côté droit, conservant par là l'opposition des pôles, qui constitue en tout le magnétisme. »

C'est donc ainsi que l'on préconise ces fameuses manipulations magnétiques. « Tout cela doit s'exécuter sans rire », ajoute l'éditeur du brillant journal dont je viens de faire mention (2).

---

(1) Il est facile de concevoir que les attouchemens exercés sur la région épigastrique, sur les hypocondres, sur les parties affectées et sur le bas-ventre en général, doivent infailliblement produire des effets, si on considère que l'estomac, le côlon, l'utérus, etc, sont des organes irritables. Ajoutons à cela que les régions abdominales correspondent, comme personne ne l'ignore, à des ganglions et à divers plexus qui y forment des centres nerveux, au moyen desquels différentes parties affectant entre elles une sympathie manifeste, sont susceptibles de recevoir des impressions plus ou moins fortes, d'où peuvent résulter des phénomènes nerveux plus ou moins extraordinaires.

(2) Si le gesticulateur ne doit pas rire, il est certain que les assistans et le patient lui-même ne peuvent guère s'en empêcher, en voyant les grimaces et les gestes ridicules d'un énergumène qui s'efforce de prendre un air sérieux. J'ai été témoin de quelques scènes fort comiques relativement à cet objet. « J'ai entendu, dit M. Dupan, dans la Revue médicale, j'ai entendu un fameux magnétiseur adresser à une

Mais ce pouvoir de nos médicastres ne s'arrête pas encore ici. En effet, ils prolongent et suspendent à leur gré la crise magnétique qu'ils ont excitée (1). Or, voici la manière d'opérer.

---

jeune somnambule des paroles si affectueuses, lui rappeler les idées religieuses avec un accent si doucereux, que plusieurs personnes furent obligées de sortir en pouffant de rire. »

> Aujourd'hui, sans rougir, un mystificateur
> Usurpe impunément le titre de docteur.
> Quelle pitié de voir un public imbécile
> Qualifier un sot de personnage habile !
> L'art, au reste, est chez nous honteusement flétri
> Par un parti nombreux, d'arrogance pétri.
> Entouré de badauds, un risible empirique,
> Pour se faire admirer prend un air emphatique :
> Son allure, ses tons, ses gestes, son caquet
> En font un vrai Protée, un singe, un perroquet.
> Monté sur des tréteaux, un pitoyable mime,
> Pour leurrer un manant, de la langue s'escrime :
> Il panse, il palpe, il saigne, il arrache les dents,
> Bref, il purge, et partout on prône ses talens.

(1) Selon certains magnétistes, si la crise est violente et que l'opérateur soit faible, il ne peut guère la faire cesser. Or, pour démagnétiser, il faut chercher bien vite parmi les adeptes, de bons gros gaillards très forts et bien madrés, comme si la force de la volonté dépendait de celle du corps. « Il est certain, dit un célèbre somnambuliste, qu'une personne douée d'une faible constitution ne doit pas magnétiser avec la même énergie qu'un homme robuste exerçant ses facultés sans éprouver de fatigue. » Quelle misérable logique !

« Il suffit pour cela d'approcher le pouce de la partie que l'on veut démagnétiser, et de le retirer en l'éloignant en ligne perpendiculaire à environ un pied et demi de distance, le rapprochant sans toucher précisément à la partie, et l'éloignant successivement. On peut faire cette expérience sur soi-même. Il suffira d'approcher le pouce droit de la paume de la main gauche, l'en tirer et rapprocher succcessivement et sans interruption huit ou dix minutes. Peu de personnes ont fait cela sans sentir une chaleur marquée dans la paume de la main (1) ».

Au reste, il est évident que tous ces procédés magnétiques ne sont qu'un fatras de niaiseries et de patelinages. S'il existait une force démagnétisante, l'opérateur ne pourrait compter sur aucun résultat avantageux, puisqu'il se trouverait des hommes capables d'anéantir tout le bien produit par le magnétisme.

(1) On croirait, en lisant ces fadaises, qu'elles ont été écrites dans ces temps de féerie, où les esprits livrés au fanatisme et à la superstition, s'abandonnaient à toutes les bizarreries que pouvaient enfanter les plus aveugles préjugés; on croirait, dis-je, que ces impertinences n'ont pu être débitées que dans des temps où l'on rampait sous l'influence des ténébrions, des sorciers, des vampires, des esprits follets, etc. Mais non; c'est dans le siècle de la raison qu'on nous prêche audacieusement de pareilles doctrines; c'est à une époque où le genre humain se vante d'avoir enfin atteint à un suprême degré de perfection. Cet esprit d'orgueil qui

Qui croirait qu'une pratique aussi absurde fût parvenue jusqu'aux colons de l'Amérique ? Il est pourtant certain que dans la Dominique, les esclaves nègres ont une telle fureur pour le bala (nom qu'ils donnent au magnétisme), que les autorités ont été obligées de rendre une loi prohibitive à ce sujet (1). (Voyez *Nouvelles instruc-*

---

nous inspire un souverain mépris pour tout ce qui a existé avant nous, forme un genre d'extravagance bien déplorable. Nous avons la simplicité de croire que nous sommes supérieurs à nos ancêtres : or, voilà bien, ce me semble, le comble de la démence. Tout n'est donc, ici bas, je ne puis trop le dire, que jactance, erreur et folie. *Stultorum plena sunt omnia.* Que l'on ne croie pas toutefois que la présomption exerce sur moi la plus légère influence ; je sais trop bien que *qui confidit in corde suo, stultus est.*

(1) Il paraîtrait, d'après l'observation du professeur Metzger, que l'on serait plus sage dans l'Amérique qu'en Europe, où les lois prohibitives de ce genre ne sont pas communes, et où l'on est plus disposé à encourager le charlatanisme qu'à le réprimer. On doit cependant rendre justice aux Anglais, qui ont montré un si grand mépris pour ces jeux de baladin, que depuis la régénération du magnétisme, aucun de leurs écrits n'en a dit un seul mot.

Ce qu'il y a de fâcheux parmi nous, c'est que les ouvrages en faveur du magnétisme animal se multiplient beaucoup plus que ceux qui l'attaquent ; et de cette manière, on permet à l'erreur de se propager, et de jeter de profondes racines dans l'esprit du vulgaire. Il serait donc bon que les hommes sensés, instruits, et vivement pénétrés de la dignité

tives, etc., année 1787, pag. 522.) Cette loi est vue d'un mauvais œil par le fameux Weckhrlin, ennemi outré de la religion chrétienne, grand fauteur du magnétisme. (Voy. Das graue Ungeheuer, huitième partie si je ne me trompe.)

Quoi qu'il en soit, nous serons moins étonnés que l'Allemagne ait été également infectée de cette peste (1); car telle est la condition de notre siècle, que l'on adopte facilement les choses qui plaisent à l'imagination, malgré qu'elles répugnent au bon sens. Il est assurément fâcheux que Lavater, homme d'ailleurs aussi probe que respectable, et qui déjà avait été la dupe de Gassner (2), soit compté parmi les premiers

---

de la science hippocratique, prissent la peine de renverser un édifice construit sur des bases aussi frêles qu'illusoires. *Ipse deludet illusores, et mansuetis dabit gratiam. Gloriam sapientes possidebunt : stultorum exaltatio, ignominia.* (*Lib. Proverb.*)

(1) En 1787, le magnétisme de M. de Puységur fit, selon Sprengel, quelques progrès en Allemagne. J. Gaspard Lavater publia les avantages de cette méthode, et la fit connaître à Bicker, Olbers et Wienholt, médecins de Brème, qui s'en déclarèrent partisans outrés et zélés défenseurs. Mais le docteur Metzger nous donne quelques renseignemens à ce sujet.

(2) Le curé Jean-Joseph Gassner, dont j'ai déjà dit un mot, et qui naquit en 1727 à Bratz, près de Pludentz,

protecteurs et panégyristes de cette jonglerie. Ce fut sous sa direction et sous ses auspices que les manipulations magnétiques commencèrent à devenir plus fréquentes dans la Suisse ; et l'on connaît aussi cette lettre qu'il avait remise au

sur les frontières du Tyrol, avait la réputation de guérir toutes les maladies par la simple imposition des mains. Semblable au curé de Vauchassy en Champagne, et à un autre enthousiaste de la Franche-Comté, dont j'ai oublié le nom, il passait pour un prodige de savoir; on lui croyait la science infuse, et les malades accouraient chez lui par cinq à six cents à la fois. Ce superstitieux exorciste, plongé dans les erreurs du fanatisme, et égaré dans le labyrinthe des systèmes de théosophie, de thaumaturgie et de mysticisme, avait fait imprimer à Kemptein, en 1774, un ouvrage sur la démonomanie, dans lequel il distinguait les possessions par le diable en *possessiones, obsessiones et circumsessiones*. Ce fut lui qui le premier mit en usage ce que l'on désignait sous le nom de *præcepta probatoria*, pour connaître si une maladie est naturelle ou démoniaque. Mais on ne tarda pas à découvrir les grossières jongleries de ce pieux charlatan; et Sterzinger, théatin de Munich, le démasqua amplement dans divers mémoires. Du reste, tel est l'homme qui en imposait au crédule Lavater, à ce célèbre physiognomoniste, dont les vastes connaissances étaient obscurcies par les nuages d'une vaine métaphysique. De Haen dit, en parlant de Gassner : *Miracula vel portenta hujus sacerdotis multi admirati sunt, verisque miraculis adscripserunt : haud pauci autem sive superstitioni, sive mimorum atque agyrtarum fallaciis eadem tribuerunt. (De miracul., cap. 5.)*

célèbre Marcard, relativement au somnambulisme de sa femme, et aux phénomènes surprenans qui en étaient résultés : il osait prétendre qu'il y avait des faits devant lesquels
la philosophie devait rester muette (1). (*Voy.*
Berlinische Monatsschrift, vol. 6, p. 437.) A
un pareil langage, Marcard répondit en vrai
philosophe et fort à propos, que sans doute
la philosohie rationelle, c'est-à-dire celle qui
recherche les causes des choses, et qui exige
des notions distinctes, ne niait pas facilement
des faits, mais qu'elle ne se laissait pas aisément persuader, si ce n'est par des raisons
solides.

Il ne paraît guère toutefois que cette réponse
ait satisfait Lavater (2) : effectivement, cet

-----

(1) Voilà bien le raisonnement d'un homme aveuglé par
les vertiges du fanatisme, de l'erreur et des préjugés. Un
pareil axiome nous renvoie dans les siècles ténébreux de la
magie. Prétendre qu'il est des faits devant lesquels la raison
doit rester muette, c'est dire qu'il y a des absurdités qu'il
faut admettre sans se donner la peine de les examiner.

(2) Il est triste que ce Lavater, dont j'ai eu occasion
de parler plusieurs fois, et qui d'ailleurs s'est rendu célèbre
sous divers rapports, ait ordinairement manifesté un grand
penchant pour les opinions singulières. « Il lui fallait toujours, dit M. Usteri, quelque paradoxe nouveau propre
à exciter l'action de ses rêves, et à flatter son goût pour

homme ayant entrepris le voyage de Brème, infecta aussi cette ville de la contagion du somnambulisme magnétique ; et ce qu'il y a de plus déplorable encore, c'est qu'il la communiqua à des médecins que l'on était autorisé à croire imbus de meilleurs principes de physique, de physiologie et de psychologie (1). Cela serait

le sublime, pour le merveilleux, pour le divin. » Lavater avait la faiblesse de regarder l'enthousiaste et illuminé Gassner dont je viens de parler, sinon comme un thaumaturge, du moins comme un personnage extraordinaire. Il croyait que ce bon curé pouvait, en sa qualité d'exorciste, guérir un grand nombre de maladies, mais surtout celles qu'on regardait comme produites par une circoncession. On pourrait donc dire ici avec l'Ecclésiastique : *Qui credit citò, levis corde est, et minorabitur.*

(1) Nous avons vu que des hommes instruits et recommandables d'ailleurs avaient adopté les rêveries les plus inconcevables : tant il est vrai qu'il peut y avoir dans les cerveaux les mieux organisés sous certains rapports, quelques parties faibles ou vicieuses, d'où émanent des actes qui contrastent totalement avec les autres opérations mentales ; et c'est le cas de dire, comme je crois l'avoir observé, que chacun a son grain de folie. Ces bizarreries de l'esprit dépendent infailliblement de quelque irrégularité, de quelque désordre dans l'harmonie des élémens qui constituent l'organe cérébral : ce qui prouve combien il est difficile d'apprécier au juste les fonctions propres à ce viscère. Il existe encore et il existera probablement toujours en physiologie des difficultés insurmontables, des problèmes insolubles. Mais il y a des gens qui expliquent tout.

à peine croyable, si on n'avait pas pour preuve deux lettres de Bicker, docteur en médecine, adressées au célèbre Baldinger. (Voy. *Hamburgisches magazin, et Baldingers med. journal*, st. 11, p. 73 sqq, et st. 12, p. 76 sqq.)

La première lettre rapporte deux observations de frictions magnétiques, pratiquées d'après le conseil de Lavater, sur deux jeunes filles hystériques, par Wienholt et Olbers (1), docteurs en médecine, en présence de Bicker même. Ces filles avaient de bonnes mœurs : l'une avait un caractère fort vif, l'autre était plus tranquille. On avait opéré en vain pendant six semaines entières sur la première, et quatre semaines sur la seconde; mais enfin on obtint de l'effet (2).

____

(1) Ces deux médecins, ainsi que Bicker, étaient, pour me servir du style du jour, des *ultra-magnétistes*, surtout Wienholt, qui a publié plusieurs écrits en faveur de ce système. Les phénomènes produits par l'aimant animal lui paraissaient avoir une grande affinité avec ceux du galvanisme et de l'électricité. Remarquons d'ailleurs que les filles dont il s'agit étant atteintes d'hystérie, offraient une condition bien favorable au succès des expériences.

(2) Cet aveu démontre assez évidemment combien peu l'on doit compter sur le prétendu fluide ou principe magnétique, puisqu'on n'a pu obtenir de résultats qu'après un laps de temps considérable. Mais toutes les circonstances opportunes n'étaient pas réunies pour mettre en jeu la sensibilité

Voici quels étaient les phénomènes : convulsions épileptiques de tout le corps; pouls d'abord dé-primé, devenant ensuite plus élevé, plus fré-quent; respiration difficile; sommeil involon-taire, accompagné de soupirs et d'une douce transpiration; ventre libre. Mais le principal de l'affaire est cet état extatique, accompagné d'une vertu divinatoire que ces jeunes filles semblaient s'être acquise, et qui était si surprenante, que de l'aveu de l'auteur, elle ne pouvait guère ca-drer avec les notions communes de la psycho-logie (1).

---

de ces pauvres filles hystériques, et pour leur imprimer, malgré leur prédisposition, le degré d'exaltation convena-ble en pareil cas. « Il arrive souvent, disent les magnéti-seurs, que la personne magnétisée n'éprouve aucune sensa-tion; mais cette insensibilité n'est souvent qu'apparente, et l'opérateur ne doit pas se décourager. Du reste, le malade guérit aussi bien quand l'action du magnétisme est insensible, que quand elle est sensible. » Dans ce cas, le remède est in-faillible. Cependant j'ai connu des magnétiseurs qui étaient bien mortifiés toutes les fois qu'ils ne pouvaient produire au-cun effet sensible sur les sujets soumis à leurs épreuves.

(1) Pour rendre raison de ces phénomènes, il eut donc fallu, selon l'auteur, recourir à la doctrine ténébreuse du spi-ritualisme. Les magnétiseurs, séduits par quelques symptô-mes particuliers au somnambulisme, ont toujours plus ou moins exagéré les faits dont ils étaient témoins. Les hypno-bates, il est vrai, sont susceptibles d'un degré d'exaltation

Plongées dans un sommeil magnétique, ayant une intime conscience d'elles-mêmes, avec une mémoire intègre et des idées distinctes, ces filles raisonnaient avec clarté, indiquaient exactement l'issue de leur maladie, et les remèdes convenables (1). Les organes des sens, à l'exception de la vue, étaient très pénétrans. En effet elles distinguaient les couleurs (2), percevaient les sons, connaissaient l'écriture par le tact, et avaient l'ouïe très fine. Elles n'avaient alors aucune idée de la pudeur que le sexe a coutume de faire paraître devant les hommes (3).

---

d'autant plus considérable, qu'ils affectent une condition extatique, et que leur imagination acquiert une grande force; mais toutes ces particularités ne blessent nullement les lois de la nature.

(1) J'ai touché cette corde dans mes recherches, et je crois m'être expliqué relativement à cette espèce de phénomène ; on doit donc savoir à quoi s'en tenir à cet égard. En faisant abstraction d'ailleurs de toute espèce de compérage, et de toutes ces petites menées dignes de pitié, la complaisance et la persévérance de ces demoiselles avaient accordé aux acteurs tout le temps nécessaire pour tailler en plein drap ; c'est-à-dire que la multiplicité des expériences avait permis aux opérateurs de pétrir et façonner l'excitabilité, la sensibilité et l'imagination des petites Allemandes.

(2) Il y a ici, ce me semble, une contradiction manifeste.

(3) En parlant du magnétisme animal, on a prétendu, comme on doit se le rappeler, qu'il ne provoquait à rien de

Leur vertu divinatoire, qui chez la première malade était fort énergique, et qui toutefois ne l'était guère moins chez la seconde, ne leur inspirait rien de certain, à l'exception de ce qui avait rapport à leur maladie (1). Bicker enfin atteste que le recouvrement de la santé fut le résultat du régime prescrit par ces somnambules elles-mêmes (2).

---

déshonnête; ce qui ne me paraît pas trop coïncider avec ce que l'on dit ici. Quoi qu'il en soit, Maxwel observait très sensément qu'une pareille méthode n'était pas sans danger. « Elle peut fournir, disait-il, une très-grande occasion de satisfaire un appétit libidineux. *Ausam præbere potest luxuriosæ libidinis explendæ vel maximam. (De med. magnet.)*

(1) Chez ces jeunes filles, l'art divinatoire était porté, dit-on, à un très haut degré, et cependant elles ne prophétisaient rien de certain, à l'exception de ce qui était relatif à leur maladie. *Præter morbum tamen suum nihil certi hariolari solebat earum virtus divinatrix, quæ major erat, etc.* Mais quand on a été long-temps malade, quand on s'est trouvé souvent entre les mains des médecins, on peut bien raisonner sur son mal sans être grand sorcier pour cela. Ainsi, les vaticinatrices ou devineresses dont il est question, étaient dans ce cas-là : elles discutaient sensément sur leur affection morbide, tandis qu'elles ne disaient rien de raisonnable sur tout autre objet. Telle était cette grande puissance dont on faisait un sujet d'admiration.

(2) Si l'hystérie de ces jeunes filles dépendait, comme il est probable, de la rétention ou bien de la suppression

Des hommes savans et doués d'un grand discernement, pris dans l'ordre des médecins et des philosophes, ont fait connaître, et ce avec des raisons plausibles, plusieurs particularités contre le sujet de cette lettre. Les bornes de ce petit écrit ne me permettent pas de les rapporter toutes ici : celles qui nous paraissent les plus intéressantes ont été publiées par Wielland, auteur très élégant (*Teutsch. mercur.* jan. et febr. 1787), et par un certain Thomas Acatholic, savant pseudonyme, dans les Éphémérides de Berlin, mois de février 1787, et ailleurs çà et là (1).

---

des règles, ou d'un excès de mobilité nerveuse, il n'y a rien d'extraordinaire qu'elles aient été guéries, non point par le régime qu'elles s'étaient prescrit, mais plutôt par les réactions qui résultaient des manipulations magnétiques, par l'effet du système sensitif mis en action. Ces guérisons pouvaient aussi être spontanées, comme cela arrive quelquefois, après un certain laps de temps. Le mariage détruit souvent ces maladies plus promptement et plus efficacement que tous les appareils imaginables. *Matrimonium his præclara et chara medicina.* Ce que j'ai dit de la force médicatrice peut encore très bien s'appliquer ici.

Plurimos diæta sanat una morbos ac quies.

(1) Si on veut se donner la peine de se reporter à ce que j'ai dit, on verra que ces malades étaient naturellement disposées à l'onéirodynie active ou hypnobatase, et

Wielland a avancé, avec gravité et justesse assurément, qu'on ne devait point nier ou rejeter des phénomènes nouveaux et inouïs, par cela même qu'ils sont nouveaux, mais qu'il fallait les examiner pour savoir s'ils étaient conformes ou non à l'ordre des choses et aux lois communes de la nature ; que si cette conformité n'avait pas lieu, la philosophie, loin de rester muette, devait plutôt s'élever à haute voix ; qu'il y avait dans les lettres de Bicker beaucoup de choses incompréhensibles pour la saine raison (1), telles que la puissance divi-

---

que pour faire naître artificiellement ce genre d'affection, il ne s'agissait plus que de réunir aux causes prédisposantes des puissances déterminantes ; mais ces sortes de relations sont presque toujours plus ou moins exagérées.

(1) En réfléchissant sur ce que j'ai dit relativement aux facultés instinctives et imaginatives, on saura à quoi s'en tenir au sujet de certains phénomènes qui pourraient nous paraître extraordinaires. Ce principe impondérable et incompréhensible, qui constitue un des principaux attributs de l'organisme, et qui doit être distingué de la matière proprement dite ; cet élément, dis-je, qui, en qualité de *régisseur* de la vie, joue un des premiers rôles dans le mécanisme animal, peut être considéré comme la source de ces prodiges dont les mystères resteront éternellement impénétrables.

Est Deus in nobis : agitante calescimus illo.
Impetus hic sacræ semina mentis habet.

18

natoire, acquise par les somnambules sans connaissances préalables ; telles que la sagacité et
la perspicacité de l'esprit, la conduite trop libre
et inaccoutumée du sexe envers les hommes ;
particularités qui toutes devaient être démontrées par des exemples fréquens, et d'une manière indubitable (1).

Acatholic, de son côté, a prétendu que les
frictions magnétiques étaient contraires aux vrais
principes de la médecine ; qu'il n'était pas permis de provoquer trop souvent le système ir-
ritable des nerfs à un état convulsif ; que dans
cette lettre, plusieurs choses se trouvaient placées d'une manière confuse et sans ordre ; qu'il
n'était pas étonnant qu'une jeune fille hystérique, dont un jeune homme maniait la poitrine
et le bas ventre, éprouvât des effets sensibles ;
que ces manipulations toutefois blessaient les

____

(1) La plupart des observations concernant le somnambulisme artificiel, répugnent tellement au sens commun,
qu'il est inutile de se mettre en frais pour en démontrer
le ridicule. « Jamais la théosophie la plus répugnante au
bon sens, dit Sprengel, n'a triomphé d'une manière aussi
complète, que dans les oracles d'un somnambule, dont un
journal a fait mention au sujet d'une cure magnétique. Là,
l'intelligence est considérée comme purement animale. Tout
le pouvoir est accordé à l'instinct, à la volonté, et l'on explique même le système platonique de la trinité. »

bonnes mœurs. D'autres ont allégué des raisons différentes (1).

Quant à Bicker, conservant son sang-froid, il a remis à Baldinger la seconde lettre, dans laquelle il confirme ce qui a été dit, et où il décrit l'enchéirèse des frictions magnétiques. Ici néanmoins on a besoin de quelque préparation (2). Or, huit jours avant l'opération, les

______

(1) Tous ces raisonnemens sont plausibles et sensés ; mais les meilleures raisons à produire en pareille circonstance, peuvent être puisées dans le rapport des commissaires dont il a été question. Ici, il est évident que l'on était enfin parvenu, par des attouchemens multipliés, et prolongés sur la région abdominale des deux malades, à stimuler la sensibilité des plexus formés par les ganglions sémi-lunaires, et à produire, *per consensum*, dans le cerveau, un excitement d'autant plus intense, que les sens extérieurs affectaient un état de torpeur. Quoi qu'il en soit, on a imaginé beaucoup d'hypothèses pour expliquer la manière par laquelle les somnambules parviennent à connaître l'état des personnes qui les environnent ; mais tous les écrits relatifs à cet objet ne forment qu'un ramas de propositions plus absurdes les unes que les autres. De la manie de vouloir tout expliquer, émanent les erreurs les plus grossières. En cherchant à aplanir ce qui est inextricable, l'esprit s'égare dans le labyrinthe d'une métaphysique inintelligible, et les plus beaux raisonnemens dégénèrent en propos plus ou moins décousus.

(2) Ces préparations étaient un raffinement de forfanterie, dont les hommes sensés ne pouvaient guère être les dupes.

malades font usage d'une eau magnétique qu'on prépare de la manière suivante (1).

Aujourd'hui, on est plus éclairé, dit-on; cependant, malgré les lumières acquises et tant vantées, malgré que notre régénération nous ait mis au-dessus de toute espèce de préjugés (redite sur laquelle je ne crois pas pouvoir trop insister); malgré, dis-je, qu'on ait foulé aux pieds une infinité de choses que l'on croyait devoir fouler, on recommande encore cette préparation comme un point essentiel. « On a vu produire à l'eau magnétisée, dit un de nos plus renommés somnambulistes actuels, des cures extraordinaires ; aussi il est utile, dès que l'on commence un traitement, de mettre les malades à l'usage de cette eau. »

Puisque l'essence magnétique communique à l'eau des qualités si merveilleuses, on devrait aussi magnétiser le vin, le bouillon et même les alimens. Le délicieux principe s'insinuerait comme un baume bienfaisant dans toutes les particules de l'économie animale ; il ranimerait la vigueur de tout le système, et pourrait peut-être, Dieu aidant, nous préserver d'une infinité de maux qui nous assiègent impitoyablement. Ainsi soit-il.

(1) On lit dans l'Histoire de la médecine, de Sprengel, que le chevalier Barbarin avait établi à Ostende une société de l'harmonie, dans laquelle on imprimait à l'eau une saveur désirée. La foi et la volonté étaient les principaux agens en vertu desquels on produisait les effets du magnétisme, même à des distances fort grandes. On pouvait encore, au moyen du magnétisme de Barbarin, expliquer les miracles de Jésus-Christ ; et les mots d'initiation de cette secte étaient : *Veuillez le bien et guérissez.*

On saisit par le bas un verre vide, avec les cinq doigts étendus de la main gauche, pendant qu'au moyen des premières phalanges des cinq doigts de l'autre main, on prend ce vase par le haut. Alors on le fait tourner en dedans durant quelques minutes. On prend ensuite deux bouteilles, l'une pleine d'eau, l'autre vide. On verse l'eau dans le vase magnétique, saisi de la main gauche, tandis que de temps en temps on fait mouvoir la droite comme si on jetait quelque chose dans ce verre (1). On met cette eau dans la bouteille vide, et on la conserve avec le même verre pour le besoin (2). C'est certainement bien le

---

(1) *Omnia sunt risus, sunt pulvis, et omnia sunt nil.*
   Cœcus enim et præceps omnia casus agit.

(2) On conçoit aisément que l'eau n'a nullement pu changer de nature, et que le mime ne lui a pas communiqué d'autre vertu que celle dont elle jouissait auparavant. « Mais tout cela, dira-t-on, est fort aisé à alléguer ; le pouvoir des gesticulations est plus grand qu'on ne se l'imagine, et les émanations balsamiques qui s'exhalent de l'extrémité des doigts de l'opérateur, doivent nécessairement et incontestablement produire quelque effet. » *Concedo :* aujourd'hui néanmoins, on magnétise l'eau avec moins d'appareil. « Il suffit, disent les régénérateurs de la sublime découverte, de tenir la susdite eau dans un vase entre les mains, et de porter sur elle sa pensée, avec une ferme volonté de lui faire produire l'effet désiré. » On magnétise de même plusieurs autres ob-

cas de s'écrier ici : *Gardez-vous de rire, mes amis!* Au surplus, Bicker prétend que les malades avaient distingué cette eau d'avec toute autre qui lui avait été substituée par supercherie. Il décrit ensuite les procédés du magnétisme, qui sont à peu près semblables à ceux dont j'ai fait le rapport ci-dessus (1), et il expose les phé-

---

jets. Les fées de l'ancien temps auraient à peine enfanté d'aussi grandes merveilles : en vérité, il fallait un siècle comme le nôtre, pour produire des têtes aussi ingénieuses, pour faire éclore de pareils prodiges. *Aut in verbis, aut in factis sunt miracula.*

(1) Il est bon d'observer que ces méthodes datent de trente ans au moins : or on n'était pas alors à la hauteur de la science. Pour magnétiser aujourd'hui méthodiquement, soporifiquement, et conformément aux vrais principes *hypno-batico-magnétiques*, il faut que l'opérateur et le patient se mettent en rapport; celui-là avec la ferme volonté de guérir, celui-ci avec le désir sincère d'être guéri. *Sed tantùm dic verbo et sanabitur corpus meum.*

Vous vous placez donc en face du malade, et vous lui posez les mains sur les épaules : vous les y laissez une ou deux minutes, puis vous les descendez le long des bras, pour lui prendre les pouces et les tenir également une ou deux minutes. Ce manège se répète cinq ou six fois. Le malade doit être uniquement préoccupé de l'action que l'on veut exercer sur lui, tandis que le magnétiseur ne doit penser qu'à celle du bien qu'il veut effectuer. Ce procédé n'est que pour se mettre en rapport; c'est-à-dire, en style harmonique ou *magnético-somnambulique*, pour établir dans les mouvemens

nomènes du sommeil magnétique, auquel se rap-

---

internes réciproques, ces conditions d'harmonie, de sympathie et de symétrie, sans lesquelles les admirables et salutaires phénomènes du divin principe pourraient ne pas avoir lieu.

On porte ensuite ses mains sur l'estomac, en croisant les pouces sur le plexus solaire pendant quelques minutes : on les descend après jusqu'aux genoux, puis on les reporte sur la tête pour les ramener le long des cuisses aux genoux, et même jusqu'aux pieds, avec la précaution de les détourner du patient toutes les fois qu'on revient sur la tête, afin, disent les artistes, de ne point troubler le mouvement que l'on veut imprimer du haut en bas. Il n'est pas nécessaire de toucher pour exécuter la plupart de ces mouvemens : on peut les faire à quelque distance du sujet. Il faut se hâter lentement dans cette enchéirèse, et l'on doit la continuer plus ou moins long-temps, une demi-heure même et au-delà, selon les résultats.

Les simples passes se font en promenant doucement la main sur le siége du mal, toujours dans la direction de haut en bas. Jamais on ne doit poser la main sur le visage ; il faut nécessairement qu'elle en soit au moins à deux pouces de distance. On peut faire tourner la main et les doigts de diverses manières. Il est bon de diriger de temps en temps celle-là vers le siége de la maladie, comme pour la saisir, et la jeter ensuite brusquement de côté, en écartant les doigts en forme de patte d'oie. « La précaution de ne jamais procéder de bas en haut, dit M. Deleuze, et d'écarter les mains avant de les ramener vers la tête, m'a toujours paru être un point essentiel dans la manière d'opérer. »

Si l'on désire avoir de plus grands renseignemens sur cet objet, on peut recourir au Traité du magnétisme animal,

porte principalement un sentiment de froid que la seconde malade éprouvait, et qui partait de la tête pour se répandre par tout le corps (1).

Lorsque ces filles étaient éveillées, la manipulation leur faisait souvent ressentir des douleurs insupportables, tandis que cet acte ne les incommodait nullement quand elles étaient ensevelies dans le sommeil. L'état d'extase était agréable à toutes les deux ; elles en désiraient la durée (2). Les paupières fortement closes ; et le

---

par M. Deleuze ; on peut aussi voir les ouvrages de M. de Lausanne, consulter le Dictionnaire des sciences médicales , etc., etc.

« Sans le secours des mains, dit Quintilien, l'action serait tronquée et languissante : en effet, les autres parties facilitent la parole, mais les mains, parlent elles-mêmes. » *Sine manibus trunca esset actio ac debilis : nam cæteræ partes loquentem adjuvant, manus vero ipsæ loquuntur* (Inst. orat., lib. 11, cap. 3.)

(1) Ce sentiment de froid, qui de la tête se répandait par tout le corps, n'était qu'une assimilation. Il suffit qu'une douleur de tête change de place, pour que l'on s'imagine sentir un courant qui de cet organe se porte dans une autre partie; et comme l'observe Van-Swinden, les assimilations ne sont pas des sensations qu'on éprouve , mais des conséquences qu'on en déduit, et par lesquelles on croit pouvoir les exprimer.

(2) Cette assertion n'est pas difficile à croire , et ce point n'exigeant ni développement, ni commentaire, je ne crois

spasme des muscles de l'œil s'opposaient à l'inspection de la pupille. Ces filles s'éveillant à l'heure qui leur avait été fixée, se trouvaient interdites en présence des hommes rassemblés, avec lesquels néanmoins elles s'étaient entretenues familièrement durant le sommeil (1). La cure fut radicale au bout de quelques semaines préfixes (2). Bicker enfin fait tous ses efforts pour

---

pas devoir m'y arrêter. L'extase, d'après l'étymologie de ce mot, est un ravissement de l'esprit, qui, mettant le sujet hors de lui-même, le livre communément à un excès de joie ou d'admiration, ou bien le plonge dans un torrent de délices. *Voluptas est naturâ divinum quiddam insitum mortalibus.* (*Arist.*)

(1) Tous ces phénomènes se conçoivent sans peine, et n'exigent aucune espèce d'explication, soit qu'il y ait de la supercherie, soit qu'il n'y en ait pas. Avec quelques notions *physiologico-psychologiques*, on doit saisir le mécanisme de ces diverses opérations mentales. Le somnambulisme magnétique est une espèce de délire, une sorte d'ivresse : or, on peut faire alors bien des choses qu'on ne se permettrait pas quand on est de sang-froid.

(2) Pour peu qu'on soit physiologiste et initié dans la pathologie, on n'aura pas de peine à concevoir que la guérison de ces malades n'offre rien de merveilleux. Il serait absurde de l'attribuer à l'action d'un agent magnétique, pendant qu'elle n'a été tout bonnement que le résultat de moyens ordinaires et conseillés journellement par les hommes les moins expérimentés. Nous avons beau vouloir nous mettre au-dessus des

se défendre, lui et ses collègues, contre les objections, et pour expliquer toute l'affaire par les qualités d'un certain fluide universel (1).

Mais, si je ne me trompe, quiconque sera sans prévention s'apercevra facilement que le bon-

---

temps qui nous ont précédés; nous avons beau nous targuer des connaissances acquises, et des nouvelles découvertes, nous pourrions encore puiser des leçons dans des sources que nous méprisons, si nous daignions y porter nos regards : mais aveuglés par l'ingratitude et la présomption, nous croirions nous abaisser en témoignant de la reconnaissance aux anciens, sans lesquels nous serions peut-être plongés dans la plus profonde ignorance. « Ce n'est pas à celui qui le premier a semé le grain, dit Frank, ni à celui qui avec une main hardie, et par un travail très pénible, a retiré le fer des entrailles de la terre ; ce n'est pas à celui qui l'a fabriqué le premier pour notre usage, que nous témoignons notre reconnaissance. » *Nec primo cerealium satori, nec illi qui primus ferrum audaci manu è matris terræ visceribus, nostros in usus, durissimo partu extraxit, elaboravit, benedicimus.*

(1) Je me suis expliqué à ce sujet : ce fluide universel qu'un illustre chef de la secte nomme le fluide de l'illusion, est admis par le plus grand nombre des magnétistes ; mais quelques-uns rejetant toute espèce de mécanisme, ne voient dans les phénomènes produits par le somnambulisme, qu'une force spirituelle. Cette opinion pourrait peut-être encore séduire certains esprits, si l'on n'avait pas la maladresse et la simplicité de magnétiser de l'eau, des arbres et autres objets inanimés. Au reste, toutes ces hypothèses affectent un caractère de ridiculité plus ou moins manifeste. La prévision, l'intelligence des langues, etc., heurtent le sens commun.

homme loin d'avoir présenté comme équivoques les faits relatés dans la première lettre, les a plutôt exagérés. On verra qu'il a accumulé des absurdités, des contradictions, et qu'il a fait naître une idée défavorable sur l'intégrité de son jugement (1). En effet, d'après les phénomènes mentionnés, et surtout d'après le spasme des yeux, je crois qu'un médecin quel qu'il soit, le plus ordinaire même et le moins philosophe, s'apercevra que l'état de ces jeunes filles de Brême n'était qu'une espèce de catalepsie (2), accompagnée d'une imagination très exaltée. Aussi Bal-

---

(1) Ce Bicker, médecin de Brême, était un grand admirateur du somnambulisme magnétique, dont la doctrine *fanatico-mystique* lui avait été communiquée par le grave et enthousiaste Lavater.

(2) Le professeur Metzger, en regardant l'état de ces filles comme une espèce de catalepsie, paraît établir son principal diagnostic sur le spasme des yeux ; mais cet accident n'est qu'un signe commun, et qui ne suffit pas pour signaler cette affection. Le caractère essentiel de la catalepsie est la disposition des membres à conserver non-seulement la position où ils se trouvent, mais encore à prendre celle qu'on leur donne. Je pense donc que les symptômes dont il s'agit ici constituent une extase. *Exstasis est delirium à gravi pathemate, vel mentis attentione profundâ ortum, sive cum vigiliis, sive cum comate œgrum in eodem situ quo prehensus est, retineus sine aptitudine catalepticâ.* Telle est, je pense, la vraie définition de cette vésanie.

dinger a fort bien dit qu'il n'avait rien trouvé d'étonnant dans ces symptômes, connaissant la puissance des nerfs, et l'effet sympathique que pouvait produire sur eux le maniement du scrobicule du cœur (1).

Je crois devoir passer sous silence un grand nombre d'autres écrits pour et contre la cause du somnambulisme magnétique (2). Les uns, comme

---

(1) Cette raison est plausible et digne d'un bon philosophe; mais il y aurait bien d'autres points non moins solides à alléguer pour faire tomber cette pièce que l'on avait jouée en faveur de deux jeunes filles. Au reste le magnétisme animal, épuré de toute espèce de charlatanisme, de fascinations et de subtilités, pourrait peut-être fixer à certains égards l'attention des médecins, et des métaphysiciens. Cet opuscule a été fait avec trop de précipitation pour que j'aie pu développer convenablement mes idées sur cette matière; mais j'y reviendrai avec d'autant plus de plaisir, que l'on pourrait s'en occuper avantageusement, en se renfermant dans de justes bornes, évitant surtout de transgresser les lois de la physique et de la raison.

(2) Dans une matière obscure, il est bien difficile d'émettre des idées nettes et distinctes. « C'est de la direction que l'on donne à l'agent magnétique, dit un de nos artistes les plus connus en ce genre, que dépend la manifestation de sa puissance : en effet, le magnétisme étant l'action de l'intelligence sur les organes corporels, doit revêtir la forme de cette intelligence. » Comprendra qui pourra. Depuis plus de deux mille ans, on ne cesse de signaler les abus, les erreurs et les préjugés, et cependant les prestiges continuent d'aveu-

nous l'avons vu, se sont élevés contre, par des

---

gler la majeure partie du genre humain. On devrait être con-
fus en voyant Hippocrate démasquer impitoyablement les
fourbes qui, de son temps, prétendaient guérir par des incan-
tations les maladies rebelles à leurs médicamens. « Le domaine des sciences, dit Zimmermann, n'est pas encore cimenté assez solidement, pour que la superstition ne puisse
rentrer d'un moment à l'autre dans tous ses droits. »

Je n'établirai aucune discussion relativement au principe du
somnambulisme magnétique : je me bornerai à observer, par
une espèce de résumé, que la suspension des sens extérieurs
doit concentrer une grande partie de la force nerveuse dans
l'appareil cérébral, et augmenter conséquemment la vigueur
des sens internes, d'où résultent des réactions plus ou moins
sensibles, et de là la reproduction des idées formées pendant la veille, leurs associations plus ou moins régulières,
leur multiplicité, leurs combinaisons, etc. Or, les impressions doivent être dans ce cas d'autant plus vives et plus do-
minantes, que le travail s'exécutant à l'intérieur, elles ne
peuvent être modifiées par l'interposition des circonstances
externes. L'empire de l'imagination devient donc plus étendu,
et les phénomènes qui en dépendent peuvent se revêtir d'un
caractère plus extraordinaire. Il est sûr que moins les objets
de distraction seront nombreux, plus la force imaginative
sera énergique. Ainsi, les somnambules n'ayant plus aucune
espèce de communication avec les corps qui les environnent,
ne peuvent guère manquer d'être entièrement absorbés dans
le dédale de leurs préoccupations mentales. *Eò quoque imaginatio vividior, quò rebus aliis minùs distrahitur homo, id
locum habet in somnambulo, qui, aliis sensibus sopitis, nullis aliis rebus affectus, unicè in suum objectum omnem dirigit attentionem (Van-Olmen).* Celui qui se livre à de pro-

argumens solides, puisés dans la philosophie et la saine raison. Les défenseurs de cette doctrine ont été attaqués avec le fouet de l'ironie par d'autres écrivains, parmi lesquels occupe le premier rang cet anonyme qui, dans les *Éphémérides de Berlin*, mois de juillet 1787, p. 44, rapporte, au sujet d'une vache magnétisée, des phénomènes à peu près semblables à ceux que présentèrent les deux jeunes filles de Brème (1). Quel-

---

fondes méditations, est peu sensible à l'impression des objets extérieurs.

(1) Cette plaisanterie me porte à observer que, jusqu'à ce jour, l'art vétérinaire a résisté à la contagion du magnétisme animal, et qu'il n'a pas à se reprocher d'avoir adopté un genre d'empirisme dont la médecine n'a pu se garantir. Si tous les corps, d'après le sentiment des fauteurs de cette doctrine, ont plus ou moins la propriété de transmettre l'action magnétique, pourquoi en effet ne magnétiserait-on pas une vache ou tout autre animal, aussi bien que l'on magnétise de l'eau, un arbre, des plaques de verre, etc. ? Il serait encore moins ridicule de pratiquer le magnétisme sur des animaux, que de l'appliquer à des êtres inanimés. « Les bestes mesmes, dit Montaigne, se voient, comme nous, sujettes à la force de l'imagination; témoins les chiens qui se laissent mourir de deuil de la perte de leurs maistres : nous les voyons aussi japper et trémousser en songe, hennir les chevaux, et se débattre, etc. »

Quoi qu'il en soit, les animaux n'ont jamais fait apercevoir de vrais symptômes d'onéirodynie active ou de som-

ques-uns prétendent que tout ce jeu n'est que

nambulisme : quelques-uns s'agitent en rêvant ; mais leur imagination n'est pas assez vive, assez énergique pour exciter la locomotion pendant le sommeil, et pour produire le phénomène dont il s'agit. Lucrèce dit, en parlant des songes du chien :

> *Venantumque canes in molli sæpè quiete*
> *Jactant crura tamen subitò, vocesque repentè*
> *Mittunt, et crebras reducunt naribus auras,*
> *Ut vestigia si teneant inventa ferarum.*
> *Expergefactique sequuntur inania sæpè*
> *Cervorum simulacra, fugæ quasi dedita cernant,*
> *Donec discussis redeant erroribus ad se.*
>
> *De Rer. nat., lib. 4.*

Le Blanc de Guillet a cru pouvoir convertir ces mètres en vers français ; or, voici comment il s'exprime à ce sujet.

> Et ce chien si hardi, qui, d'un cerf aux abois,
> Trouve si bien la trace, attentif à mes lois ;
> Il croit l'entendre encor, l'éventer, le poursuivre :
> Rempli de cette image, en l'ardeur qui l'enivre,
> Il le voit fugitif ; il s'éveille, il bondit,
> Il aboie, il s'élance, enflammé de dépit ;
> Et détrompé bientôt, il se rend à lui-même.

Mais je reviens aux vétérinaires, et j'observe que, soit par sagesse, soit par tout autre motif, ils ne se sont point laissés enthousiasmer des cures merveilleuses, des éloges pompeux du divin fluide. Jusqu'à ce jour, ils n'ont rien fait pour s'assurer des avantages de cette fameuse découverte. Leur prudence est louable, et nous leur conseillons de ne pas s'écarter de la route qu'ils ont prise. *Dic sapientiæ, soror mea es, et prudentiam voca amicam tuam.* (*Lib. Proverb.*, cap. 7, v. 4.)

jonglerie, et que le somnambule puise la matière de ses réponses dans des signes dont il
connaît le langage, et qui lui sont faits par le
médecin magnétiste (1). *Cl. Birnstiels Gesam-
melte Actenstücke*, etc. (*Marburg.* 1787.)
D'autres enfin ont fait voir que le somnambulisme divinatoire était renouvelé des Grecs, vu
qu'avant Puységur, Mesmer, Lavater, Bicker,
Pichler et leurs collègues, parmi lesquels ils
se sont efforcés de joindre maladroitement le
nom de l'illustre Zimmermann, il y avait déjà
eu des cerveaux hétéroclites, tels que, par

---

(1) Il y a eu et il y a encore, comme je l'ai dit, des
magnétiseurs de bonne foi, qui sont persuadés qu'il existe
en nous un principe magnétique dont le développement
est soumis à certains procédés. Quelques-uns croient fermement que la pensée et la volonté suffisent pour faire naître
les phénomènes qui caractérisent l'hypnobatase magnétique.
Il y en a d'autres qui savent fort bien que l'imagination,
l'imitation et la sympathie sont les trois principaux pivots
sur lesquels roule toute la sorcellerie ; mais ils se garderont bien d'en convenir. On rencontre, à Paris surtout,
certains personnages qui effectivement ne rougissent pas de
s'abaisser aux tours de passe-passe dont il s'agit ; mais assurément ces saltimbanques ne peuvent guère se trouver
dans la catégorie des médecins, ni des militaires lettrés qui
se sont pris d'une belle passion pour le somnambulisme
artificiel.

exemple, Fludd, Paracelse, Rudiger (1) et autres, qui avaient débité de pareilles rêveries (2).

---

(1) André Rudiger, qui fut professeur à Leipsick, naquit en 1673, à Rochlitz, et mourut en 1731. Ce médecin spiritualiste attribuait à l'âme deux substances, dont une dirige la pensée, et l'autre la volonté. (V. *Physic. divin.*)

(2) J'ai eu occasion de parler de ces divers personnages, et de porter sur eux un jugement conforme à la doctrine qu'ils ont professée.

Sprengel dit que le magnétisme animal parut vouloir revivre en Allemagne en 1794. A Leipsick, le comte de Thun faisait des cures merveilleuses en touchant seulement les malades ; mais les supercheries de cet empirique furent bientôt dévoilées dans un mémoire imprimé la même année en ladite ville, et ayant pour titre : *Les cures du comte de Thun, considérées sous le rapport de la physique et de la médecine ; in-8º, 1794.* Ce mémoire, composé par Charles - Frédéric Hindenbourg et Charles-Gottl. Kun, est très bien fait, et fort instructif.

Il parut en même temps, sur la même matière, un autre ouvrage dont on faisait cas. C'est une collection des écrits populaires composés par Chr.-Guillaume Hufeland. Ce recueil, que l'auteur fit imprimer en faveur du public, offre, dit Sprengel, un jugement très sain sur le magnétisme animal, et un exemple frappant des dangers qui dépendent de l'imagination.

Le professeur Hufeland, né à Langen-Salza, et l'un des plus célèbres médecins de la Prusse, après avoir déclamé et écrit, comme le devoir d'un honnête homme l'exige, contre un genre de charlatanisme reconnu, s'est enfin dé-

Il est cependant encore bon de faire mention d'un écrit publié par Claude Würtz, médecin de Strasbourg. (*Prospectus d'un nouveau cours théorique et pratique de magnétisme animal, à Strasbourg,* 1787.) L'auteur ayant été instruit lui-même par Mesmer sur le magnétisme animal, et ayant ramené sa doctrine à des principes physiques et chimiques, annonce qu'il s'est arrogé le droit de venger la réputation de ce sectateur, de corriger ses erreurs, et d'affermir sa doctrine (1). Il affirme toutefois que jusqu'à présent on doit regarder comme fausse l'idée du somnambulisme divinatoire : c'est au temps à apprendre ce qu'il pourra valoir (2).

---

claré en sa faveur ; tant il est vrai que, comme je l'ai observé, les cerveaux qui paraissent le mieux organisés, peuvent pécher en quelque point.

Raró quisquam haud aliquam habet partem imbecillam corporis.
Vis vitam æstimare ? Humanæ fragilitatis sis memor.

(1) Ici ce n'est pas, comme dit le proverbe, un barbier qui rase l'autre ; mais c'est un charlatan qui régente l'autre. Je suis surpris qu'on n'ait nullement fait mention de l'ouvrage de Würtz dans la partie bibliographique du Dictionnaire des sciences médicales ; il pourrait sans contredit y figurer aussi bien que beaucoup d'autres.

(2) Jusqu'aujourd'hui, le temps ne nous a rien appris de plus à ce sujet, que ce qu'il nous avait appris alors, et que

Mais c'est à vous, mes très dignes camarades, qui n'êtes ici que pour vous livrer à l'étude de la médecine, c'est à vous que j'adresse enfin la parole. Je vous prie et vous supplie de prémunir vos esprits contre les fraudes d'une imagination déréglée, par une étude réfléchie de la physique, de la philosophie, de la psychologie

---

ce qu'il nous apprendra dans la suite. Il y a eu, il y aura toujours des charlatans, des simples et des dupes. L'expérience nous a prémunis contre beaucoup d'abus et de préjugés; mais la crédulité, qui est une qualité indélébile et inhérente à notre espèce, conserve en nous des germes de superstition qu'on ne pourra jamais détruire. « Les imposteurs, dit Zimmermann, se croiront toujours autorisés à nous débiter leurs songes; et il n'est pas plus absurde d'apercevoir toutes les maladies au fond d'un verre d'urine, que de prononcer sur les destinées d'un empire par l'examen du vol des oiseaux. L'un est cru aujourd'hui, comme jadis on a cru l'autre. » Le peuple est toujours peuple: *Plebs vult decipi, decipiatur.* L'esprit humain ressemble à un enfant dont la frêle imagination ne se plaît que parmi des sujets fantastiques; c'est un malade auquel il serait dangereux de découvrir la vérité, et auquel le médecin peut en imposer. « On doit permettre le mensonge aux médecins, dit Platon, mais nullement à tout autre. En effet, les médecins, pour tranquilliser l'esprit de leurs malades, leur promettent souvent la santé, même à l'article de la mort, de peur qu'ils ne se laissent abattre. » *Mendacium concedendum est medicis, aliis verò minimè: medici quippe ut œgrorum animos consolentur, promittunt sœpè sanitatem, etiam in ipso mortis agone, ne animum despondeant.* (*Plat. De rep.*)

et de la physiologie (1). Les physiciens nous

---

(1) Metzger termine son mémoire par une apostrophe digne de louanges. Il serait à désirer qu'à son exemple les professeurs de médecine prémunissent, par de pareilles exhortations, l'esprit de leurs élèves contre ces doctrines médicales que la soif de la gloire, la faim canine de l'or, et un esprit d'innovation produisent journellement. En médecine, rien n'est au-dessus d'un éclectisme bien dirigé : mais les novateurs se garderont bien d'adopter cette opinion ; ils sont trop intéressés à propager des systèmes que leur enthousiasme et leur imagination trop ardente leur font regarder comme des productions d'un génie supérieur, comme des vérités incontestables, en un mot, comme des principes avant la découverte desquels tout n'était que bévues, erreurs et préjugés. De pareilles comédies seraient quelquefois bien propres à désopiler la rate, si leur influence n'offrait aucun danger, et si on n'avait pas à redouter des résultats dont la société n'a été que trop souvent la victime. *Ut plus est periculi corporibus nostris vere et autumno ob mutationem, ità novitas omnis offendit ac lædit rem publicam.* (*Erasm.*)

L'Allemagne, qui dans tous les temps a offert un contraste de lumières et de préjugés, conserve une si grande disposition au mysticisme, que les enthousiastes et les charlatans peuvent la regarder comme une terre de prédilection, où ils trouveront toujours une ample moisson à faire. Cette vaste contrée où fleurissent les sciences, l'érudition et les beaux arts ; ces lieux qui semblent sourire aux visionnaires, aux illuminés, présentent donc un vrai prototype d'inconséquences et d'instabilité. Là, on admire encore aujourd'hui un illustre spiritualiste qui, en dépit de nos connaissances, a le talent de subjuguer la raison. Je pourrais donc ici faire mention d'un personnage important : ici, dis-je, je pourrais parler

auraient-ils appris en vain que les qualités communes des corps se font connaître d'une manière évidente par leurs effets? L'illustre Kant nous aurait-il démontré inutilement que toute application légitime de l'esprit humain doit se renfermer dans les limites des objets soumis à la possibilité de l'expérience (1)? Et la psycho-

---

d'un célèbre thaumaturge, et prôner les cures merveilleuses du prince de Hohen-Lohe, dont toute l'Europe a retenti. Mais les personnes sur lesquelles l'esprit de fanatisme et de superstition n'exerce plus aucune espèce d'empire, savent apprécier ces prodiges, ces bizarreries de l'intellect humain. On sait à quoi s'en tenir relativement à ces opérations que l'on dirige vers les centres nerveux en général, et vers la tête en particulier, afin d'exciter l'organe cérébral, dont la puissance peut se communiquer à toutes les actions vitales, et faire éclore des phénomènes qui, quoique extraordinaires, n'ont rien de surnaturel, ni rien de commun avec les prières et les neuvaines, même les plus ferventes.

(1) Kant, fondateur d'une nouvelle école de philosophie en Allemagne; Kant, dont Metzger paraît être un des admirateurs, avait, selon Sprengel, un style obscur et peu agréable. Ce célèbre philosophe comptait parmi ses partisans une foule d'imitateurs, qui, abusant de ses principes, s'imaginaient que leur échafaudage philosophique devait être établi sur des expressions scientifiques, opposées aux véritables règles grammaticales, et sur une diction barbare et embrouillée. Cependant ce grand métaphysicien a fait des ouvrages réellement dignes d'admiration. « Son exposé de la science du droit, dit M. Stapfer, offre, sur la mort de Louis XVI, une

logie et la physiologie nous auraient-elles vainement convaincus que sans le ministère des sens, il ne peut exister aucune idée (1), et que

---

page qui surpasse peut-être en énergie et en effet tout ce que cet attentat a inspiré de plus éloquent aux âmes honnêtes. »

(1) J'ai déjà attaqué ce point de doctrine dans mes Recherches critiques sur le magnétisme animal ; mais il me reste un mot à discuter. « Il ne peut se former dans notre entendement, dit Locke, aucune idée simple qui ne nous soit transmise par les objets externes agissant sur les sens, ou par les réflexions que nous faisons sur les propres opérations de notre esprit. » Ainsi, selon ce métaphysicien, toutes les idées s'acquièrent par les sens, ou sont le produit des sensations. Ces vérités, que j'ai exposées, ont été reconnues et développées de la manière la plus lumineuse par Condillac et autres qui se sont distingués dans l'étude de l'idéologie.

L'homme n'ayant donc aucune idée qui ne lui vienne directement ou indirectement par les sens, ne peut commencer à penser, que quand il commence à avoir des sens et des sensations. Le cerveau est l'instrument de la pensée, comme l'estomac est celui de la digestion. Or, si la constitution de ces organes est régulière, ils rempliront leurs fonctions d'une manière convenable et exacte ; si au contraire elle est vicieuse, leurs opérations seront nécessairement défectueuses. Ainsi, les facultés intellectuelles les plus accomplies ne doivent pas plus nous surprendre qu'une digestion bien faite, qu'une sécrétion bien régulière ; car, comme le dit fort justement Cabanis, « Les impressions en abordant au cerveau le font entrer en activité, de même que les alimens en tombant dans l'estomac provoquent les opérations nécessaires à leur coction. » La fonction propre de l'un est de percevoir

les songes doivent être relégués parmi les jeux
de l'imagination (1)? Gravez profondément dans

---

les impressions, de les combiner, de les comparer entre elles,
d'en tirer des jugemens; comme la fonction de l'autre est
d'agir sur les substances nutritives, de les dissoudre et d'en
assimiler les sucs à notre essence.

Mais plusieurs circonstances exercent une influence sensible sur les idées : il est donc bien important de les connaître ces circonstances, et de saisir le mécanisme en vertu
duquel les opérations de l'esprit présentent un si grand
nombre de nuances et de modifications. Ici, comme je l'ai
déjà remarqué relativement à l'imagination, on ne doit pas
perdre de vue l'âge, le sexe, le tempérament, l'idiosyncrase,
les affections morbides, l'état des organes en général, des
viscères abdominaux et utérins en particulier, l'énergie ou
l'inertie des extrémités sentantes, et du système nerveux en
général, la manière dont il est affecté, etc. Toutes ces particularités exercent sur nos idées une influence plus ou moins
remarquable.

(1) Les songes, que l'on peut rapporter au délire, et qui
ne contribuent pas peu à nous démontrer la liaison intime
du moral avec le physique, supposent, comme il a été dit,
un état intermédiaire entre la veille et le sommeil; et cette
condition, où toutefois l'action des sens extérieurs est suspen-
due, prouve évidemment, comme l'a fait voir Cullen, qu'il
existe une irrégularité dans le cerveau; elle prouve qu'il y
a un degré d'excitation dans une partie de cet organe, pendant que l'autre est inerte. Or, il résulte nécessairement
de ce défaut d'harmonie une espèce de paraphrosynie, qui
forme le caractère du songe. Les sens deviennent insensibles
à l'action des objets extérieurs, pendant que d'anciennes

votre mémoire, je vous prie, ce que dans la

---

idées se retracent à l'imagination, ou que de nouvelles images s'y impriment et y établissent une source de vésanies, d'illusions et de scènes fantastiques.

Assez communément les choses qui nous ont le plus affectés pendant la veille, se représentent à notre esprit pendant le sommeil : d'où l'on peut inférer que la cause matérielle des rêves est, comme l'observe de la Mettrie, toute impression forte sur la portion sensitive de l'encéphale, exempte de *collapsus*, et que dans ce cas, les objets dont on est vivement frappé sont, conformément à l'opinion de Metzger, des jeux de l'imagination. « L'approche graduelle du sommeil et de la veille, dit Cullen, présente un état intermédiaire d'excitement inégal, et alors il y a plus de délire ou de rêve. » Effectivement les songes consistent le plus souvent dans de fausses associations d'idées, dans des jugemens erronés qui caractérisent le délire et la folie. Ce défaut de liaison vient, selon Hobbes, de ce que le cerveau ne jouit pas alors d'une action égale dans toutes ses parties.

> *Omnia quæ sensu volvuntur vota diurno*
> *Pectore sopito reddit amica quies.*
> *Venator defessa toro cum membra reponit,*
> *Mens tamen ad silvas et sua lustra redit.*

CLAUDIAN.

Les rêves, comme aucun physiologiste ne doit l'ignorer, dépendent souvent de l'action des centres nerveux abdominaux ou autres réagissant sur le cerveau, soit à raison d'une mauvaise digestion, soit à cause de l'altération de quelque organe. Malgré que les sens externes offrent un état d'inertie en pareille circonstance, ils n'en doivent pas moins être considérés comme les agens d'où dérivent les songes. En effet, quand une fois il s'est fait dans l'entendement des

préface d'un excellent ouvrage dont je vous ai

---

associations d'idées, elles peuvent se reproduire en tout temps. Le sommeil, qui constitue cette position où tous les organes du mouvement volontaire paraissent frappés d'une stupeur évidente, est plus ou moins profond, par conséquent plus ou moins propice à faire naître les songes. Si, lorsqu'on est fatigué, on se livre à la lecture d'un ouvrage un peu abstrait, le passage de la veille au sommeil ne tarde pas à devenir sensible. Cette aproche graduelle d'affaissement et d'excitement laisse apercevoir un caractère de délire ou de rêve plus ou moins prononcé : or, ce désordre vésanique indique clairement que le sommeil est imparfait, et que le cerveau affecte l'irrégularité dont il a été fait mention. Ce contraste de torpeur et d'excitation est d'ailleurs dans le cas de se renouveler plusieurs fois durant la même lecture, et ce que j'attribue à celle-ci peut également provenir d'une grande attention, d'un bruit monotone, en un mot, de quelque agent assez puissant pour émousser la réaction que le *sensorium commune* exerce sur les organes.

Il peut arriver que l'image qui a été imprimée dans le cerveau pendant le sommeil, soit encore apparente au moment du réveil, et qu'on reste livré instantanément à certaines hallucinations. Ce que j'ai éprouvé moi-même à ce sujet, n'a pas peu contribué à me corroborer dans cette opinion. Un soir entre autres, m'étant endormi sur ma chaise immédiatement après mon souper, j'aperçus devant moi à mon réveil une tête isolée, bien conformée et ayant les yeux grandement ouverts : elle disparut sur-le-champ comme une image de dioptrique. L'obscurité ne favorisait point cette illusion, car j'avais conservé de la lumière, et ma chambre était très éclairée. N'étant nullement dans le délire, ni livré pour le moment à aucune espèce de songe,

si souvent recommandé la lecture, l'illustre Gau—

---

cette singularité ne pouvait guère manquer de me causer passagèrement une sorte de surprise. Quoi qu'il en soit, on doit concevoir que durant le sommeil, une partie du cerveau avait été ébranlée par les idées qui s'y étaient présentées; qu'au moment du réveil, l'excitement cérébral n'ayant pas été entièrement détruit, l'image qui s'était offerte à l'organe de la pensée, n'était pas encore effacée ; mais que semblable à un spectre de fantasmagorie, elle s'est évanouie en fort peu de temps. Du reste les bornes de cet opuscule ne me permettent pas de m'étendre sur un phénomène dont le mécanisme d'ailleurs a été assez developpé tant par les physiologistes que par les métaphysiciens.

Quant aux rêves qui sont provoqués par le magnétisme animal, on doit se rappeler ce que j'en ai dit; on doit savoir qu'ils diffèrent essentiellement des songes ordinaires, et qu'ils se rapportent à un genre de délire cataleptique, sur lequel j'ai exposé mon sentiment. Au surplus, je pense avec plusieurs auteurs, que les rêves sont, de même que le délire et l'ivresse, subordonnés à plusieurs circonstances qu'il est bon de prendre en considération. La diversité des tempéramens, des caractères et des organes cérébraux présente à ce sujet des différences, des nuances, des modifications, etc. La haine, la joie, la tristesse, la crainte, la colère, la lubricité, etc., sont des passions qui, conformément au principe que je pose, et selon les dispositions individuelles, communiquent leur empreinte à l'enypnion ou sommeil, à la folie et à l'œnophlygie ou ivresse.

Malgré que le sommeil suppose la stupeur et l'inaptitude des cinq sens, il n'en est pas moins vrai que pendant les songes, on voit, on entend, on flaire, on goûte, on touche, on parle, et que ces sensations ne diffèrent nullement de celles qui sont éprouvées durant la veille.

bius a exposé d'une manière ironique, et comme
prophétique, relativement aux fausses hypothèses de ce genre. Ainsi, cet auteur après avoir
dit : « Il est beau de rendre raison de toute chose,
ajoute : il est encore plus beau d'expliquer par
des conjectures, et comme par une espèce de
divination, les secrets de la nature qui échappent
à la pénétration des sens, et à la finesse d'une
subtile raison, comme quand on découvre en
dormant ce que l'on ne peut comprendre dans
l'état de veille (1). » *Pulchrius etiam est, quæ*

----

(1) Ce que Gaubius avance ici relativement à la faculté
divinatoire, est évidemment une pure ironie. Quoi qu'il
en soit, nous sommes forcés d'avouer que quelquefois le
sommeil présente des phénomènes extraordinaires, et dont
les physiologistes n'ont pas encore donné des explications
assez satisfaisantes. On a vu des esprits bornés acquérir
pendant le sommeil une perspicacité étonnante, et retom-
ber, aussitôt qu'ils étaient éveillés, dans leur état primitif
de stupidité ; ce qui tendrait à prouver que quand quelques-uns des sens sont engourdis, certaines parties du cerveau ont la faculté de contracter un degré de force plus
considérable, pour reprendre ensuite leur condition d'i-
nertie accoutumée. L'expérience et plusieurs raisons concourent à favoriser cette opinion : aussi, dans les rêves,
l'âme s'élève quelquefois à un degré de perfection dont
on est tout surpris lorsqu'on est éveillé. « L'esprit, dit
Cabanis, peut continuer ses recherches dans les songes,
et il peut être porté, par une certaine suite de raisonne-

sensuum aciem cautæque rationis solertiam.

mens, à des idées qu'il n'avait pas ; » ce qui a fait dire
à un poète latin :

> *Me quoque musarum studium sub nocte silenti*
> *Artibus assiduis sollicitare solet.*
> *Namque poli mediâ stellantis in arce videbar*
> *Antè pedes summi carmina ferre Jovis.*

Je pense qu'on ne s'est point encore assez occupé du somnambulisme naturel, dont les symptômes méritent réellement de fixer l'attention des psychologistes. Cet état, qu'aucun animal ne semble partager avec l'homme, paraît avoir
été observé par quelques médecins de l'antiquité ; et Galien, que j'ai déjà cité à ce sujet, et qui, de son propre
aveu, n'ajoutait aucune foi aux particularités qu'il entendait débiter sur cette affection, fut lui-même atteint d'un
paroxisme d'hypnobatase, qui ne me paraît constituer qu'une
variété du somnambulisme ordinaire. Or, voici de quelle
manière il expose le fait : *Nonnulli dormiunt deambu-*
lantes ; et hoc quidem audiens, anteà non credebam, cùm
autem fuit opus aliquandò per totam noctem iter facere,
experientiâ rem ipsam edoctus, coactus sum credere : fermè
enim stadium integrum dormiendo, et somnia videndo peregi;
nec priùs excitatus sum, quàm in lapidem impegerim.
(*De mot. muscul.*) C'est-à-dire : « Il arrive à quelques
personnes de dormir en marchant, ce que je ne pouvais
croire, mais ce dont l'expérience m'a convaincu dans un
voyage que je fus obligé de faire une fois toute la nuit :
en effet, je parcourus environ une stade en dormant et
préoccupé d'un rêve ; je ne m'éveillai qu'en heurtant contre
une pierre. » Cette dernière circonstance prouve évidemment que le sommeil dont il s'agit diffère du somnambulisme proprement dit ; car un véritable hypnobate eût

fugiunt, naturæ arcana conjecturis et quâdam veluti divinatione explicare, ut qui per somnium detegat quod vigilanti incomprehensibile sit. Je vous prie enfin, je vous conjure même

---

probablement évité la pierre qui a provoqué le réveil : ajoutons à cela que Galien marchait déjà lorsqu'il s'est endormi. Cette espèce de noctambulisme d'ailleurs n'est pas très rare : j'ai connu plusieurs personnes à qui il arrivait quelquefois de dormir en marchant.

Zacut, qui attribue les symptômes du somnambulisme à la faculté imaginative (*De medic. princip. trist., lib.* 1), regarde la mélancolie comme une cause qui prédispose fortement à cette névrose ; d'où l'on est en droit de conclure, comme je l'ai observé, que les sujets mélancoliques en général, les femmes hystériques, et toutes les personnes dont le système nerveux est très mobile, sont disposées à éprouver des symptômes d'hypnobatase. Or, les magnétistes saisissent avec empressement ces heureuses occasions quand elles se présentent, pour en tirer des conséquences propres à fortifier leur système. Au surplus, je ne m'appesantirai pas davantage sur une matière que je crois avoir suffisamment ressassée pour en faire connaître le ridicule et la futilité.

> *Vidi egomet nigrâ succinctam vadere pallâ*
> *Canidiam, pedibus nudis, passoque capillo,*
> *Cum Saganâ majore ululantem : pallor utrasque*
> *Fecerat horrendas aspectu. Scalpere terram*
> *Unguibus, et pullam divellere mordicus agnam*
> *Cœperunt : cruor in fossam confusus, ut indè*
> *Manes elicerent, animas responsa daturas.*
>
> HORAT. *Satir., lib.* 1 *, sat.* 8.

de défendre avec constance les droits sacrés et inviolables de la saine raison, contre les innovations des hommes qui préfèrent les miracles au pouvoir et à l'ordre de la nature.

———

J'aurais pu joindre à mon travail un grand nombre d'observations relatives au somnambulisme magnétique; mais je n'aurais fait que répéter ce que l'on trouve dans la plupart des ouvrages qui roulent sur cette matière. Les exemples de ce genre sont d'ailleurs presque toujours exagérés par l'enthousiasme, par l'amour-propre et la prévention; ce dont on ne doit pas être surpris en faisant attention que la plupart des personnes qui se livrent à ces sortes d'expériences, n'ont que de très faibles notions de physiologie et d'idéologie. En effet, comment pourrait-on ajouter foi à des réactions qui supposent une transgression manifeste des lois de la physique et de la saine raison? Comment oser prodiguer à l'humanité des actes qui ne sont dûs qu'à une essence divine? Sera-t-il permis de profaner les principaux attributs de l'Être éternel, en accordant à l'homme une puissance céleste, en lui attribuant la prescience et la prédestination? Ne devons-nous pas savoir qu'il n'appartient qu'à Dieu seul de sonder les cœurs et de pénétrer dans l'avenir (1)? Si nous étions bien convaincus de ces vérités, si nous avions une parfaite connaissance de nous-mêmes, nous ne croupirions pas, comme nous le faisons, dans la fange de l'erreur et des préjugés. Sachons d'ailleurs qu'il existe des phénomènes que l'homme est incapable d'approfondir, et qui seront toujours au-dessus de l'entendement humain. Humilions-nous donc, et il sera plus glorieux pour nous de confesser notre ignorance, que de vouloir expliquer les secrets de la nature au détriment de la raison.

> *Illudit miseris varius mortalibus error :*
> *Et nullum errores non genus artis habet.*
> *Sed non quàm medicâ, damnosior error in arte :*
> *Undè salus doctis, mors rudibusque venit.*
>
> JOAN. AURAT. *poeta regius.*

---

(1) *Solus Deus omniscius et expers erroris : hominum quidquid est, opinantur, vacillant, errant.*

SATIRE

CONTRE

QUELQUES FORFANTERIES

DU TEMPS PRÉSENT.

Enfin nous voilà donc au sommet de la gloire;
Nos noms seront inscrits au temple de mémoire.
L'ignorance est vaincue; et, réduite aux abois,
Des lumières du siècle elle subit les lois.
Aux ténèbres succède une brillante aurore :
Tout est plein des beautés que ce jour fait éclore.
L'esprit humain prenant un vol audacieux,
Semble vouloir atteindre à la voûte des cieux.
Un jeune adolescent, épris de sa personne,
Soutient que tout barbon maintenant déraisonne.
Un sot voudrait jouer le rôle d'un penseur :
A peine a-t-on quinze ans qu'on s'érige en censeur.
　　Nous avons, disons-nous, la science en partage,
Nous joignons la sagesse à ce riche avantage;
Nous sommes accomplis : ô prodige étonnant!
Aujourd'hui nous voyons le plus simple manant
Discourir en public, prendre un air d'importance,
Balancer hardiment les destins de la France.
Un faquin de valet, tranchant du potentat,
Avec un certain ton décide sur l'état.
Un cordonnier prétend au genre dramatique :
Un perruquier bavard se croit grand politique.
Entouré de bambins, un risible marmot
Pour se faire obéir ne prononce qu'un mot.

20

Un général d'armée a bien moins de jactance
Qu'un petit moniteur qui chemine en cadence.
    Mais tout cela n'est rien, voici l'essentiel :
C'est sur les médecins que les faveurs du ciel
Sont en ce savant siècle à pleines mains versées,
En dépit même, hélas ! des personnes sensées.
L'homme, qui craint la mort, tremble presque toujours ;
Célébrons donc les arts qui prolongent nos jours,
Chantons de Galien la doctrine féconde ;
Chantons les charlatans dont fourmille le monde.
De l'âge où nous vivons contemplons la beauté,
Vantons-en le génie et la sagacité.
    Depuis que le bon sens à plané sur nos têtes,
Tout est en harmonie, on ne voit plus de bêtes.
Pour combattre nos maux, et pour bien réussir,
Entre trois procédés nous avons à choisir :
Ou l'on saigne, ou l'on purge, ou bien l'on magnétise ;
Tels sont les baux secrets que l'on nous préconise.
Sur ces trois pivots seuls tourne l'art médical ;
Mais rien n'est comparable à l'aimant animal :
C'est un puissant fluide auquel rien ne résiste (1) :
Sachons donc faire cas d'un docte magnétiste.
Tel qu'un diacre agité par un souffle divin,
Peut d'un corps obsédé chasser l'esprit malin ;
Tel un magnétiseur peut rendre des oracles,
Lire dans l'avenir, opérer des miracles ;
D'une beauté sévère adoucir les rigueurs,
Deviner ses secrets ; sonder le fond des cœurs ;

___

(1) *Hic magneticarum curarum præstantiam videre pote-*
ris, quarum cumulum sine molestiá, vel naturæ turbatione
simul adhibere licet ; imò convenit, quòd in alterá medicná
minimè fas est. (*Maxw.*)

De l'intellect humain ranimer l'énergie ;
Evoquer les défunts, exercer la magie ;
Des dons du Saint-Esprit faire part aux mortels,
Et même approfondir les décrets éternels.
O divin magnétisme, adorable système !
Pour m'astreindre à tes lois je renonce à moi-même !
    On maîtrise les sens avec la volonté,
Avec elle, on émeut la sensibilité.
Vers l'être qui reçoit la céleste rosée (1),
L'acteur doit fortement diriger sa pensée.
Pour imprimer aux corps ce léger mouvement
Qui dompte les effets d'un morbide élément,
Concentrez vos efforts dans le grand sympathique ;
D'un génie inspiré prenez l'air pathétique.
Ainsi, l'opérateur doit toujours être actif,
Tandis que le malade est purement passif.
Vis-à-vis l'un de l'autre ils doivent prendre place ;
Il faut, pour opérer, se regarder en face.
Profitez du moment, le temps est précieux :
Fuyez des importuns les regards curieux.
    Cependant on procède, et le somnambuliste,
En écartant les doigts, suit le mal à la piste.
Quand vous faites un geste, étendez l'avant-bras ;
Que toujours votre main glisse de haut en bas ;
Descendez jusqu'aux pieds, retournez vers la tête ;
Mais que votre maintien soit grave et soit honnête.
Lorsqu'un puységuriste agite trop sa main,
Il a l'air d'un jongleur ou d'un vrai baladin.
Tel un mime en dansant nous paraît ridicule,
S'il fait une gambade ou bien s'il gesticule.
    Provoquer le sommeil par un simple regard,

---

(1) Le fluide magnétique.

Est, on n'en peut douter, le chef-d'œuvre de l'art.
Dès l'instant qu'une belle a fermé la paupière,
Tout est âme chez elle, et plus rien n'est matière.
Son esprit, délivré d'une étroite prison,
Parcourt en un clin d'œil le plus vaste horizon.
Dans le somnambulisme, on a la prescience,
On possède des dieux la rare intelligence.
L'hypnobate doué d'un cerveau transcendant,
Ainsi que Daniel, prophétise en dormant;
Ses sens quittent, dit-on, l'empire encéphalique
Pour venir s'emparer du centre épigastrique :
Là gît bien et dûment le merveilleux instinct,
De la froide raison parfaitement distinct;
La, dis-je, gît le chef qui sur nous prédomine,
Et qui veille au salut de la frêle machine :
L'épigastre est le siége où le divin moteur
A placé de nos jours le puissant protecteur.
    L'art de magnétiser, loin d'être condamnable,
Est une découverte utile et mémorable.
Qu'il est beau de pouvoir par quelques tours de main
Préserver de la mort le pauvre genre humain!
Oui, qu'il est glorieux de rendre à la lumière
Des êtres consumés et réduits en poussière !
Il suffit à l'acteur, pour accomplir ses vœux,
De faire quelque signe et de dire : *Je veux* (1).
Malgré que quelquefois notre raison s'insurge
Soit contre un talisman, soit contre un thaumaturge,
On jubile de voir des fantômes errans,
De jolis farfadets, des spectres ambulans.

----

(1) « Quand une fois l'action magnétique est bien établie,
dit M. de Lausanne, les effets dépendent entièrement de la
volonté du magnétiseur. »

De l'aimant animal admirons la puissance,
Et ne méprisons point cette divine essence.
Qui pourrait regarder avec dérision
Un sommeil lumineux, une prévision ?
Il ne faut pas berner un zélé magnétiste ;
Ne méprisons jamais un respectable artiste.
L'esprit universel qui pénètre les corps,
Qui du vaste univers fait mouvoir les ressorts,
Est la source d'où part cet agent salutaire
Dont rejaillit sur nous la bonté tutélaire ;
De là sort en un mot cet élément vital (1)
Qui de l'horrible faux suspend le coup fatal.

Mettons fin toutefois à nos plaisanteries ;
Bornons enfin le cours de nos flagorneries.
La ferme volonté, la pensée et l'aimant
N'ont ici pour appui qu'un faux raisonnement.
Tout rêve magnétique est un vrai radotage
Indigne de fixer l'attention du sage.
Le monde est un théâtre où l'on voit chaque jour
La dupe et l'imposteur paraître tour à tour ;
Sur ce vaste tableau notre espèce est inscrite :
Là figurent le fou, l'homme franc, l'hypocrite :
Sans cesse la raison sur la scène fait voir
Des sots qui de l'erreur éprouvent le pouvoir.
La terre en bateleurs de tout temps fut fertile :
On prône un charlatan comme un docteur habile.
On aime à parcourir un palais enchanté :
A l'aspect d'un lutin, l'esprit est transporté.
Le peuple est toujours peuple : on pleure, on rit, on chante,

---

(1) *Spirius vitalis universalis* (dit Maxwel), *de cœlo des-*
cendens, purus, clarus et illibatus est spiritús vitalis parti-
cularis in rebus singulis existentis pater.

On mange, on boit, on dort, on a l'âme contente.
   Voulons-nous vivre heureux? au lieu de vanité,
Ayons pour apanage un peu d'humilité :
Cette aimable vertu triomphe de l'envie;
Mais l'orgueil fut toujours l'opprobre de la vie.
Sans nous embarrasser des caprices du sort,
Pour un faible renom nous affrontons la mort.
D'amour-propre pétris, sitôt qu'on nous encense,
Nous sommes pénétrés d'une vaine jactance.
Fuyons donc les travers d'un génie imprudent;
Évitons les écarts d'un zèle trop ardent;
Sachons que l'ignorance autorise le vice,
Et que souvent l'erreur conduit au précipice.
Ainsi, des préjugés redoutons le pouvoir,
Et des hommes instruits aspirons au savoir :
Abandonnons aux sots l'esprit de fanatisme;
Gémissons en secret sur le charlatanisme.

RÉFLEXIONS

MORALES

APPLICABLES AU SUJET

QUI VIENT D'ÊTRE TRAITÉ.

Et in prophetis Samariæ vidi fatuitatem; pro-
phetabant in Baal, et decipiebant populum
meum Israel.

Prophet. Jerem., cap. 23, v. 13.

§. 1.

Jusqu'à quand le charlatanisme abusera-t-il de
notre patience? Serons-nous encore long-temps
le jouet de l'erreur et du mensonge? Quelles
seront les bornes de cette impudence qui depuis
des siècles spécule sur l'ignorance et la crédulité
de la multitude? Telles sont les questions que
les circonstances où nous nous trouvons nous
obligent de faire.

Il y a eu dans tous les temps des hommes assez courageux et assez philanthropes pour démasquer le vice, pour signaler la fraude et la poursuivre jusque dans ses retranchemens ; mais par
malheur, tous leurs généreux efforts n'ont obtenu que de bien faibles résultats. En effet, l'es-

prit humain aime à se repaître de fumée et de chimères : l'illusion semble être pour lui un aliment nécessaire; et l'homme, subjugué par le doux penchant d'une servile habitude, se complaît dans son aveuglement : rien ne peut l'émouvoir, bref, il devient apathique; et les choses mêmes qui choquent le bon sens et les lois de la saine raison, ne lui font aucune impression.

« Tout l'homme, disait le philosophe d'Abdère, n'est qu'une maladie qui commence dès l'instant de sa naissance pour ne finir qu'à sa mort. Le déréglement de ses actions, et le désordre de ses discours prouvent évidemment qu'il est toute sa vie plongé dans le délire d'une fièvre ardente; et pourtant il croit bonnement qu'il est le plus sain du monde. » Qui pourrait s'empêcher de rire avec Démocrite d'une pareille folie et d'un tel aveuglement?

Avec un peu de réflexion, il sera facile de voir que si nous ne pouvons rien connaître que par le ministère des sens, notre intelligence repose sur un édifice bien frêle : effectivement les sens, dont la débilité est extrême, sont susceptibles de toutes sortes d'aberrations. Ce que la prévention, ou la passion, si l'on veut, nous fait trouver beau le soir, est détestable à nos yeux le matin, en vertu d'un acte mental opposé. L'homme qui passe pour le plus sensé, devient fréquemment l'esclave des sophismes, des raisonnemens erronés, des fausses opinions; et la raison dont on se targue, n'est souvent qu'une courtisane effrontée qui se coalise avec la présomption.

Nam gens hominum fertur rapidis
Obvia factis, incerta sui.

Ajoutons à cela, d'après Salomon, que les méchans se corrigent difficilement, et que le nombre des sots est infini. *Perversi difficilè corriguntur, et stultorum infinitus est numerus. (Eccles., cap.* 1, *v.* 15.)

§. 2.

La superstition, les préjugés, l'ignorance et le charlatanisme sont de puissans mobiles pour éblouir l'espèce humaine et l'entraîner dans de funestes écarts. On nous a souvent inspiré dans notre enfance des idées que nous avons nécessairement adoptées sans être en état de les juger : or, l'habitude qui nous a familiarisé avec des fables, met un grand obstacle à l'amour de la vérité; et de cette manière, il arrive fréquemment que nous croupissons toute notre vie dans la fange de la superstition et de la stupidité. Ainsi, lorsque des êtres privés du flambeau de l'expérience obéissent aveuglément à des usages opposés à la saine raison, ils deviennent infailliblement les dupes d'une foule d'erreurs et d'abus; ils rampent humblement sous les étendards du premier imposteur qui se présente. *Benè adhibita ratio cernit quod optimum sit, neglecta, multis implicatur erroribus.* (*Cicer.*)

La superstition est une infirmité de l'esprit humain, à laquelle nous sommes tous plus ou moins disposés, selon que les qualités morales sont plus ou moins développées et cultivées. *Inclinant naturá ad superstitionem barbari.* Mais si d'un côté nous penchons naturellement vers ce vice, il faut avouer aussi qu'il y a des hommes fortement intéressés à l'imprimer dans notre cœur et à l'y entretenir, parce qu'ils savent très bien qu'il n'est guère de moyen plus efficace pour nous museler. *Nulla res multitudinem efficaciùs regit quàm superstitio.* Il est certain que beaucoup de miracles ne sont dûs qu'à la superstition.

A superstitione solâ multa sunt miracula.

« Mais la superstition, dit Le Vayer, trouve à redire à tout, comme il y en a de toutes les

(315)

façons. Il se trouve des superstitieux et ignorans indiscrets; d'autres le sont par ambition; quelques-uns par avarice, et les pires de tous sont ceux qui cherchent dans ce zèle hypocrite l'impunité de toutes sortes de licences. »

§. 3.

Nous sommes donc de véritables malades imaginaires, livrés entre les mains de certains charlatans qui, loin de déraciner nos maux, se plaisent en quelque façon à les prolonger (1). Il est certain que les vices moraux dont il s'agit, dépendent le plus souvent des principes erronés qui, dans notre jeunesse, nous ont été inculqués par des maîtres bouffis d'orgueil, pétris de cagotisme et de suffisance. Ces pédagogues, qui communément ne manifestent une espèce de prédilection que pour un très petit nombre de leurs élèves, pendant qu'ils forcent les autres à plier sous le joug de leur despotisme révoltant, pendant que, par une sévé-

____

(1) Le charlatanisme est tellement universel, que la politique même a été regardée comme un art imposteur. « Les politiques, dit Saverien, ressemblent aux médecins qui, pour guérir leurs malades, sont souvent obligés de les tromper. »

rité capricieuse, ils les assimilent à de vils esclaves, en s'efforçant d'étouffer en eux tout sentiment de délicatesse; ces automates rébarbatifs, dis-je, ou plutôt ces cerveaux *hétéroclito-fanatiques* sont d'autant plus méprisables, que souvent ils plongent dans un état de stupidité des enfans qui laissaient apercevoir d'heureuses dispositions.

Si l'élève qui donne de l'espoir et qui a de l'âme, se rend coupable de quelque faute, une petite remontrance expressive suffira seule pour le ramener à son devoir. *Mihi ille detur puer quem laus excitet, quem gloria juvet, qui victus fleat. Hic erit alendus ambitu, hunc mordebit objurgatio, hunc honor excitabit.* (*Quint. lib.* 1, *cap.* 3.) Lorsqu'au contraire le sujet paraît incorrigible et dépourvu de sentimens, les châtimens ignobles qu'on lui infligera, loin de produire sur lui une impression favorable, ne feront que l'endurcir et le corrompre davantage (1). *Deindè, quod, si cui tàm est mens illiberalis, ut objurgatione non corrigatur, is etiam ad plagas, ut pessima quæque mancipia, durabitur.* (*Quint. loco cit.*)

Quant à l'enfant chez lequel on remarque

---

(1) *Non emendat, sed pejorat castigatio improbos.*

les qualités du cœur qui doivent l'illustrer un jour, et le rendre digne de l'estime de ses concitoyens, il n'oubliera jamais les bas procédés que l'on aura eus envers lui, et toute la honte rejaillira sur le maître : mais une âme de boue est-elle accessible à la honte? *Nimium est quod intelligitur : quare hoc dixisse satis est, in ætatem infirmam, et injuriæ obnoxiam, nemini debere nimium licere. (Quint. loc. cit.)*

§. 4.

Les préjugés, qui forment un des principaux apanages de la vie humaine, peuvent être comparés à un principe de contagion, passant d'un corps à un autre. Semblables à l'élément des maladies populaires, qui s'insinue particulièrement dans les corps débiles et usés, les préjugés exercent, comme l'observe Bacon, une plus grande influence sur les femmes, sur les enfans et les vieillards, que sur tout autre individu. Cependant personne n'est entièrement exempt de ce vice; et les hommes qui, par leur naissance, leurs richesses et leurs titres, occupent un rang distingué dans l'ordre social, se roulent fréquemment dans la poussière des préjugés.

Les préjugés, l'orgueil, l'erreur, la vanité
Ont toujours asservi la frêle humanité.

Nous attribuons souvent à des agens surnaturels certains événemens qui ne dépendent uniquement que des lois ordinaires de la nature ; mais comme nous sommes bien éloignés de les connaître parfaitement, nous aimons mieux tout expliquer que de rester dans le doute. Les préjugés sont soumis à des circonstances qui peuvent les modifier et leur imprimer divers degrés de force : or, on doit rapporter ici la constitution, le tempérament, l'âge, le sexe, l'éducation, les passions, la force de l'imagination, l'amour-propre, l'esprit de parti, de zélotypie, etc. L'habitude au surplus suffit souvent seule pour perpétuer les plus grandes absurdités, les inepties les plus inconcevables.

Multa quidem totam patrantur inepta per urbem ;
Cùmque petis causam : Mos jubet ista ferunt.

« Il se commet par toute la ville beaucoup d'impertinences ; lorsque vous en demandez la raison, on vous répond : C'est l'usage qui le veut. »

§. 5.

L'ignorance est, dit-on, la mère de tous les vices. *Fons omnium vitiorum est ignorantia* (1). C'est une maladie funeste, d'où dérivent la plupart des maux qui affligent l'humanité. *Perniciosa res est ignorantia* (dit Lucien), *et variis modis noxia mortalibus.* L'ignorance au surplus doit, comme une des principales sources de la crédulité, favoriser le charlatanisme, et opposer une vigoureuse résistance à la destruction des préjugés; ce qui a fait dire à Dumarsais que réformer le genre humain, et le détromper de ses erreurs, fut toujours une entreprise qui parut aussi vaine qu'insensée. Il serait cependant utile, je crois, de faire souvent une vive peinture des chimères dont on repaît

______

(1) « De l'ignorance, dit un de nos plus célèbres logiciens, émanent les erreurs du genre humain; et l'erreur est pire que l'ignorance, parce qu'en séduisant les esprits, elle éteint les lumières naturelles, et exerce nécessairement une influence sur la conduite. » Comment concilier ces principes avec ceux de J. J. Rousseau, qui semble faire l'apologie de l'ignorance quand il fait dire à Julie : « Peu m'importe que mon fils soit savant, pourvu qu'il soit sage et bon. » Mais la science, observe Helvétius, exclut-elle la sagesse et la bonté?

la société ; il serait bon de signaler au peuple les jongleurs qui lui tendent des piéges, dans lesquels il donne fréquemment tête baissée. « On sait bien, dit Moncrif, qu'on ne guérira pas le commun des hommes du penchant à être dupe du merveilleux ; mais on pourrait le prévenir sur certaines erreurs qui se reproduisent de temps en temps, et il lui en faudrait de nouvelles pour être trompé, et par-là, il le serait moins souvent. » En effet, l'homme dupé reconnaissant les disgrâces que lui aurait causées sa trop grande simplicité, pourrait dire avec Plaute :

Quicunque ubique sunt, qui fuere, quique futuri sunt posthàc
Stulti, stolidi, fatui, fungi, bardi, blenni, buccones,
Solus ego omnes longè anteeo stultitiâ, et moribus indoctis.
Perii! pudet : hoccinè me œtatis ludos bis factum esse indignè?
Bacch. act. 5, scen. 1.

Voici la traduction de ce passage :

« Quels que soient, quels qu'aient été et quels que puissent être les insensés, les stupides, les fats, les sots, les badauds, les imbéciles, les étourdis ; quels que soient, dis-je, ces êtres, en quelque lieu qu'ils soient, moi seul je les surpasse tous infiniment en bêtise et en maladresse. Je reçois le coup de la mort : j'ai honte de moi-même : un homme de mon âge avoir été joué aussi indignement deux fois de suite. »

(321)

§. 6.

L'expérience nous fait voir tous les jours que nos sens peuvent facilement nous induire en erreur, et que les causes de ce désordre sont très communes. Ne soyons donc pas surpris si notre imagination qui, à raison des impressions reçues, exerce une autorité souveraine sur nos organes et nos actions, devient une source féconde d'illusions. La vie de l'homme est, pour ainsi dire, comme je crois l'avoir déjà remarqué, un délire persévérant, ou plutôt un rêve continuel (1); et le mensonge est presque toujours plus séduisant que la vérité; ce qui a fait dire à La Fontaine :

> Chacun tourne en réalités,
> Autant qu'il peut, ses propres songes.
> L'homme est de glace aux vérités;
> Il est de feu pour les mensonges.
>
> Liv. 9, fabl. 6.

Que deviendrait la poésie en général ? Quel serait le sort de l'épopée en particulier, si l'imagination n'était pas trompée par les sens; si, dis-je, l'intellect n'était pas transporté dans des espaces imaginaires; si l'esprit ne se plongeait pas dans

---

(1) *Humana vita somnus, imò somnium est.*

21

un océan d'erreurs et d'égaremens ? Où l'art
de la peinture en serait-il, si les écarts de l'imagination ne venaient à son secours? Ainsi, l'enfer, qui n'est qu'un terme abstrait pour désigner
un lieu destiné aux supplices des réprouvés, l'enfer est représenté comme un gouffre horrible,
à peu près comme le cratère d'un volcan vomissant de la fumée et des flammes. La mort,
qui n'est point un être existant, paraît sous la
forme d'un squelette, tenant une faux à la main.
Le temps en tient également une; mais sa barbe
et d'autres signes le distinguent suffisamment.
L'amour, qui, comme la mort et le temps, est
un concept abstrait, est représenté sous la forme
d'un enfant né aveugle, avec deux petites ailes,
un arc et un carquois garni de flèches. Le diable se présente devant nous avec des cornes, des
griffes et une queue. Une tête d'homme jouf-
flue, ou dont les joues sont bouffies comme celles d'un joueur de hautbois ou de clarinette,
nous donne l'idée des vents, etc. Ces sortes d'a-
berrations plaisent ordinairement à tous les esprits.

L'enthousiasme du poète et l'éloquence de l'o-
rateur exercent sur nous la plus grande influence;
et, subjugués par la magie des expressions, nous
devenons moins sensibles à la force de la raison

qu'à l'empire des prestiges. Horace avait une haute idée du feu qui exalte la verve du poète, quand il a dit :

Carmine dî superi placantur, carmine manes......
Ille per extentum funem mihi posse videtur
Ire poeta, meum qui pectus inaniter angit,
Irritat, mulcet, falsis terroribus implet,
Ut magus : et modò me Thebis, modò ponit Athenis.

Epist. **1** *, lib.* 2.

C'est-à-dire : « Les vers ont le pouvoir d'apaiser les dieux du ciel et les dieux manes.... Un poète me paraît pouvoir franchir toute espèce de difficulté, quand avec un simple sujet, il a l'art de m'émouvoir, de m'inspirer de la colère ou un doux calme, quand, dis-je, il remplit mon âme d'une vaine terreur, et que, semblable à un magicien, il me transporte tantôt à Thèbes, tantôt à Athènes. »

§. 7.

Nous n'avons point de remèdes plus sûrs contre l'erreur, que la connaissance de nous-mêmes. *Nosce teipsum; id est nosce animum tuum.* « On doit, dit Socrate, travailler à se connaître, afin de parvenir à la sagesse, qui est la santé de l'âme. » Nous ne devons donc rien négliger pour nous élever à la connaissance de la vérité; mais le succès de cette recherche est, selon un philosophe moderne, soumis à l'état de nos facultés intellectuelles, et au degré d'activité dont elles sont susceptibles. Ainsi, on doit régler l'imagination au lieu de l'exciter; et pour parvenir plus sûrement au but désiré, la mémoire et l'attention réunies à une certaine somme de connaissances, sont indispensables. La vérité est une déesse pour laquelle on devrait avoir une grande vénération. *Non contradicas verbo veritatis ullo modo, et de mendacio ineruditionis tuæ confundere.* (*Eccles. lib.*, *cap.* 4, *v.* 3o.)

La crédulité est l'élément de l'erreur et de la fraude. Une des principales misères de la vie humaine, est de prêter une oreille avide à tout ce qui peut exciter la curiosité, et devenir un sujet d'étonnement pour l'esprit. Mais cette faiblesse appartient plus particulièrement aux cerveaux rétrécis, aux êtres efféminés, malades, qui, comme de la cire, pour me servir de l'expression de Charron, reçoivent toute espèce d'impression. *Credulitas error est magis quàm culpa, et quidem in optimi cujusque mentem facile irrepit.* « Combien de bourdes, dit dans son vieux langage l'auteur du Traité de la sagesse, combien de bourdes, faulx et supposés mi-

racles, visions et révélations reçues au monde, qui
ne furent jamais. » Si du moins les esprits faciles
à séduire se bornaient à concentrer en eux-mêmes
les tristes résultats de leur crédulité, le mal serait circonscrit et renfermé dans des limites que
l'on s'efforcerait de ne pas lui laisser franchir :
mais par malheur, l'être le plus crédule est souvent le plus opiniâtre; et pour peu qu'il ait d'ascendant sur les autres, il les contraint pour ainsi-
dire à adopter ses principes, sans leur permettre
d'élever le moindre doute à ce sujet. Nous ne
nous bornons pas à errer nous-mêmes; mais
nous sommes encore pour les autres un principe et une source d'erreurs. *Nemo sibi tantùm
errat, sed aliis est erroris principium et fons.*
« L'homme, dit le Vayer, est un animal si crédule, qu'il ne faut pour établir les plus grandes
faussetés, qu'avoir la hardiesse de les dire ou de
les écrire. »

§. 8.

L'enthousiasme est une passion qui nous aveugle tellement, que nous lui sacrifions tout. L'enthousiaste est toujours déréglé dans ses raisonnemens. C'est un homme plongé dans l'ivresse,
étranger à toute espèce de combinaison et de

calcul, et qui, malgré les désordres de son âme, peut facilement en imposer aux cerveaux faibles, en mettant en jeu les ressorts de l'imagination et de la force imitatrice. *A magnis ingeniis ut magnæ virtutes, ità vitia etiam magna proficiscuntur.* (*Plat.*) L'enthousiaste ou visionnaire suit volontiers les sentiers de l'illusion, dont le domaine est d'autant plus étendu, que la crédulité est, comme je crois l'avoir dit, un des principaux attributs de la nature humaine. Il est plus facile d'ériger un vaste empire d'erreurs et de préjugés, que de détruire le plus léger germe de fanatisme et de superstition. L'esprit est souple et docile quand il s'agit d'adopter un pompeux étalage de rêveries et d'absurdités; mais il devient opiniâtre et récalcitrant quand on veut le ramener à la raison (1).

> *Quod esse verum cupimus facile credimus;*
> *Quod nolumus valdè illibenter credimus.*

La pusillanimité nous fait admettre les plus grandes extravagances, tandis que la vanité et l'entêtement nous rendent sourds à la voix du bon sens. « Tout ce qui se fait sur la terre, tout

---

(1) Dans un siècle où la raison est chancelante, il serait peut-être plus utile au genre humain de croire pour apprendre à raisonner, que de raisonner pour apprendre à croire.

ce que le soleil éclaire, dit Salomon, n'est que pure vanité : en un mot, on ne voit partout que vanité. » Les hommes les plus médiocres sont ordinairement ceux qui ont le plus d'orgueil. « N'est-ce pas une chose étrange, dit de la Mothe le Vayer, que cette passion nous tyrannise tellement, que jusque dans l'usage des complimens ordinaires de nos lettres familières, tout y paraisse plein de vanité? En effet, je me suis mainte fois étonné de voir qu'on s'offense contre celui qui se souscrit simplement très affectionné, lorsqu'on croit mériter du *très humble;* comme si la première expression ne signifiait pas ce qu'on devrait estimer beaucoup plus, et comme s'il n'était pas plus avantageux d'être aimé ardemment, que d'être bassement et servilement respecté. »

Omnia sunt omni vanissima tempore, quorum
   Nec lux, nec ratio, nec via certa manet.
Omnia sidereo quæ lustrat lumine Phœbus,
   Plùs nimiò vani quàm bonitatis habent.
Eccles. Salom. per Eoban. Hess.

§. 9.

Le charlatanisme, qui est cimenté par le mensonge, ne peut se maintenir que par les moyens les plus vils : or, l'hypocrisie et la flatterie sont les deux principaux pivots sur lesquels roule cet art méprisable. Le charlatan redoute sans cesse d'être démasqué ; et pour soustraire sa turpitude aux yeux du vulgaire, il faut que l'hypocrisie et la flatterie viennent à son secours. Ici, on peut dire avec Juvenal :

Fronti nulla fides, quis enim non vicus abundat
Testibus obscenis ? Castigas turpia cum sis
Inter socraticos notissima fossa cinœdos.

Sat. 2.

« De tous les histrions, l'hypocrite est le pire, parce qu'il affecte les dehors d'un honnête homme ; il a toujours double visage, et souvent une duplicité de cœur. Il simule un état de tristesse et de gravité, pendant que, riant sous cape, il s'applaudit d'en imposer aux assistans. Il a l'air d'un mouton, et le caractère d'un loup. Son habit est simple et étroit, sa conscience double et large. O temps ! ô mœurs ! il condamne les défauts des autres, pendant qu'il fomente et renferme en son sein ses turpitudes. Il nourrit mesquinement quelques sujets, pris dans le nombre exorbitant de ceux qu'il a réduits à la mendicité. Strict observateur des cérémonies les plus minutieuses, il se vautre dans la fange des obscénités les plus révoltantes. Il verse des larmes près du lit d'une mère ou d'une épouse qu'il voudrait voir dans la tombe. Il cherche à éblouir par des actes de religion, afin de donner le change, et de commettre impunément les plus grandes iniquités. Bref il est toujours sous le masque; c'est un ange en apparence, et un vrai démon dans la réalité. »

> *Bel erat externè pulcherrimus, undique et auro*
>   *Tectus; at intùs erat nil nisi vile lutum.*
> *Qui Curium simulat, cùm sit nequissimus, illum*
>   *Cur ego non Belem jure vocare queam?*
> *Bel mihi semper erit, qui mitem callidus agnum*
>   *Finxerit, exuperet cum feritate lupos.*
> *Bel erit externè tumuli qui candidus instar,*
>   *Interiùs tantùm vile cadaver habet.*
>
>   Jacob. BALD.

« Un voleur, dit l'Ecclésiastique, est préférable à celui qui ment sans cesse; au surplus l'un et l'autre subiront leur peine. » *Potior fur quàm assiduitas viri mendacis; perditionem autem ambo hœreditabunt.* (*Cap.* 20 , *v.* 27.) La simplicité est l'apanage de l'homme véridique, comme l'artifice est le propre du menteur. *Vulpes foveas habent, Filius autem hominis non habet ubi caput reclinet.* (*Luc.*, *cap.* 9., *v.* 58.)

§. 10.

La flatterie est un des moyens sur lesquels un bateleur peut compter le plus sûrement, parce qu'elle plait en général (1). Effectivement, il est bien difficile de résister aux piéges tendus par l'adulation ; c'est une amorce qui nous séduit très facilement, et par laquelle l'homme même qui a le plus de perspicacité se laisse presque toujours aveugler. *Simulator* (dit Salomon) *ore decipit animam suam.* Dans tous les temps, la société a été jouée par un troupeau innombrable d'adulateurs (2). On les a signalés ; on les a connus ; on a toujours su qu'ils parlaient contre

---

(1) « La flatterie, dit un ancien moraliste, est un poison très dangereux à tous particuliers, et la presque unique cause de la ruine du prince et de l'état ; est pire que faulx témoignage, lequel ne corrompt pas le juge, mais le trompe seulement, lui faisant donner meschante sentence contre sa vovonté et jugement ; mais la flatterie enchante l'esprit et le rend inhabile à plus cognoistre la vérité. »

> *Qui se laudari gaudet verbis subdolis,*
> *Ferè dat pœnas turpi pœnitentiá.*

(2) L'adulation suppose presque toujours quelque épine cachée sous la rose.

> *Impia sub dulci melle venena latent.*
> OVID.

leur pensée, et cependant on les a tolérés ; que
dis-je, on les a recherchés, et tout en les méprisant, on a pour eux les plus grands égards !
Malgré que nous sachions que tout flatteur se
goberge aux dépens de celui qui l'écoute, nous
avons pour le vice un penchant invincible ; ce
qui est une des preuves les plus incontestables
de la fragilité de notre espèce.

Les riches et les grands succombent facilement aux amorces de la flatterie. « Ceux qui
peuvent le mieux payer les belles paroles, a dit
un philosophe que Naudé appelait le Plutarque
de la France, en ont souvent plus que ceux qui
en sont dignes. On les prend pour des moulins,
qui ne donnent de la farine qu'à proportion de ce
qu'ils reçoivent de vent. » On a beaucoup de talent, et de bien belles qualités quand on est riche.

> Quiconque est riche est tout : sans sagesse il est sage ;
> Il a, sans rien savoir, la science en partage ;
> Il a l'esprit, le cœur, le mérite, le rang,
> La vertu, la valeur, la dignité, le sang.
> L'or, même à la laideur, donne un teint de beauté :
> Mais tout devient affreux avec la pauvreté.
>
> BOIL., Sat. 8.

> *Nil habet infelix paupertas durius in se,*
> *Quàm quod ridiculos nos ea sæpè facit.*

Cet attrait puissant que l'on a pour la flatterie, prouve bien évidemment la dépravation du

cœur humain. Nous nous rendons tellement esclaves de l'orgueil et de la vanité, que nous ne rougissons pas de sacrifier à ces viles passions l'intérêt même, qui fut toujours un des plus puissans mobiles de nos actions. L'homme doué d'une véritable grandeur d'âme, ne se laisse point séduire par le prestige d'une basse adulation. *Meliora sunt vulnera diligentis, quàm fraudulenta oscula odientis.* (*Lib. Prov.*, cap. 27, v. 6.) Comme on demandait à Diogène quelle était de toutes les bêtes la morsure la plus dangereuse? c'est répondit-il, celle du calomniateur parmi les bêtes sauvages, et celle du flatteur parmi les animaux domestiques.

§. 11.

Nous gémissons sur les erreurs qui nous ont précédés; nous avons le bonheur, disons-nous, d'avoir atteint à la perfection; et pendant que nous nous félicitons d'avoir foulé aux pieds l'hydre des préjugés, le charlatanisme triomphe, et les prestiges continuent, à la honte du siècle, d'aveugler la majeure partie du genre humain. La conduite de l'homme est une chose inextricable : on regarde avec des yeux de pitié tout ce qui nous a précédés; on se croirait deshonoré si on prenait exemple sur ceux qui nous ont surpassés en talens et en vertus ; il semble que l'impudence et la dérision soient des raisons péremptoires. « Il n'est rien cru si fermement, dit un ancien écrivain, que ce qu'on sait le moins ; et personne n'affecte autant d'assurance que ceux qui nous induisent en erreur par des récits fabuleux ; tels sont les alchimistes, les prognostiqueurs, les astrologues, les chiromanciens, les médecins et autres gens de pareille étoffe. »

On considère dans l'homme le physique et le moral ; or, il est malheureux sous ces deux rapports. Ainsi, le froid, le chaud, les fatigues du corps, les maladies innombrables auxquelles nous sommes exposés, sont autant de calamités qui nous accablent. D'un autre côté, l'envie, l'ambition, les désirs effrénés, la jalousie, la colère, la crainte, le chagrin, les soucis et une foule d'autres passions viennent continuellement assaillir notre esprit. La vie humaine n'est donc qu'une vraie comédie, qu'une mer orageuse remplie d'écueils et de dangers : c'est un théâtre sur lequel on ne rencontre que des masques ; c'est un tableau qui n'offre à la vue que misères et calamités ; bref, c'est un mélange d'amertume, de tristesse et de quelques plaisirs passagers.

O quàm dura præmit miseros conditio vitæ,
Nec mors humano subjacet arbitrio!
Dulce mori miseris, sed mors optata recedit;
At cùm tristis erit, præcipitata venit.
Corn. Gall.

Notre vie commence par les pleurs ; son cours est rempli d'amertume, de peine, de soucis, et nous la terminons presque toujours dans la douleur.

§. 12.

L'homme, naturellement paresseux et égoïste, borne pour l'ordinaire ses recherches aux choses qui le touchent immédiatement. La multiplicité des passions, sous le joug desquelles il est courbé, le met hors d'état de s'élever à de profondes méditations : or, pour ne point être troublé dans ses jouissances, et afin de conserver des habitudes qui contribuent essentiellement à son bonheur, il aime mieux cimenter son opinion sur une décision étrangère, que de se livrer à des spéculations abstraites, qui lui paraissent d'autant moins nécessaires, qu'elles ne concourent pas d'une manière spéciale et évidente à ses propres avantages. Les esprits grossiers et peu cultivés d'ailleurs, rampent presque toujours servi-

lement dans les vieux sentiers de la routine. Incapables de porter leurs regards au-dessus de
la surface, ils peuvent à peine distinguer le bien
d'avec le mal. *Unusquisque mavult credere
quàm judicare.*

Les objets qui tombent continuellement sous
les sens, et avec lesquels nous sommes conséquemment familiarisés, nous paraissent peu dignes d'être médités; et l'habitude, en émoussant
l'esprit, le rend incapable de s'élever à de hautes spéculations (1). *Consuetudine assuescunt
animi, neque admirantur, neque requirunt
rationes earum rerum quas semper vident.*
(*Cicer.*, *De nat. deor.*, *lib.* 2, *cap.* 28.) Sous
prétexte, par exemple, que l'étude de l'univers
donne lieu à des discussions métaphysiques interminables, les savans n'ont pas cru devoir s'en
occuper d'une manière spéciale; et les préjugés,
malgré les temps lumineux, se maintiennent en
grande partie dans toute leur force. De cette
apathie littéraire est résultée une incertitude sur
les objets les plus palpables, et l'esprit humain
a continué de se repaître d'idées fantastiques et
illusoires. « Les erreurs dit Charron, se reçoivent en nostre ame par mesme voye et conduits

---

(1) *Se pigra nunquàm virtus astris extulit.*

que la vérité ; l'esprit n'a pas de quoi les distinguer et choisir : autant peut faire le sot celui
qui dit vray, comme celui qui dit faulx. » (*De
la sagesse, livre* 1.)

§. 13.

Il est certain que quelques philosophes , en
voulant scruter les secrets de la nature, n'ont
fait qu'embrouiller la matière, par des hypothèses et des systèmes souvent romanesques (1),
tandis que tous les phénomènes dont nous sommes témoins découlent de source purement physique. Quand je parle ainsi, je ne prétends point
toucher à certains principes qui sont du ressort
de la métaphysique transcendante, ou de la théo-
logie, et je respecte l'orthodoxie. Il ne s'agit ici
que d'objets matériels, ou tellement liés à la matière, que l'esprit ne peut les concevoir qu'en

---

(1) Les sens de l'observateur, selon l'opinion d'un métaphysicien moderne, sont trop bornés pour tout voir, et la
nature trop voilée pour être bien aperçue. Or, on est forcé
de recourir à des hypothèses ou à des suppositions imaginaires, pour expliquer des observations qui ne peuvent se développer elles-mêmes ; mais cette explication est plus ou
moins probable, elle ne présente rien de réellement solide
et démontré.

vertu des phénomènes provenant de l'action et de la réaction réciproques qu'ils exercent les uns sur les autres. Je ne cherche donc point à approfondir les choses qui sont au-delà de la sphère de l'entendement. On se trouverait infailliblement engagé dans un dédale de vaines propositions et de futiles discussions, si on voulait transporter son imagination hors du monde, pour y découvrir cette cause que nous nommons première. Il suffit, pour reconnaître une essence éternelle, d'étudier les phénomènes qui se passent autour de nous; il suffit de les comparer entre eux, et de saisir les rapports qui existent, entre tous les êtres. A l'aide de la physique et de l'expérience, on se convaincra facilement que les particularités qui nous paraissent les plus extraordinaires, peuvent être considérées comme la nature en action : mais la nature n'est qu'un terme abstrait propre à désigner l'univers, c'est-à-dire, cette série de causes et d'effets qui se succèdent sans cesse; ce mot, dis-je, sert à exprimer le jeu des différens ressorts du *macrocosme* ou du grand ensemble (1). *Universus*

---

(1) Les lois qui régissent l'univers appartiennent à la cosmologie ; mais jusqu'à ce jour, l'esprit humain a fait bien peu de progrès dans cette science.

hic mundus una civitas communis deorum atque hominum existimanda est. (*Cicer.*) Les lois de la nature et celles de la divinité affecteront toujours entre elles un merveilleux accord.

§. 14.

Ce qu'il y a de plus ridicule et de plus affligeant en même temps, c'est que nous ignorant nous-mêmes, nous prétendons pouvoir approfondir les plus grands secrets de la nature ; et ce qu'il y a de plus extravagant encore, est de croire que tout ce qui existe a été fait pour nous.

Vanus homo sibi res omnes putat esse creatas.

Le soleil, les étoiles, les planètes, les comètes, etc., sont donc des objets qui n'auraient été créés que pour l'homme. *Tot circa unum caput tumultuantes deos.* Voilà assurément ce que l'on peut appeler le comble de la folie. « Et le poure misérable est bien ridicule, dit Charron en parlant de l'homme ; il est ici-bas logé au dernier et pire étage de ce monde, plus éloigné de la volupté céleste en la cloaque et sentine de l'univers, avec la bourbe et la lie, avec les animaux de la pire condition, subject à recevoir tous les excrémens et ordures qui luy pleuvent et tombent d'en-haut sur la teste, et ne vit que de cela, et à souffrir les accidens qui luy arrivent de toutes parts ; et se fait croire qu'il est le maistre commandant à tout, que toutes les créatures, mesmes ces grands corps lumineux incorruptibles, desquels il ne peut savoir la moindre vertu, et est contraint tout transi les admirer, ne branslent que pour luy et son service. »

O homo ! quidnam superbis ? nil nisi umbræ somnium es.

De notre malheureuse présomption résulte cette horrible tyrannie que nous n'avons pas honte d'exercer sur les animaux ; et, sans considérer que nous n'occupons qu'un anneau dans l'immense chaîne des êtres animés ; sans faire attention que la ruse, l'union et la force constituent seules les droits que nous nous arrogeons sur eux, nous les sacrifions à notre injustice et à notre avidité. *In corruptione suâ peribunt, percipientes mercedem injustitiæ. (Epist. Petr. apostol.)* Quelle pitié de voir un chasseur faire le récit de ses prouesses, et de lui entendre raconter avec emphase les allées, les venues et autres mouvemens d'un lièvre ou d'un chevreuil ! Comment peut-on se vanter d'avoir forcé et assommé une pauvre bête timide (1) et sans dé-

______

(1) Pierre-le-Grand disait qu'il y avait de la cruauté dans l'exercice de la chasse, et qu'il ne consentirait jamais à se

fense ? Mais ce qui met le comble à notre ingratitude, c'est d'égorger de sang-froid de paisibles
animaux qui nous ont rendu les plus grands services. *Qui reddit mala pro bonis, non recedet
malum de domo ejus.* (*Lib. Proverb., cap.* 17,
v. 13.)

Il n'existe pas de vice plus odieux que l'ingratitude, si surtout elle est réunie à l'injustice. La
plupart des animaux auxquels nous refusons la
raison, sont reconnaissans envers leur bienfai-
teur. « Je vous avoue, dit Le Vayer en parlant
des bêtes, je vous avoue que je leur vois faire
souvent des traitemens qui me font souhaiter
qu'il y eût quelque peine établie contre de certains bourreaux qui ont cent fois plus de bruta-
lité qu'elles. »

§. 15.

Tant que les erreurs et les préventions occu-
peront un vaste terrein dans l'empire de la vie
humaine, tant que d'épaisses ténèbres continue-
ront d'obscurcir une partie de notre horizon,

---

mettre en embuscade au coin d'un bois pour attendre un
lièvre, comme faisait un voleur quand il guettait un passant
pour l'assassiner.

il appartiendra à l'ami de l'humanité de poursuivre l'astuce et la fraude ; il devra prémunir
la société contre la séduction. Ainsi, m'étant
particulièrement proposé de détruire le prestige
et l'illusion qui dépendent des jeux de l'imagination, j'ai cru devoir signaler, autant qu'il est
possible, les jongleurs qui s'efforcent de captiver les esprits faibles, pour pouvoir en imposer
à la multitude et même aux personnes clair-
voyantes qui ne se tiendraient pas sur leurs gardes.

Sunt in mente hominis latebræ, multique recessus.

Si mes réflexions sont justes et qu'on les adopte,
j'aurai lieu de m'applaudir ; si on les trouve trop
mordantes ou trop pédantesques, je me conso-
lerai, avec d'autant plus de raison que mes in-
tentions sont droites et entièrement dirigées vers
l'utilité publique. Or, sans vouloir déroger à
mon plan, j'observerai que le charlatanisme est
un Protée dont les formes varient à l'infini, et
dont il est impossible de suivre les traces. Si
nous voulons nous donner la peine de feuilleter
l'histoire, nous verrons tantôt le fourbe élever
sa tête audacieuse au-dessus des êtres qui l'environnent, tantôt la sotte crédulité ramper servilement sous le joug de la ruse. L'art de tromper

est universel, et son sceptre pèse sur le peuple le plus civilisé, de même que sur le sauvage le plus barbare. Dans tous les temps, il y a eu des imposteurs et des dupes : si donc nous parcourons les annales de l'antiquité, si nous nous transportons parmi les contrées qui paraissent avoir été le berceau des sciences, nous serons facilement convaincus des tristes vérités que j'avance. En Égypte, des prêtres étalaient aux yeux de l'ignorante populace une prétendue doctrine hérissée de termes mystérieux, et décorée de science hérmétique. Dans la Perse, des sacrificateurs connus sous le nom de mages, se couvraient du masque de la sagesse, pour séduire impunément le public. L'Inde avait ses bracmanes ou bramines, ses gymnosophistes; l'Italie, ses sibylles; la Gaule, ses druides, etc. Dans ces temps reculés, les erreurs les plus grossières contrastaient avec de grandes connaissances.

Parmi les animaux, l'homme est le seul à qui Pline attribue l'incontinence considérée sous presque tous les rapports. *Uni homini animantium data est luxuria, et quidem innumerabilibus modis.* « A l'homme seul appartiennent l'ambition, l'avarice, le désir effréné de la vie, la superstition. » *Uni homini ambitio, avaritia, uni immensa vivendi cupido, uni superstitio.*

(*Hist. nat., lib.* 7.) C'est la folie, dit-on, qui fait subsister le genre humain, et qui l'empêche de périr.

*Humani generis mater nutrixque profectò
Stultitia est, sine quâ mortalia cuncta perirent.*

J'avoue que ces sentences sont un peu dures; mais malheureusement l'auteur n'était pas flatteur. « Les écrits de Pline, dit Guy Patin, sont une grande mer dans laquelle il fait bon pêcher. »

« Nous considérons l'homme plus au vif que nous ne l'avons fait, dit le prédicateur de la reine Marguerite, et pincerons où il ne se demangeoit pas, et rapportons tout à ces cinq points : vanité (1), faiblesse, inconstance, misère et présomption, qui sont les plus naturelles et universelles qualités. » *Homo multis repletur miseriis, multis et multiplicibus, inquam, miseriis corporis, miseriis cordis, miseriis dùm dormit, miseriis dùm vigilat, miseriis quocumque se vertit. (Bern., in serm.*) Du reste, jetons les yeux sur toute la surface du globe, et nous y découvrirons partout le triomphe de la fraude. *Cogita* (dit Cardan) *quòd*

---

(1) *Res miranda! ferox est atque superbus homo, qui
E cœno prodit : risum teneatis, amici?*

falsis omnia debentur humana, et regna dico, et potentia omnis.

§. 16.

On sait et l'on répète depuis long-temps que la vie est un grand théâtre sur lequel chacun joue son rôle (1). *Vita nostra reverà nihil est aliud quàm comœdia, cujus ultimus actus de morte agitur.* Mais parmi les acteurs, il en est beaucoup qui, ne se bornant pas à un seul rôle, jouent toutes sortes de personnages. Le charlatanisme est donc, selon toute apparence, une qualité inhérente à l'économie animale, et particulièrement à l'animal raisonnable, soit à raison de ses facultés mentales, soit par rapport à ses relations sociales.

Est fallax vulpes, leo fortis, homuncio mendax.

D'après cet ordre de choses, il est évident que la fraude est indestructible. Or, la société étant imbue de cette vérité, doit nécessairement se mettre en mesure pour repousser les attaques clandestines qui lui sont faites de toute part, et

____

(1) *Disce jocos, scena est, ludus quoque vita, repugnans Fortunæ, tristis tristia damna feres.*

pour comprimer du moins ce qui ne peut être anéanti.

Vir bonus et sapiens valdè commenta repellat.

Pourquoi remarque-t-on plus de charlatans (1) dans certaines contrées que dans d'autres, si ce n'est à raison des avantages réels qu'ils y trouvent? L'homme dont les projets sont subordonnés à la ruse et à la crédulité, ne fera pas un long séjour dans un pays où l'on aura tracé son signalement, et où l'on observera ses démarches; il abandonnera bien vite une terre ingrate, pour se réfugier dans une autre contrée où il pourra faire preuve de ses talens sans trouble et sans crainte. Pour être convaincu que mon assertion n'est point paradoxale, il suffira de jeter un coup d'œil sur le département de la Haute-Marne; on y verra les charlatans pulluler de toute part. L'arrondissement de Langres fournit peut-être lui seul plus d'empiriques non titrés et autres, que certains départemens dans

---

(1) Ce que je dis regarde particulièrement les empiriques; cependant mes réflexions s'étendent plus ou moins à toutes les classes, à tous les états, à toutes les professions. Effectivement, le charlatanisme exerce une influence sur tous les membres qui composent la société, et il ne faut qu'un peu de sagacité pour découvrir quelques-unes des traces de cet agent universel.

toute leur étendue. Parmi cette vermine, **on** distingue, comme je l'ai observé dans ma pré-face, les plus basses conditions; et ce qu'il y a de plus révoltant, c'est que la multitude ne met pas la plus légère ligne de démarcation entre les hommes qui, pénétrés de la dignité de leur état, l'exercent noblement, et ces aventuriers, auxquels on donne même souvent la préférence. Ainsi, au lieu de dire : *Vox populi, vox Dei,* disons au contraire : *Vox populi, vox stultorum.* Mais je ne veux pas anticiper sur une matière que je me propose de discuter à fond dans un autre ouvrage. Déjà, j'ai crayonné quelques portraits, qui bientôt seront en état d'être exposés au grand jour.

§. 17.

En m'érigeant en censeur des actions du genre humain, je sacrifie évidemment l'amour-propre au désir d'être utile à la société. On ne peut révoquer en doute la supériorité de l'homme sur le reste des êtres animés. *Homo* (dit Quintilien) *cæteris animantibus ratione ac oratione præstat.* (*Inst. orat.*) Cependant, en examinant les choses avec beaucoup d'attention et d'impartialité, on serait tenté de souscrire au sentiment de Pline, qui a dit, en parlant des faveurs que nous avons reçues de la nature : *Quæ hominis causâ videtur cuncta genuisse natura, magnâ sæva mercede tam fuit contrà sua munera, ut non sit satis æstimare, parens melior homini, an tristior noverca fuerit.* C'est-à-dire : « La nature qui semble avoir tout fait pour l'homme, a été tellement cruelle dans l'excès de ses bienfaits, qu'il est permis de douter si elle a été envers lui meilleure mère que triste marâtre. » En effet, si on pouvait passer en revue et apprécier ce qui forme les apanages et les vicissitudes de la vie, on verrait, comme je viens de le dire, que tout n'est que fragilité. *Breves et mutabiles vices rerum sunt.*

Dans ce bas monde, hélas! tout n'est que changement :
Tout ce que nous voyons passe rapidement.

« Tous les hommes, dit Machiavel, sont ingrats, inconstans, dissimulés, timides, intéressés. » A nos vices on doit joindre l'ambition, dont j'aurai encore occasion de parler. L'ambition, qui est un des principaux attributs du cœur humain, peut être louable sous certains rapports; c'est pourquoi Aristote l'a décorée du nom de magnanimité : mais lorsque cette passion est basée sur l'orgueil, elle est de tous les vices le plus méprisable, et malheureusement le plus

répandu aujourd'hui ; c'est un virus épidémique et contagieux, dont presque toutes les
classes se trouvent infectées.

L'ambitieux est toujours rongé d'envie; et si
par malheur il est riche ou qu'il espère le devenir, il voudrait fouler aux pieds tous les
hommes qui sont au-dessus de lui, soit par
leur mérite, soit à raison de leur naissance. L'é-
clat des brillantes réputations offusque les ambitieux : ils ne peuvent souffrir un concitoyen
qui les efface; et dans leur désespoir, ils ne res-
pirent qu'après les rigueurs de l'ostracisme; ils
voudraient, dis-je, voir revivre cette loi en
vertu de laquelle les Athéniens bannissaient les
hommes qui, par leurs talens et leurs services,
donnaient de l'ombrage à la jalousie républi-
caine.

> L'insatiable orgueil, la sotte ambition
> Furent dans tous les temps en exécration.
> L'orgueil est du péché la source et le principe;
> Des désordres moraux c'est le vrai prototype.
> Ce fut l'ambition qui perdit Lucifer,
> Et qui lui mérita l'empire de l'enfer.
> L'orgueil à son pouvoir croit devoir tout astreindre;
> C'est un feu dévorant que rien ne peut éteindre.

Celui qui voudrait faire la peinture de toutes
les adversités du genre humain, se proposerait
un travail interminable. « C'est le propre de

l'homme, dit un moraliste connu, d'être misérable; le seul homme, et tout l'homme est toujours misérable. »

> *Totus homo nihil est aliud quam pulvis et aura;*
> *Hic transit velut umbra fugax et fumus inanis.*

> L'homme ne fut jamais que fumée et poussière ;
> C'est un souffle léger, une ombre passagère.

« Oui, dira-t-on, la nature humaine est déplorable; mais est-ce une raison pour la ravaler? L'homme n'occupe-t-il pas le premier rang parmi les êtres animés? Le dernier de notre espèce n'est-il pas, par ses qualités physiques et morales, à dix mille degrés au-dessus de la brute? » Or, il est facile de deviner d'où peut partir un pareil langage. Je me suis expliqué sur ce point, et pour ne pas discuter trop long-temps, j'acquiescerai à tout ce que l'on voudra. Seulement, qu'il me soit permis d'observer en définitive que parmi les qualités qui distinguent l'animal raisonnable de celui qui ne l'est pas, il est fâcheux de voir figurer l'ambition, l'orgueil, l'avarice, l'intempérance, le mensonge, la trahison, le parjure, les assassinats, le viol, l'ingratitude, les injustices, les bassesses, et maints autres vices, qui ne sont pas faits pour parsemer de fleurs les sentiers de la vie.

Multas vita vias habet ærumnosa, viarum
Cunctarumque suo nulla dolore caret.
Nec bona sunt hìc ulla malis non mixta : bonorum
Atque utinam non pars cederet ipsa malis.

D. GREG. NAZIAN.

§. 18.

Les principes que j'ai professés dans le cours
de cet opuscule (1), ne manqueront probablement pas de m'attirer l'animadversion des
hommes orgueilleux (2) et des charlatans, dont
la horde n'est pas petite. Si cela est, j'aurai
au moins la satisfaction, je pense, de recevoir
l'assentiment des personnes probes, impartiales
et ennemies de la fourberie. J'avoue que le

---

(1) *Neque enim notare singulos mens est mihi ;*
Verùm ipsam vitam et mores hominum ostendere.
PHÆDR. *fab. lib.* 3, *prolog.*

(2) « Ceux qui font profession d'une orgueilleuse ignorance, dit Montesquieu, voudraient que tout le genre humain
fût enseveli dans l'oubli où ils sont eux-mêmes. Un homme
à qui il manque un talent, se dédommage en le méprisant. »
Vanitati creatura subjecta est etiam nolens, universa va-
nitas omnis homo vivens. « L'homme, selon de la Mothe
le Vayer, est un animal rempli de gloire; elle le domine
tellement, qu'on ne peut souvent jouir de lui qu'en con-
descendant à toutes les petites et ridicules vanités dont il
est esclave. »

nombre de ces dernières n'est pas très grand;
mais l'approbation d'un seul homme de bien
me dédommagera amplement d'un vain cla-
baudage. *Viri boni existimatio res est, quæ
innumerabilibus laudibus continetur.*

Les maximes fondamentales de la société n'ont
pas besoin de subterfuge pour être démontrées.
Il suffit de fixer un peu notre attention sur tous
les objets avec lesquels nous sommes en rapport, pour être bientôt désabusés d'une foule
de contes et de puérilités, dont nous avons été
bercés par une classe d'individus pour qui la
propagation de l'erreur semble être un sujet
de spéculation. Jetons un simple regard, par
exemple, sur la conduite des magnétiseurs ou
endormeurs, et nous verrons sans peine que
ces charlatans affectent toujours quelque forme
astucieuse dans leurs procédés. « Ils vont, dit le
savant et judicieux secrétaire de leur société,
jusqu'à blamer les expériences répétées avec attention; ils s'en font même un cas de conscience.
On dirait qu'ils redoutent de porter atteinte à
l'erreur, d'entraver sa marche, et de reconnaître
la vérité. » Telles sont les propres expressions
de l'illustre magnétiste qui, initié dans tous les
mystères de cette science occulte, parle avec
connaissance de cause. Au reste, je me suis ex-

pliqué assez catégoriquement, je pense, sur le magnétisme animal, qui ne paraît avoir pour base que l'erreur, la crédulité, les songes et les prestiges. *Visionem mendacem, et divinationem, et fraudulentiam, et seductionem cordis sui prophetant vobis.* (*Proph. Jerem.*, cap. 14, v. 14.)

§. 19.

Cependant si le vrai n'exige pas un grand art pour se faire adopter, le mensonge au contraire, malgré la propension de l'esprit vers tout ce qui tient du merveilleux, demande, pour être inculqué, un travail opiniâtre, et quelquefois même une invention de différens échafaudages, coordonnés d'une manière plus ou moins vraisemblable, et connus sous le nom de systèmes. Ce vice d'ailleurs est souvent un signe non équivoque de pusillanimité et de lâcheté.

Imbecilla res et ævi parvuli mendacium est.

« Le mensonge, dit Bacon, dénote un esprit faible et sans ressources, un caractère vicieux ; c'est le refuge des enfans, des sots et des méchans. » *Malus obedit linguæ iniquæ, et fallax obtemperat labiis mendacibus.* (*Lib. Proverb.*)

La dissimulation annonce, de même que le mensonge, la corruption des mœurs. La feinte suppose une âme basse, qui, n'osant se montrer à découvert, cache sa difformité sous un masque imposant. L'homme sincère est paisible; il se borne à gémir sur les misères humaines, lorsque ses efforts pour le bien général sont infructueux. Mais le fourbe est intrigant; sa vie est turbulente, et ses démarches, sous quelque aspect qu'elles se présentent, n'ont pour but que ses intérêts directs ou indirects. Or, d'après ces caractères, il est évident que si l'un des deux points mérite notre estime, l'autre est nécessairement digne de mépris et d'aversion. Théophraste avait donc bien raison de dire : *Ingenia non aperta, non simplicia, sed astuta et callida, et ad decipiendum parata, magis quàm viperas fugere debemus.* C'est-à-dire, que les vipères sont moins redoutables pour nous, que les esprits qui, au lieu d'être ouverts et simples, sont fourbes, rusés et prêts à nous surprendre.

Les personnes chargées de l'éducation des enfans, trop peu persuadées de la gravité du mensonge, ne mettent pas assez d'importance dans le redressement de ce vice. On ne peut inspirer à la jeunesse une assez grande horreur pour un désordre qui paraît être originel, et qui semble s'accroître avec l'âge. La dépravation des mœurs, qui, grâce à la démagogie, est aujourd'hui presque universelle, démontre sensiblement combien l'éducation a besoin d'être régénérée (1). Les hommes qui ont été familiarisés avec le crime, ne sont guère capables d'inspirer de bons sentimens à leurs enfans. Un peuple blasé et corrompu par les désordres particuliers de l'anarchie, foule aux pieds les devoirs que prescrit la morale : insensible aux maux d'autrui, il méconnaît les droits de l'équité, et n'a aucune idée des convenances sociales ; bref, il ne semble vivre que pour nuire au bonheur de ses semblables. Nous pouvons donc, conformément à l'opinion de Socrate, envisager la démocratie comme l'empire des méchans sur les bons ; nous pouvons, dis-je, affirmer que la multitude qui possède l'autorité, est le plus odieux des gouvernemens. L'esprit de vertige est le symbole de la démagogie, comme la sagesse est celui de la monarchie.

---

(1) Cet esprit d'indépendance ou plutôt de licence qu'on grave dans le cerveau des enfans, en leur permettant de se livrer à tous leurs caprices, à toutes leurs fantaisies, est un élément contagieux qu'il importe de combattre. *Ut ager, si non colatur, non solùm infrugiferus manet, verùm et jam multa silvestria producit : ita adolescens rationis capax, nisi præceptis honestis exerceatur, non solùm non evadet bonus, sed ad multa vitia flectetur.* (*Plutarch.*)

§. 20.

On me permettra ces réflexions, que l'on ne qualifiera pas, je crois, de déclamation, si on considère qu'elles sont inspirées par cette espèce d'indignation dont il est difficile de ne pas être pénétré, en voyant l'intrigue et la ruse planer impunément sur nous, et prendre hardiment pour égide des hommes auxquels la société avait mis toute sa confiance, et sur la surveillance desquels était censée reposer la tranquillité publique. Les lois existantes pourraient peut-être suffire pour réprimer les abus, si elles étaient exécutées, mais il y a de l'insouciance; ce qui me fait observer en passant que l'on n'a pas encore pris toutes les mesures nécessaires pour empêcher l'audacieuse ignorance de pénétrer dans le sanctuaire du temple consacré à Thémis.

En effet, depuis long-temps, on remarque dans plusieurs tribunaux une négligence impardonnable. Les procès sont interminables, et la chicane a des ressources inépuisables. Mais comment éviter ces sortes d'abus, avec une législation qu'on adapte à presque toutes les formes de gouvernement? Des décrêts enfantés par l'anarchie et le despotisme, ne peuvent guère cadrer avec la simplicité des lois qui conviennent à une monarchie. Un pareil mélange devient nécessairement une source de contestations, de tracasseries et d'injustices. L'obscurité et la multiplicité des lois, des gloses, des commentaires, des décisions, etc., offrent une grande ressource à la subtilité des avocats et des avoués. *In pessimâ republicâ* (dit Tacite) *plurimœ leges* (1). Nos codes ont donc fortement besoin d'être retouchés, pour être en harmonie avec la sagesse de notre gouvernement : ils doivent être purgés de tous ces principes captieux qui, en fournissant des armes à la chicane, concourent à la ruine des particuliers. « Au défaut des lois, dit un moraliste connu, l'opprobre ne devrait-il pas s'imprimer sur le front de ces vautours autorisés (2),

---

(1) En 1796, la république française possédait déjà quatre millions de lois : aujourd'hui, on en compte environ six millions, tant républicaines, démocratiques, anarchiques et sansculotiques, que directoriales, consulaires, impériales et autres.

(2) « Ces avocats imprudens, dit l'abbé Gédoyn, qui épousent les passions des plaideurs, apprendront d'un homme nourri dans le paganisme (Quintilien), jusqu'où doit aller leur circonspection, pour ne jamais rien dire d'injurieux en plaidant : ils verront comment on appelait alors ces outrageux plaidoyers qu'ils se permettent tous les jours, sans respecter ni le rang ni la dignité, ni la naissance des personnes :

qui, par mille moyens ingénieux, trouvent le secret de ruiner en procédure les familles les plus opulentes, et d'absorber en frais les prétentions des créanciers? Est-il un citoyen sûr de sa propriété, dès qu'il tombe entre les griffes de ces vautours rongeurs (1), dont rien ne peut assouvir la rapacité? »

At vos exiguo pecori furesque lupique
Pacite : de magno prœda petenda grege.

§. 21.

Si nous voulons nous donner la peine de réfléchir un peu sur ce qui s'est passé durant le cours de notre régénération, nous verrons comment la justice était administrée, surtout dans les campagnes. Le premier aventurier auquel

---

ils connaîtront enfin que plus leur profession est honorable par elle-même, plus ils doivent s'étudier à en soutenir la dignité. »

(1) Marot dit relativement aux gens de justice :

Donques, amy, ne t'esbahy comment
Sergens, procès, vivent si longuement;
Car bien nourris sont du lait de la lysse,
Qui nommée est du monde la malice :
Toujours les a la louve entretenus
Et près du cœur de son ventre tenus.

(L'ENFER.)

l'emploi le plus difficile était confié, se croyait doué d'un génie spécial, et s'estimait par conséquent capable de remplir en vrai patriote la mission dont les frères et amis avaient bien voulu le charger. Il existe encore malheureusement aujourd'hui des hommes *ejusdem farinæ* : mais ne fixons pas long-temps nos regards sur de semblables portraits. Autant le praticien retors et versé dans la chicane est digne de mépris, autant le légiste qui par ses lumières, ses mœurs et sa probité a mérité la confiance du public, doit être estimé, considéré et même révéré. *Non accipies personam, nec munera; quia munera excæcant oculos sapientum, et mutant verba justorum. (Deuter. lib., cap.* 16, *v.* 19.)

Cette petite digression ne paraîtra pas inutile, si l'on considère que de tous les biens, la fortune et la santé sont les plus désirables. On craint la mort, on aspire à la santé, on désire les richesses ou du moins une aisance convenable, et l'on redoute la pauvreté. L'état doit donc protéger les hommes capables de procurer ces avantages à la société; il doit sévir contre ceux qui l'en privent. Le charlatan en droit qui, guidé par un sordide intérêt, compromet notre fortune, doit donc, de même que l'empirique qui abrège nos jours, être signalé comme un ennemi du genre humain ; il doit être livré à la rigueur des lois.

Humani generis vergant ad commoda leges.

« La justice, dit Bacon, est un esprit vital qui doit couler dans les nerfs d'un état. » On a comparé les tribunaux à un buisson épineux où le paisible mouton cherche un refuge contre la voracité des loups, et d'où il ne sort qu'au détriment d'une partie de sa toison. Sachons d'ailleurs que les formalités judiciaires les plus courtes sont encore les meilleures ; c'est le moyen le plus sûr pour tenir en équilibre la balance de Thémis.

§. 22.

Depuis que l'esprit de parti a triomphé, l'art médical a été prostitué et tellement avili, qu'il est fort difficile de lui rendre son premier éclat. Avant cette grande et magnifique réforme, en vertu de laquelle on a prétendu épurer nos mœurs, et nous diriger vers le temple de la raison ; avant ces beaux jours, dis-je, on affectait encore une certaine vénération pour les sectateurs d'Hippocrate ; et la science, au milieu de quelques désordres inévitables, conservait au moins un certain lustre : mais aujourd'hui, on ne tient aucun compte d'un art auquel les plus grands potentats de la terre ne répugnaient pas de se livrer (1). On considère à peine une science à laquelle certains orateurs romains n'hésitaient pas d'accorder la palme. *Sit philosophia res summa* (dit Quintilien), *ad paucos pertinet. Sit eloquentia res admirabilis, non pluribus prodest quàm nocet. Sola medicina est quâ opus sit omnibus. Ergo et æqualiter ad omnes sola medicina pertinet, et nulla tam necessaria est omni generi hominum quàm medicina. (Declam.)* C'est-à-dire : « Que la philosophie soit, si l'on veut, un objet très important, elle concerne peu de personnes. Que l'éloquence soit une chose admirable, elle n'est pas plus avantageuse que nuisible. La médecine seule est utile à tout le monde ; donc cette science convient également à tous les hommes, et rien n'est aussi nécessaire à tout le genre humain que la médecine. »

Les hommes qui se faisaient gloire de cultiver la science médicale, ont donc été réellement déconsidérés, depuis que de ridicules et dangereux sophistes ont confondu le bien avec le mal, en s'efforçant d'inspirer du mépris pour tout ce

____

(1) *Marsil. Ficin.*

qui pouvait devenir une preuve irréfragable de leur incapacité. *Sed et in vitá stultus ambulans, cùm ipse insipiens sit, omnes stultos æstimat.* (*Eccles. lib., cap.* 10, *v.* 3.) Voici comment le poète Eoban de Hesse a rendu ce verset.

> *Semper enim comitatur iners ignavia stultum,*
> *Sive abiturus eat, seu rediturus eat.*
> *Et tanquam ipse aliis sapiat plus, desipere omnes,*
> *Et stultos numeris omnibus esse putat.*

Ainsi, je pense que si l'art hippocratique ne jouit plus de toute la gloire qui lui est due, il est facile d'en deviner la cause, et de voir qu'elle émane du fanatisme révolutionnaire (1), de l'ignorance, du rétrécissement des idées et de l'inaptitude des êtres qui, en dépit de leur esprit borné, se sont ingérés dans la pratique d'une profession dont ils ignorent les premiers élémens : il est facile de voir, disons-nous, que la

---

(1) Certains personnages dont l'opinion et la conduite ne cadrent pas avec mes principes, trouveront sans doute ces redites insipides et nauséabondes ; mais les personnes qui ont à cœur les intérêts sociaux penseront autrement, persuadées que l'on ne peut trop bien signaler les abus et les désordres qui ont concouru et qui pourraient encore concourir à la ruine des particuliers, au bouleversement des esprits et de l'état. Il n'y a pas de battologie en pareil cas. *Prævaricatio est, cursìm et breviter attingere quæ fuit inculcanda, infigenda, repetenda.* (*Plin. secund. epist.* 20, *lib.* 1.)

duplicité, les bassesses, l'esprit d'innovation, la division sur les principes, l'intérêt, le charlatanisme en un mot, concourent fortement à jeter une certaine défaveur sur la médecine; et ce qu'il y a de plus triste, c'est qu'il n'existe aucune peine contre les ignorans, il ne leur reste que l'ignominie; « mais l'ignominie, dit Hippocrate, n'affecte nullement les hommes qui en sont pétris. » *Soli namque medicinæ ignominiæ; verùm hæc ipsa non afficit neque contingit eos, qui ex composito personam ipsius induerunt.* (*Lex.*)

§. 23.

« L'imposture, dit un des génies les plus extraordinaires qui aient paru en Angleterre, l'imposture triomphe souvent au lit du malade, pendant que l'homme doué d'un vrai mérite y est vilipendé. » Celui qui n'envisage que la gloire et la réputation, ne peut guère actuellement avoir le courage de se destiner à un art qui jouit d'une aussi mince considération (1). Il résulte de là que des sujets qui auraient pu s'illustrer et se rendre recommandables envers le public, par des

---

(1) *Exceptis medicis, nihil est grammaticis stultius.*

découvertes utiles, se livrent à d'autres occupations, et causent à la société un préjudice d'autant plus grand, qu'ils abandonnent le terrain à l'intrigue, et souvent à l'empirisme, qui, n'ayant point de réputation à perdre, souscrit audacieusement à tous les caprices chimériques dont un cerveau mal organisé est susceptible, et devient par-là un des plus redoutables fléaux de l'humanité. « Quelle pitié, dit Laurent Joubert en son vieux langage, quelle pitié ! Es autres arts, qui sont moins obscurs et difficiles que la médecine, es autres arts, où l'on voit presque tout à l'œil, on laisse faire à l'artisan comme il entend. En la médecine, la plus occulte de tous, et où le peuple ne peut voir goutte, chacun veut gouverner comme rats en paillere. Aussi nous ne voyons guère bien succéder par l'ordre de nature la plupart des maladies, en personnes d'estat, qui ont grand visite de gens. Ceux-là guérissent mieux, desquels on fait moins de compte. »

« Si le temple d'Esculape, dit Bacon, est profané, c'est la faute du peuple : pourquoi va-t-il confondre les savans avec de stupides visionnaires, et des femmes superstitieuses ? » Mais toutes ces réflexions produisent bien peu d'effet. Le charlatanisme a triomphé de ses adversaires; il en triomphe plus fort que jamais, et il en triom-

phera toujours plus ou moins. On a beau s'évertuer, on ne parviendra pas à changer la nature
de l'homme. La sensibilité, l'instinct, les penchans, les passions, les vices et les vertus sont
des qualités mentales qui paraissant dériver les
unes des autres, sont inhérentes à notre organisation, et ne peuvent subir que de simples modifications. Avec un peu de réflexion, on verra
que ce que j'avance n'est pas tout-à-fait paradoxal.

Naturam expelles fureâ, tamen usque recurret.

Tant que la France sera inondée de charlatans, titrés et autres, la médecine ne sortira pas
du cloaque où elle est tombée; et toutes les
sages mesures qu'on prend aujourd'hui pour lui
rendre son ancienne splendeur, seront insuffi-
santes, si, par de sévères et rigoureuses lois, on
ne parvient pas à réprimer l'audace de ceux
qui la déshonorent. Un siècle serait à peine suffisant pour réparer les désastres que quelques
mois de vandalisme ont commis à ce sujet. Quelques progrès que fasse la science, elle ne se re-
lèvera pas entièrement tant que le vice radical
ne sera pas détruit. Il y a des taches bien difficiles à effacer. On pourrait dire ici :

Ubi turpis est medicina, sanari piget.

§. 24.

Avant notre sainte et impérissable république, avant l'amour sacré de la patrie, les hommes savaient encore se rendre justice; mais depuis que l'orgueil et l'ambition ont fait éclore
cet esprit d'indépendance aussi pitoyable que
ridicule, chacun se regarde comme le premier
potentat de l'univers. Le riche démocrate prêche encore actuellement la liberté et l'égalité,
pourvu qu'il voie toutefois ramper à ses pieds
ses domestiques et autres qu'il regarde du haut
de sa grandeur. L'être le plus borné se croit
supérieur à tous ceux qui l'ont précédé. Un
docteur (quand je dis docteur cela s'entend)
un docteur de nouvelle trempe, enfariné de
quelque doctrine à la mode (*nota benè*) se
pavane de la manière la plus risible. Un esculape tel quel, un demi-savant, si on veut, bref
un médicastre quelconque, qui, Dieu merci,
n'a pas la plus légère teinture de philosophie et
de belles lettres, se compare à un professeur de
médecine, et même à un archiâtre, surtout depuis qu'il a médité sur les subtilités de Mesmer,
sur les songes thaumaturgiques de MM. de Puységur, Deleuze et de Lausanne; depuis qu'il a

approfondi l'illuminisme et les sentences théosophiques des somnambulistes; depuis qu'il a
étudié enfin la force vitale de Bichat (1), les
profondes idées cranologiques de Gall, la médecine stercoraire d'un chirurgien consultant,
le système lanionien, régénérateur et inattaqua-
ble d'Oribassus, la doctrine introuvable de.... etc.
Avec ces principes contradictoires, que l'on abandonne et auxquels on revient tour à tour sans
savoir pourquoi, avec une jactance plate et insipide, avec une sotte suffisance et un caque-
tage impertinent, un ignorant fieffé est content
de sa petite personne : il glose sur tout en général; il parle d'un ton d'oracle, et s'attire l'admiration des gobe-mouches. Mais trève de raillerie, c'en est assez pour une fois; ce n'est pas en
faisant le réformateur que je parviendrai à re-
dresser les torts : poursuivons cependant.

> Je ne résiste point au torrent qui m'entraîne :
> C'est assez pour l'instant : prenons un peu d'haleine :
> Ma main, pour cette fois, commence à se lasser.
> Finissons; mais demain j'entends recommencer.
>
> BOILEAU.

---

(1) Ce que je dis ne peut nullement nuire à la gloire de
Bichat et autres, qui ont réellement illustré la science et
leur pays. Je déclare d'ailleurs que mes réflexions étant générales, je ne prétends attaquer personne en particulier.

§. 25.

La gloriole de l'innovation, ou plutôt cette vaine présomption qui, comme je l'ai observé, inspire à quelques esprits le désir d'enfanter des doctrines hétérodoxes, d'autant plus dangereuses que, par leur apparence de simplicité, elles peuvent souvent séduire des disciples dont la paresse et la dissipation engendrent un certain dégoût pour tout ce qui exige une étude trop approfondie ; la fureur d'innover, dis-je, l'esprit de domination, et la manie en un mot de devenir chef de secte, d'établir en même temps une espèce de schisme dans l'enseignement des vrais principes, contribuent singulièrement à déprimer l'art médical (1) ; et c'est bien à juste

______

(1) Cette manie de l'innovation, qui, pour l'ordinaire, est si préjudiciable à l'art, n'a généralement pas d'autre origine que la vanité ; car les hommes vains, comme l'observe très bien Fergusson, affectent ce qu'ils croient propre à captiver l'attention et à mériter la louange. L'admiration des autres hommes les éblouit, par l'avidité de l'importance et des applaudissemens. *Stulta superbia ridetur ab omnibus.* Je ne puis trop répéter que

Cuncta mundi vanitatis plena sunt choragio :

Vanitas rebus novandis, quàm gerendis, aptior.

Animadverti jam à multis annis (dit Pitcarn), *nihil un-*

titre que Bion regardait la présomption comme mettant un obstacle aux progrès des sciences. En effet, si on parcourt l'histoire de la médecine, on verra que chaque siècle a produit des hommes qui se sont efforcés de détruire l'édifice élevé par leurs prédécesseurs, et que dès le temps de Néron, un charlatan nommé Thessalus, fils d'un cardeur de laine, et ignorant insigne, se fit distinguer à Rome par ses bassesses, ainsi que par ses déclamations contre les vrais médecins; et surtout par ses paroles injurieuses envers Hippocrate, auquel les médecins les plus célèbres de tous les siècles se sont toujours plu a rendre hommage (1).

Si on porte ses regards vers les diverses révolutions que la science a essuyées, on verra qu'il a paru de temps à autre des cerveaux timbrés, qui auraient voulu pouvoir livrer aux flammes des ouvrages de médecine étrangers à leur sys-

---

quàm ulli civitati funestius fuisse quàm civium credulitatem, et, quod eam comitatur, perpetuum novandi studium.

(1) On sait depuis long-temps que l'application de la physiologie à la pathologie constitue la vraie médecine; mais à cette théorie, il faut encore réunir l'observation, et surtout l'art d'étudier la marche de la nature, de la force médicatrice, dont le plus habile dogmatiste ne sera jamais que le simple interprète.

tème; d'où l'on a cru être en droit de conclure qu'un art qui n'était pas cimenté sur des principes inébranlables, ne devait pas être vu du même œil que celui qui offre une doctrine invariable. Or, ce jugement quelque absurde et erroné qu'il soit, ne laisse pas de produire relativement à la science, l'impression la plus défavorable. *Fato vivimus, languemus, convalescimus, morimur. Medicina quid præstas, nisi ut juxta te nemo desperet?* (*Quintil.*)

La diversité d'opinions quant aux dogmes médicaux, fait voir combien il est désagréable et même dangereux d'appeler plusieurs médecins en consultation. C'est-là que l'amour des systèmes se fait remarquer. Dans ces fâcheuses circonstances, le praticien aveuglé par une basse jalousie, n'a d'autre but, pour l'ordinaire, que de faire valoir ses principes au détriment de ceux de ses collègues. Il ne faut pas croire que le pauvre malade soit, aux yeux d'une pareille assemblée, l'objet le plus intéressant ; c'est plutôt l'amour-propre et la vaine gloire de fixer l'attention des assistans, par un jargon d'autant plus futile, qu'il est souvent basé sur quelque innovation, ou sur des termes qui n'ont d'autre mérite qu'une parfaite ridiculité. Au reste, ces basses menées paraissent déjà avoir existé dans des

temps très reculés. Ainsi, Séleucus dit en déplo-
rant la mort de Chrisante : « Il a été tué par le
grand nombre des médecins ; car un médecin
n'est autre chose que la tranquillité de l'esprit.»
*At plures medici illum perdiderunt; medicus
enim nihil aliud est quàm animi consolatio.
(Petr. satir.)* « La multitude des médecins , s'é-
cria l'empereur Adrien en mourant, la multitude des médecins me précipite dans la tombe. »

§. 26.

Il est donc évident que la réalité a moins
d'empire sur nous que l'opinion ; celle-ci est
une amorce à laquelle il n'est pas facile de
résister. Nos pensées , nos actions et toute notre
conduite sont subordonnées à l'opinion ; qui
est vraie ou fausse , mais qui par l'habitude nous
est devenue tellement familière , que , quelle
qu'elle soit , nous la croyons conforme aux lois
de la saine raison (1). Or, de ce faux principe résultent ces raisonnemens baroques , ces
raisonnemens erronés , qui prouvent, d'une ma-

---

(1) *Opinio quidem et vera et falsa est ; sed opinionem
fides sequitur. (Arist.)*

nière incontestable, notre fragilité. *A vulgatâ opinione discedere difficillimum.*

Mais l'inconstance, qui est un autre vice inhérent à notre être, l'inconstance peut faire varier nos opinions d'un jour à l'autre, et rien n'est plus commun que cette bizarrerie. Avouons toutefois que certaines erreurs sont tellement enracinées dans l'esprit humain, qu'elles supposent un vrai caractère d'obstination ; d'où l'on peut conclure que l'inconstance et l'opiniâtreté font naître en nous des contrastes moins dignes d'admiration que de pitié. *Omnis dies* (dit Sénèque), *omnis hora, quàm nihil sumus ostendit.*

Les hommes les plus sages fournissent des preuves d'instabilité, d'irrésolution. « Nos actions, dit dans son vieux langage l'auteur des trois livres de la Sagesse, nos actions se contredisent souvent de si estrange façon, qu'il semble impossible qu'elles soient parties de mesme boutique. » L'esprit de l'homme, semblable à un hygromètre fort mobile, paraît être continuellement influencé par les vicissitudes du temps. Nous sommes des êtres plus ou moins vaporeux ; nous rions le matin, nous pleurons le soir, et tout chez nous ne respire que légèreté ; mais celle-ci n'empêche pas la présomption et l'entêtement, qui, comme je l'ai dit, sont de tristes dépendances de la nature humaine, et ont toujours formé un grand obstacle à la découverte de la vérité. Effectivement, la trop bonne opinion que nous avons de nous-mêmes, nous porte souvent à rejeter le sentiment des autres, et l'on soutient *mordicus* les choses qu'on a avancées, quand même on ne les comprendrait pas. L'esprit de contrariété et de caprice se manifeste chez nous dès l'enfance : cette vérité a été connue de tout temps, et Horace a dit très élégamment à ce sujet :

Porrigis irato puero cùm poma, recusat :
Sume, catelle, negat; si non des, optat....

C'est-à-dire : Présentez une pomme à un enfant en colère, il la refuse : prends, mon chaton, il n'en veut point ; ne la lui offrez pas, il veut l'avoir.

§. 27.

Cependant revenons à notre sujet : or, l'expérience nous a fait voir que les théories médicales les plus brillantes ont toujours échoué (1)

---

(1) *Discunt periculis nostris, et experimenta per mortes agunt.* (*Plin.*)

toutes les fois qu'elles n'ont pas eu pour guide le flambeau de l'observation, et qu'elles n'ont pas été appuyées sur les principes hippocratiques, qui, semblables au métal le plus pur, résistent à tous les agens qu'on leur oppose. Si donc on a vu tomber en grande partie la secte des mécaniciens et le système des psychologistes ; si, dis-je, on a vu disparaître les savans préceptes de Boerhaave et la profonde doctrine de Stalh, que devons-nous penser de ces bluettes hypothétiques qui se succèdent rapidement ? Assurément ces productions éphémères seront ensevelies dans les ténèbres (1),

---

(1) Les bornes de la chimie et de la physiologie sont aujourd'hui tellement reculées, que la clinique pourrait marcher à grands pas vers la perfection. On est forcé de convenir que les travaux et les profondes méditations de Bichat ont rendu, sous tous les rapports, les services les plus signalés à la science médicale ; mais il ne s'ensuit pas de là que les innovations auxquelles ces connaissances ont servi de guide et de base, soient infaillibles : l'expérience prouve le contraire. Il y a encore bien des choses à faire et à examiner relativement à cet objet. Au surplus, la science physiologico-pathologique, dont tous les grands médecins ont reconnu l'importance, n'est pas encore portée à un assez haut degré pour nous faire découvrir tous les mystères de la clinique ; d'où l'on est en droit de conclure que l'amour des systèmes et l'esprit d'innovation pourront vivre bien long-temps.

pendant que la gloire et la célébrité des génies dont je viens de faire mention, conserveront encore tout leur lustre. Le docte et éloquent Baglivi, ce grand admirateur du médecin de Cos, avait bien su, malgré son penchant pour le solidisme, apprécier les sectes médicales ; il avait bien reconnu le vice des hypothèses et des méthodes systématiques, quand il a dit : *Inanis gloriæ desiderium simiola fuit, quæ medicos omni ætate compulit ad sectas condendas, potiusquàm ad nova in dies detegenda phænomena, quæ morborum historiam illustrarent confirmarentque.* Aujourd'hui encore, grâce à Dieu, nous ne manquons pas d'exemples bien propres à nous confirmer cette vérité.

Quoique les connaissances physiques, anatomiques, chimiques et autres, soient actuellement portées à un assez haut degré de perfection, la science médicale n'est pas en harmonie avec les nouvelles découvertes, parce que les abus, les systèmes et l'amour du merveilleux semblent s'être coalisés pour empêcher l'art de parvenir à l'état de splendeur où il devrait être. La saignée (1) et la purgation sont

____

(1) L'application des sangsues, qui n'est autre chose

les deux principaux moyens curatifs dont on raffole en ce jour ; et les prôneurs de ces méthodes renouvelées des Grecs, disputent comme antagonistes, à l'envi l'un de l'autre, des symboles de la victoire ; chacun d'eux a ses partisans : ainsi, les *lanio-doctores* et les *doctores stercorarii* sont les médecins à la mode. Il ne s'agirait plus que de mettre les lavemens sur le pinacle, pour rendre accomplie la médecine de Molière.

> *Adde quod ingenium longâ rubigine læsum*
> *Torpet, et est multò quàm fuit antè minùs.*
> *Fertilis assiduo si non renovetur aratro,*
> *Nil nisi cum spinis gramen habebit ager.*

§. 28.

Tous les écrits polémiques, tous les systèmes scientifiques que l'on prône souvent au détriment de la clinique, ne suffiront jamais pour anéantir les bases de la doctrine hippocratique : c'est un rocher que la fureur des tempêtes ne peut ébran-

---

qu'une saignée, est presque généralement adoptée ; et l'usage de ce ver aquatique est tellement multiplié, que la dépense relative à cet objet est énorme. Dans les hopitaux de France, elle se monte, dit-on, annuellement, à plus de 1,5oo,ooo fr. Dans bien des cas, la lancette est préférable au suce-sang.

ler ; bref, c'est un monument indestructible. Ainsi, tous les médecins dont l'esprit est sorti de l'ornière de la présomption et des préjugés, savent et conviennent que la plus belle et la plus éclatante révolution qui ait jamais été faite dans la science médicale, est due aux travaux et aux soins de la famille d'Hippocrate. Jusqu'à cette époque l'art avait été abandonné à l'ignorance, à la fourberie et à la subtilité des sectes philosophiques (1). Mais le personnage le plus illustre de la célèbre famille dont je parle, est Hippocrate II, fils d'Héraclide : c'est lui qu'on doit considérer non-seulement comme le régénérateur de la médecine, mais encore comme un des plus savans jurisconsultes de ces temps. *Famam inter omnes medicos maximam consecutus est, non apud medicos solos, sed apud jurisconsultos, qui ferè ad Hippocratis placita suas leges reformarunt. (Hall. biblioth. med. prat.)*

En avouant toutefois que certains principes

---

(1) « On apprend ordinairement les langues, dit Dufresny, pour pouvoir exprimer nettement ce que l'on sait ; mais il semble que les médecins n'apprennent leur jargon que pour embrouiller ce qu'ils ne savent point. » La connaissance des lésions organiques des divers tissus et des viscères, devrait cependant exercer une grande influence sur le génie de la langue médicale.

du père de la médecine sont aujourd'hui inad-
missibles, nous ne pouvons nous empêcher
de convenir que cet incomparable observateur
vivra toujours sous le rapport de la partie de
la science la plus propre à immortaliser le praticien, et que la séméiotique de ce grand homme
sera dans tous les temps un objet digne d'admiration et de méditation. On doit porter le même
jugement sur les Aphorismes, sur le Traité des
airs, des eaux et des lieux, etc. *Arduum æquè
est conservare quàm parare gloriam.*

Il est bien étonnant que l'hygiène, qui est une
des parties les plus essentielles de la médecine,
soit si peu avancée jusqu'à ce jour. Sur une foule
de médecins titrés et autres, entièrement absorbés dans la pratique médicale (*ditescendi et
non discendi causâ*), on en rencontre bien peu
qui s'attachent particulièrement à la conservation de la santé. On croit se faire admirer en
accablant les malades de remèdes, en faisant un
ridicule étalage d'ordonnances et depolyphar-
macie. On s'efforce de combattre les infirmités,
tandis qu'on ne songe nullement à les prévenir :
cependant le médecin qui prévoit les maux est
sans contredit bien supérieur, sous tous les rapports, à celui qui leur applique des remèdes,
souvent moins utiles que pernicieux. Nous pou-

vons donc dire ici avec Chrysologue. *Gratior medicus qui anticipat morbos, quàm qui morbis inserit seram, et non sine dolore, medicinam.*

§. 29.

Quoi qu'il en soit, on doit sentir, d'après ce que je viens d'exposer, que la vraie boussole du praticien est l'observation, sans laquelle toutes les plus belles hypothèses disparaissent comme l'ombre de la nuit. On doit savoir d'ailleurs que la bonne médecine est la même partout, et que ceux qui, rejetant les principes admis, veulent prendre une nouvelle route et s'en faire gloire, se trompent eux-mêmes, comme le dit très bien le père de la médecine, et trompent les autres (1). *Quicunque verò his rejectis ac omnibus reprobatis, aliâ viâ, aliâque famâ inquirere conatur, et quid invenisse gloriatur, falsus est et fallitur : impossibile enim id est. (De veter. med.)*

L'amour des systèmes, et ce dedain qu'on affecte dans l'examen des faits particuliers, ont

____

(1) « Un malade est en grand danger, dit Bacon, lorsqu'un médecin l'aborde avec un système en tête. » On ne peut trop répéter que rien n'est au-dessus d'un éclectisme bien cimenté.

toujours été une des principales causes qui ont retardé les progrès de la science. Au lieu de chercher à perfectionner une doctrine adoptée, on fait les plus grands efforts pour la combattre et l'anéantir. *Non est invidia suprà medicorum invidiam.* Nous sommes tellement aveuglés par l'amour-propre, que nous nous trouvons toujours disposés à lui sacrifier non-seulement toutes les convenances, mais encore les intérêts communs. *Qui amat animam suam perdet eam.* (*S. Joann.*)

Cùm nihil sciamus, nos scire arbitramur omnia :
Omnia ostentationis vanitas sua exhibet.

La physiologie d'ailleurs, malgré les découvertes dont on l'a enrichie, n'est pas encore aussi avancée sur certains articles, qu'on pourrait le désirer ; car on remarque chez les animaux en général, et dans l'homme en particulier, un grand nombre de phénomènes dont il a été jusqu'à présent impossible de donner une explication exacte et positive. La zoonomie surtout exige encore un travail assidu, et de profondes méditations.

Mundi instar est humani fabrica corporis.

Quant à l'anatomie pathologique, elle peut être d'un grand secours au clinicien, c'est une vérité reconnue ; mais il faut convenir aussi que

les explorations cadavériques peuvent quelquefois induire en erreur, en faisant envisager comme
cause ce qui n'est réellement qu'un effet. « Il
est si facile, dit Senebier, de séduire et d'être
séduit par une hypothèse faite avec esprit, et
présentée avec éloquence, qu'il est bien important de se mettre en garde contre cette séduction. »

Effugias corruptorem, latet anguis in herbá.

§. 30.

Les propositions que je viens d'avancer sont
trop palpables pour qu'elles aient besoin de développemens. Il est certain que la plupart des
savans, et des novateurs surtout, travaillent
moins pour les intérêts de la société, que pour
leur propre avantage. On est stimulé par l'orgueilleux désir d'instruire les autres; et quand
on a pu les éblouir par des argumens spécieux,
on a parfaitement rempli son but. Celui qui dog-
matise cherche plus à captiver l'imagination de
ses sectateurs, qu'à leur inculquer des vérités
utiles et reconnues. Or, avec de pareils principes, l'esprit s'égare infailliblement. L'enthousiasme exclut toute espèce de réflexion, et le
charlatan saisit ces circonstances pour faire adop-

ter des maximes erronées, pour se procurer une foule d'admirateurs. Le désir de la nouveauté, la crainte et le mensonge exercent une grande influence sur les esprits, et les disposent à admettre les absurdités les plus grossières.

Il est inutile d'observer que les hommes qui viennent d'être signalés, ne doivent nullement être confondus avec ceux qui réunissent la fraude à l'impéritie. Parmi les charlatans, qui forment une classe d'individus dont les variétés sont nombreuses, on distingue des savans du premier ordre; on distingue, dis-je, des sujets dont les talens sont d'autant plus suspects, qu'ils peuvent facilement en imposer aux esprits les plus clair-voyans. *Ars illudendi et verba dandi est difficilis.* En effet les chefs de secte, les orateurs, les poètes, les sophistes, les peintres, les musiciens, etc., n'ont de célébrité qu'autant qu'ils possèdent à un haut degré l'art de séduire les esprits, de charmer la vue, les oreilles. L'homme, qui semble être né pour l'illusion, peut donc dire ici sans compromettre sa dignité :

Quodque mali caput est, tàm sum miser, ut miser ipse
Cùm sim, me miserum non tamen esse sciam.

« Le charlatanisme, a dit le professeur Mahon, est ce qu'il a toujours été et ce qu'il sera toujours. Il y a certaines couleurs à choisir pour frapper les yeux , et les plus bizarres font souvent le plus de fortune : elles varient comme les modes , et l'adresse consiste à prendre les livrées du jour. Au bout d'un certain temps, celles qu'on avait le plus fêtées sont négligées ; mais on en substitue une autre qui n'a pas un règne beaucoup plus long. Ainsi les mêmes couleurs , tour-à-tour accueillies et réprouvées , reparaissent souvent sur la scène , et c'est bien le cas de dire : »

Multa renascentur quò jam cecidere , cadentque
Quæ nunc sunt in honore negotia, sic volet usus.

§. 31.

Les réflexions du savant professeur sont très judicieuses et trop appropriées à mon sujet, pour que j'aie cru devoir les passer sous silence. Au surplus, il est bien reconnu, je ne puis trop le répéter, que depuis plus de trente ans le charlatanisme est sur un nouveau pinacle, qu'il jouit d'une faveur toute particulière, et qu'aujourd'hui son triomphe est complet. Le nom du dieu qu'on révérait dans l'une des principales villes du Péloponèse, est tellement profané et avili, que les autorités craindraient en quelque façon de se compromettre, si elles manifestaient le désir et la ferme volonté d'employer leur crédit pour restituer à la science le lustre qu'elle n'aurait jamais dû perdre. *O deplorandam magistratuum lenitatem, quá impunè de corio humano ludere concessum, quá datur itá temerè sævire in humana viscera! O inexcusabilem et conniventiam superiorum! Pax!* (*Castell.*)

L'état d'abjection où se trouve encore en ce moment l'art médical, est une preuve des tristes et absurdes conséquences de l'égalité : ainsi, lorsque le vampirisme a mis l'ignorant et le savant sur la même ligne, il a évidemment voulu assimiler la science aux plus vils métiers, et l'on ne pouvait que gémir sur une pareille injustice, sur un aussi déplorable outrage. « Partout où nous trouvons des hommes, dit Charron, nous trouvons des injures. » Le sage doit donc se mettre au-dessus de toutes ces petitesses, et faire des vœux pour que les hommes, moins aveuglés, sachent distinguer le bien d'avec le mal, et pour que la lumière succède enfin aux épaisses ténèbres qui couvrent encore une partie de notre horizon. Les principes que l'on professe dans une vraie monarchie sont incompatibles avec le règne des fascinations et des chimères. Il serait honteux pour nous d'être plus long-

temps ballottés par un troupeau de misérables
à qui le masque a été arraché. Nous pouvons
dire avec Régnier :

> J'ai pris cent et cent fois la lanterne à la main,
> Cherchant en plein midi, parmi le genre humain,
> Un homme qui fût homme et de fait et de mine,
> Et qui pût des vertus passer par l'étamine.
> Il n'est coin et recoin que je n'aye tenté,
> Depuis que la nature ici-bas m'a planté.
> Mais tant plus je me lime, et plus je me rabote,
> Je crois qu'à mon avis tout le monde radote,
> Qu'il a la tête vide et sens dessus dessous,
> Ou qu'il faut qu'au rebours je sois l'un des plus fous;
> C'est de notre folie un plaisant stratagème ;
> Se flattant de juger les autres par soi-même.

§. 32.

On répète jusqu'à satiété que les hommes
n'ont jamais été aussi éclairés qu'ils le sont aujourd'hui : comment se fait-il donc que la littérature, qui occupe une vaste place dans le
monde savant, affecte un degré de dégénération
manifeste? Cette décadence a commencé à devenir sensible immédiatement après le siècle de
Louis XIV, duquel nous étions déjà, il y a quarante ans, à la même distance que Sénèque
était de celui d'Auguste. « L'enthousiasme outré
qui règne actuellement pour les sciences et les

lettres, disait un savant psychologiste, il y a environ trente-six ans, ne m'en impose nullement : il est bien éloigné d'être une preuve que notre siècle s'éclaire de plus en plus, comme on le prétend : il est au contraire d'autant plus vain et ridicule, qu'il n'est fomenté que par un charlatanisme souvent effronté et quelquefois indécent. » Il est donc évident que dans tous les temps, la vanité a été notre passion dominante : c'est une déesse à laquelle nous rendons en ce jour les plus grands hommages; et la vanité contre laquelle je ne cesse de déclamer, se manifeste dans nos pensées, dans nos discours et nos actions. Cette folie est la mère de toutes ces petites supercheries en vertu desquelles nous nous encensons réciproquement.

« C'est un marché et complot fait ensemble, dit encore l'auteur des livres de la sagesse, de se moquer, mentir et piper les uns les autres. » L'homme vain désire se faire admirer en cherchant à captiver l'attention des autres : il est avide de louanges, et un coup d'encensoir imprime à son âme un contentement inexprimable. Or, si les encenseurs n'ont jamais été si nombreux qu'ils le sont depuis quelque temps, il est facile d'en deviner la raison, et de voir que l'espoir de la réciprocité est un motif déterminant. L'encens n'est plus fait pour les morts; on a bien soin de le réserver pour les vivans. Au reste, il suffit de dire que l'amour-propre a été révéré dans tous les temps; que c'est un des tristes attributs de l'humanité (1). « La vanité, dit Fergusson, se manifeste par l'affectation et l'ostentation. » *O miseri! quid nos, doctrinâ, famâ sumus; ipsi pulvis, illa opinio, ista ventus.*

Mais sans vouloir trop approfondir l'histoire de l'ontologie, ne pourrions-nous pas dire avec un philosophe moderne, que s'il y a du mal dans ce monde, c'est que le mal est un des principes constituans du meilleur des mondes? Pope a fait un pompeux éloge de l'optimisme quand il a dit :

> Ce qui dans l'univers te révolte et te blesse
> Forme un parfait accord qui passe ta sagesse.
> Tout désordre apparent est un ordre réel;
> Tout mal particulier un bien universel;
> Ainsi, malgré tes sens, malgré leur imposture,
> Conclus que tout est bien dans toute la nature.
>
> (Essai sur l'homme, traduct. de Duresnel.)

---

(1) *Inspice quàm fragilis, quàm pauper, quàmque misellus*
Vivas, tuta dies non tibi nulla datur.
Aspice vel prorsùs quid sis, nisi putre cadaver,
Quod tandem minimis vermibus esca datur.

Simon NANQUIER.

§. 33.

Espérons qu'un sage éclectisme imprimera à l'art médical le noble caractère qui lui convient. Espérons que des lois répressives surveilleront les abus, et comprimeront cette horde d'empiriques et de misérables mercenaires qui, par leurs principes, dégradent la science, en ne considérant le corps humain que comme un objet de spéculation.

> Si quelque guérisseur sur votre sort s'afflige,
> Ce n'est jamais le mal, c'est l'or qui le dirige.

Ces aventuriers qui souvent n'ont pour tout talent qu'une impudence effrénée, calculent sur la fragilité, la foiblesse et la pusillanimité de notre espèce : ils se jouent impunément de notre fortune (1). Tout ce qui ne tient pas du merveilleux nous paraît insipide; c'est pourquoi le char-

---

(1) « Il y a quelque rapport entre les médecins et les intendans, dit un auteur connu : les intendans ruinent les maisons les mieux établies, et les médecins ruinent les corps les mieux constitués. Les maisons ruinées enrichissent les intendans; et les corps ruinés enrichissent les médecins. » Nous pouvons dire ici avec Sanlecque :

> Que de vrais charlatans, au lieu de nous guérir,
> Prennent de notre argent pour nous faire périr!

latan exerce sur nous une plus grande influence, que le vrai médecin ne pourrait le faire.

Rustica progenies medicos fugit, optat agyrtas.

Les malades vénèrent l'ignorant qui les empoisonne, pendant que le savant qui, marchant sur les traces de la nature, reste dans une expectative admirable, ne leur inspire aucune confiance.

Nil faciens sanat medicus, non curat agendo.

Le médicastre, totalement incapable de réflexion, devient nécessairement inaccessible à toute espèce de circonspection; et par-là, la vie des hommes se trouve exposée à la merci de l'impéritie et d'une audacieuse ignorance. « Ce n'est pas d'aujourd'hui, disait Guy-Patin, en parlant de Nostradamus, ce n'est pas d'aujourd'hui que les fous prophétisent, sans ce qu'ils feront ci-après : tout ce qu'a fait ce Nostradamus ne sont que des rêveries, et des rébus de Provence.» On peut donc encore dire actuellement ce que l'on disait alors relativement à ce sujet.

Nostradamus; cùm verba damus, nam fallere nostrum est :
Et quùm verba damus, nil nisi nostra damus (1).

––––––

(1) Il n'y a aucun paysan qui ne connaisse les prophéties de Nostradamus, qui, quoique docteur en médecine, n'en fut

En médecine, les demi-savans passent pour plus dangereux encore, que les parfaits ignorans; et la raison de cette particularité n'est pas difficile à saisir. « Généralement parlant, dit Primerose (traduction de Rostagny), généralement parlant, le danger est bien plus grand pour les malades du côté de tous ces médecins demi-savans, que de ceux qui sont tout-à-fait ignorans ; car ceux-là deviennent si audacieux, si arrogans, et tellement causeurs, qu'après avoir rompu la tête aux plus habiles par leur caquet, et les avoir poussés à bout, ils contrarient tous leurs sentimens, afin que s'ils ne peuvent pas se faire estimer plus habiles qu'eux, ils puissent du moins marcher de pair. J'ai bien remarqué cette manière d'agir en quelques-uns, de contredire toujours à tout ce que les plus savans peuvent ordonner, afin d'établir leur réputation en détruisant celle des autres. » (*Des erreurs vulg. de la médecine, livre 1, chap. 2.*)

---

pas moins un des plus insignes charlatans. L'astrologie était, comme je l'ai dit, la base de sa doctrine. Au reste, si on désire avoir des renseignemens plus positifs sur Michel Nostradamus, on peut recourir à la Biographie universelle, tome 31. M. Weiss y expose les particularités relatives à cet enthousiaste, avec toute la précision et l'exactitude qui conviennent à de pareilles notices.

(390)

§. 34.

Mais je m'aperçois que mes remarques sont un peu longues, et je termine enfin un opuscule dont le sujet m'a entraîné d'une manière insensible, et comme malgré moi, au-delà des bornes que je m'étais prescrites. Ce petit tableau des bigarrures de l'esprit humain suffit bien, je pense, pour nous démontrer que l'homme, malgré sa prééminence sur tous les animaux, est un assemblage d'orgueil, de présomption, d'inconstance, de raison, de déraison, d'astuce, d'opiniâtreté, de crédulité, de faiblesse, de bonté, de méchanceté et autres misères (1). La vie humaine est un vrai fantôme, un songe passager, une vapeur légère, une ombre fugitive, une fumée que le plus petit vent fait disparaître ; une rosée du matin, une feuille qui se dessèche promptement ; bref, un gaz qui s'évapore en un instant.

> *Mors sola fatetur*
> *Quantula sunt hominum corpuscula...*
> JUVÉN. *Sat.* 10.

Plusieurs auteurs, tant anciens que modernes,

---

(1) *Nulli vita fragilior, nulli rerum omnium libido major, nulli pavor confusior, nulli rabies acrior.* (*Plin.*)

ont fait de la nature humaine une peinture si vive et si naturelle, que tout ce qui pourrait être ajouté à ce qui a été dit, n'apprendrait rien de nouveau. Quoi qu'il en soit, Salomon m'a paru vouloir un peu trop ravaler la condition de l'homme, lorsqu'il a dit : *Unus interitus est hominis et jumentorum, et æqua utriusque conditio : sicut moritur homo, sic et illa moriuntur : similia spirant omnia, et nihil habet homo jumento ampliùs : cuncta subjacent vanitati, et omnia pergunt ad unum locum : de terrâ facta sunt et in terram pariter revertuntur. (Lib. Eccles., cap. 3, v. 19 et 20.)*

Le savant Eoban de Hesse rend ces pensées par les distiques suivans.

> *Et mors est eadem brutique hominisque, nec ullâ*
> *Illius est hujus conditione prior.*
> *Nec potis est animam potiorem dicere quisquam*
> *Esse hominis, quàm quâ vivere bruta vides.*
> *Nec præstant homines quicquam ullo nomine brutis,*
> *Quòd tàm sunt vani hi, quàm nihil illa valent!*
> *Sive hominem spectes, seu quicquid ubique creatum est*
> *Idem quo tendant et locus unus erit.*
>
> *Salom. Eccles. carmine redd.*

La vie offre donc une bien fâcheuse perspective : s'il est facile de la mépriser dans l'adversité, il faut de la force et du courage pour pouvoir supporter tout le poids des calamités dont elle est accablée.

Rebus in adversis facile est contemnere vitam :
Fortius ille facit qui miser esse potest.

§. 35.

Le sujet que je viens de traiter est inépuisable, et quelque ressassé qu'il puisse être, on ne doit pas se lasser d'y revenir. Ici les répétitions loin d'être vaines et fastidieuses, sont en quelque façon nécessaires. Le charlatanisme est un ennemi redoutable qu'il faut poursuivre à outrance. Cependant comme je dois m'en occuper *ex professo*, je finis cet essai par quelques quatrains analogues à la matière.

> Toute la vie est un pur songe,
> Un vaste théâtre enchanté,
> Où figurent la vanité,
> Les préjugés et le mensonge.

> Tout, depuis la chaire curule
> Jusqu'au banc du petit commis,
> Aux lois de la fraude est soumis :
> Chacun sait dorer la pilule.

> Chez nous, on fait la chattemite,
> On voit peu de sincérité :
> Le temple de la vérité
> Est profané par l'hypocrite.

(393)

Un simple et borné mandataire,
Croit pouvoir nous régénérer :
Un jongleur se fait révérer
Comme une bonté tutélaire.

Un juge de paix de village
N'est souvent qu'un être grossier
Qui, muni de quelque dossier,
Se croit un rare personnage.

Un vil et stupide uromante,
Qui n'est qu'un insigne imposteur,
Se pare du nom de docteur
Pour duper la tourbe ignorante.

Trève pourtant de rigorisme ;
La demangeaison de fronder
Et de par trop tout gourmander,
Est bien un vrai charlatanisme.

Si quelqu'un s'avisait, après avoir lu ce petit
ouvrage, ou plutôt cette bluette, de me taxer de
misanthropie et de paralogisme ; si on me faisait
l'honneur de me qualifier d'aristarque, je serais
autorisé à observer avec franchise et vérité,
comme je l'ai déjà fait, qu'en signalant l'astuce,
les vices et les abus, je n'ai eu pour but que le
bien public ; je pourrais, dis-je, attester que je
me suis acquitté de cette pénible tâche avec le
plus grand sang-froid, et que si j'ai quelque
chose à me reprocher, c'est peut-être de ne pas

m'être prononcé avec assez d'énergie et de sévérité sur les misères de la vie. *Insectatus sum
vitia non homines.*

Nascentes morimur, finisque ab origine pendet.

FIN.

TABLE
DES MATIÈRES

CONTENUES DANS CET OUVRAGE.

ERRATA.

Pages	lignes	au lieu de	lisez
35,	25,	Egineta	Ægineta
52,	6,	*corpus*	*corpus-*
134,	21,	(5)	(6)
178,	7,	agittant	agitant
184,	25,	Béhréus	Behrens
206,	13,	*Przmieniecki*	*Przemieniecki*
271,	13,	*Ausam*	*Ansam*
370,	21,	raisonnemens erronés	jugemens erronés

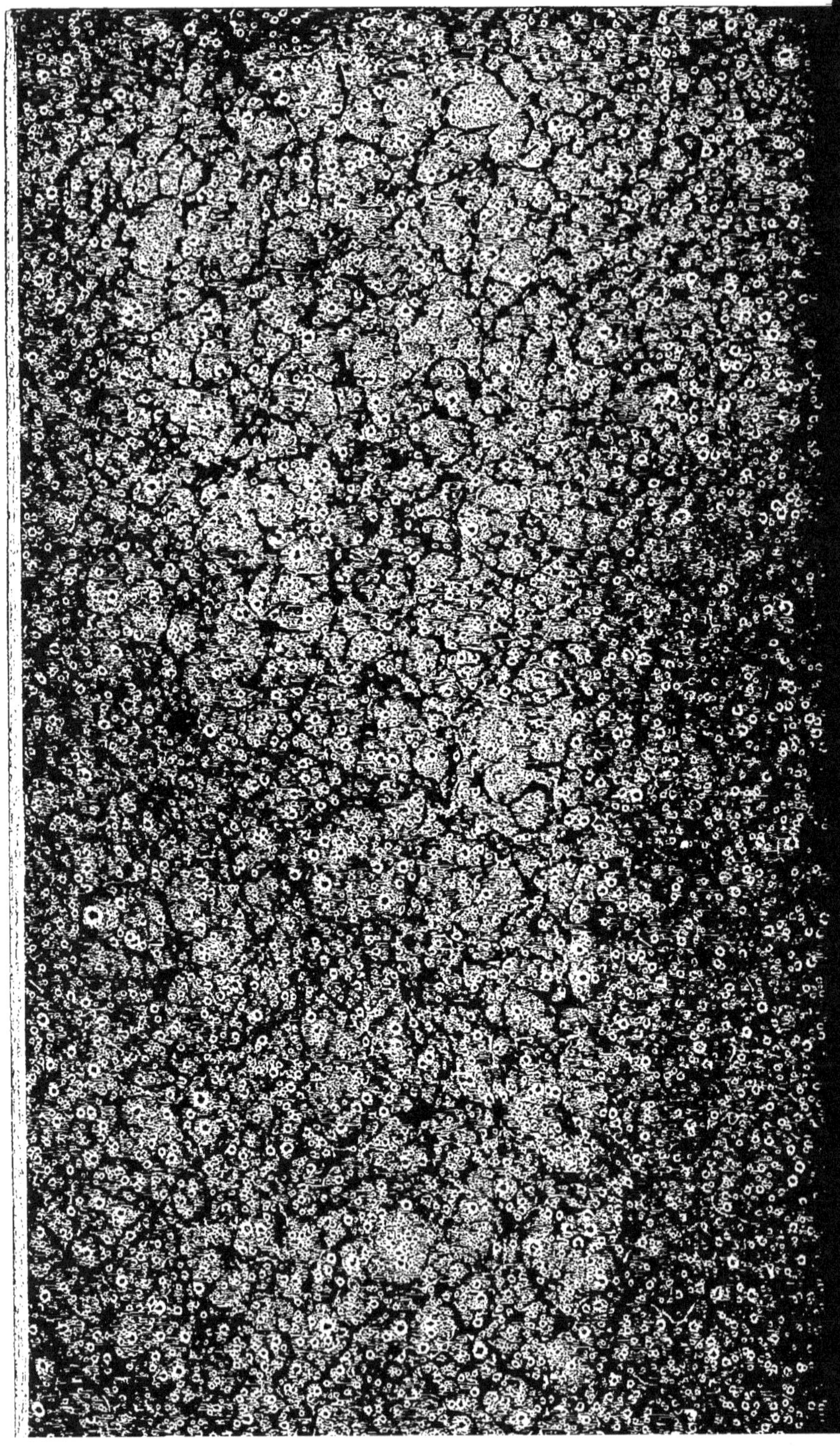

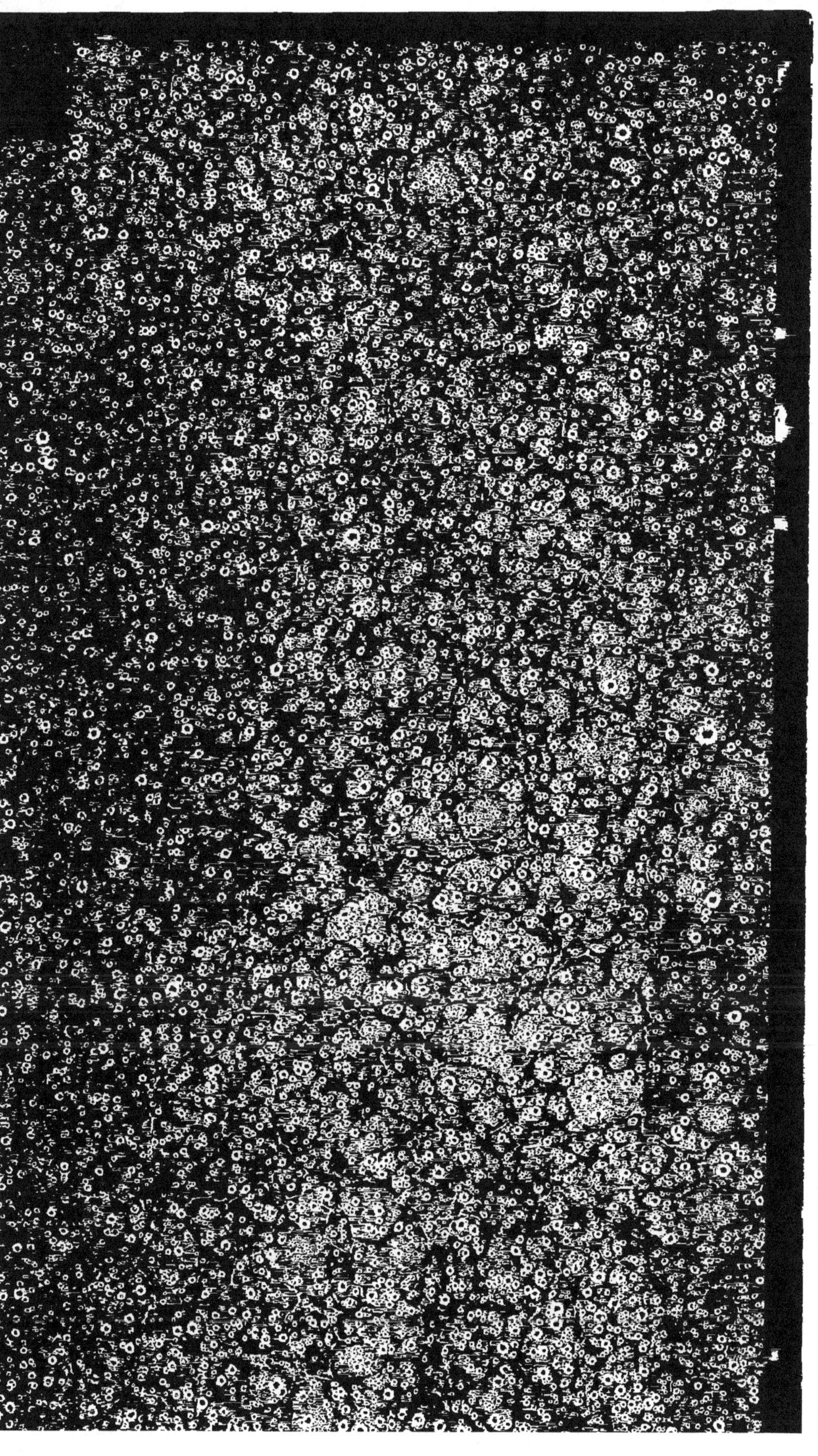

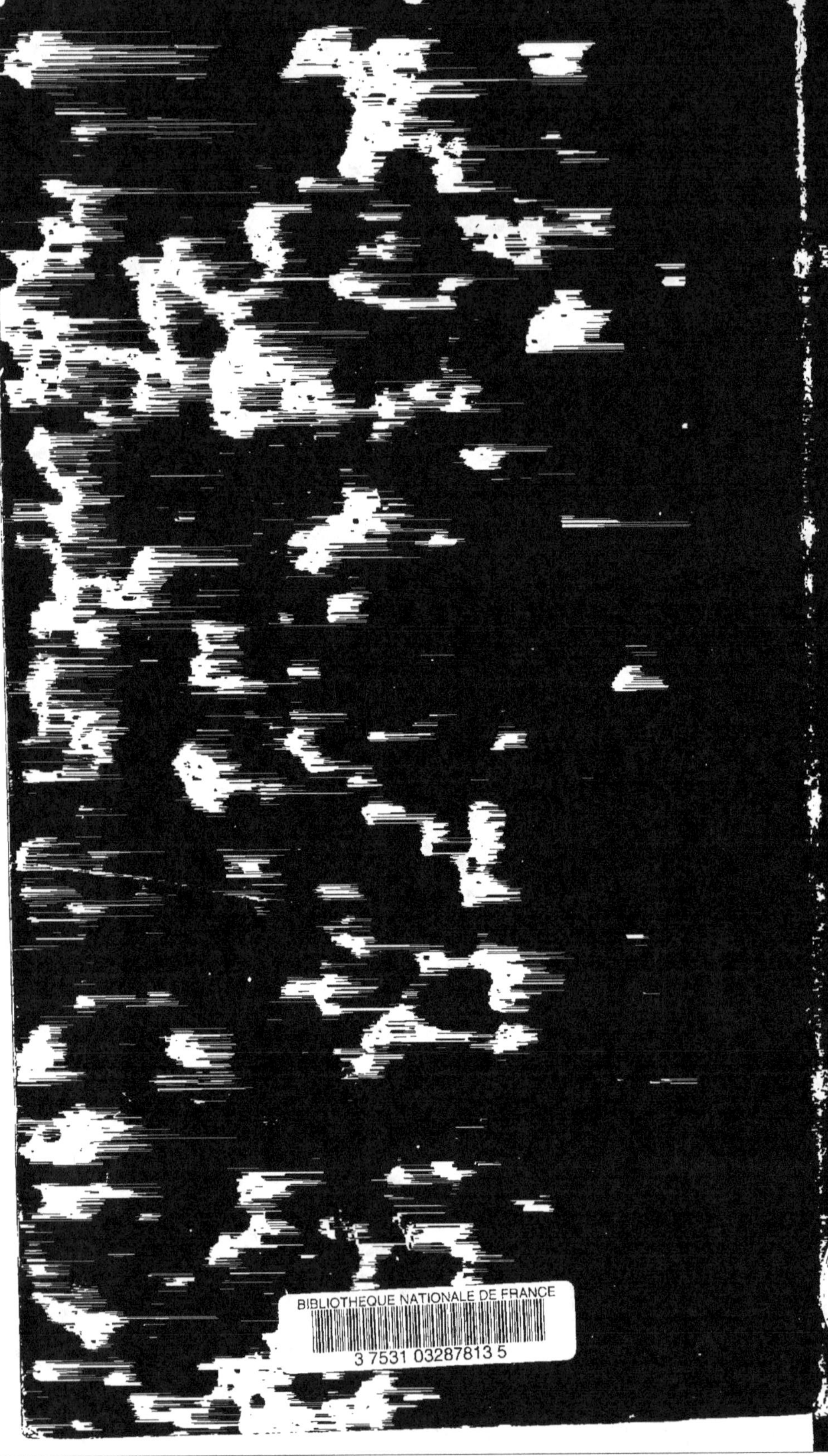
BIBLIOTHEQUE NATIONALE DE FRANCE
3 7531 03287813 5

www.ingramcontent.com/pod-product-compliance
Lightning Source LLC
LaVergne TN
LVHW021926030726
842523LV00001B/61